D1692165

O.W. BARTH

Ulrich Ott

Yoga für Skeptiker

Ein Neurowissenschaftler
erklärt die uralte Weisheitslehre

O.W. BARTH ✷

Besuchen Sie uns im Internet:
www.ow-barth.de

FSC
www.fsc.org
MIX
Papier aus ver-
antwortungsvollen
Quellen
FSC® C006701

© 2013 O. W. Barth Verlag
Ein Unternehmen der Droemerschen Verlagsanstalt
Th. Knaur Nachf. GmbH & Co. KG, München.
Alle Rechte vorbehalten. Das Werk darf – auch teilweise – nur mit
Genehmigung des Verlags wiedergegeben werden.
Umschlaggestaltung: ZERO Werbeagentur, München
Devanagri-OM: Shutterstock/manish mansinh
Alle Yoga-Illustrationen: Ulrich Ott
Satz: Adobe InDesign im Verlag
Druck und Bindung: CPI books GmbH, Leck
ISBN 978-3-426-29214-3

2 4 5 3 1

*Gewidmet jenen,
die auf der Suche nach Selbsterkenntnis
die Grenzgebiete ihres Bewusstseins erforschen.*

INHALTSVERZEICHNIS

Vorwort 13

TEIL I: EINFÜHRUNG 19
Schreibweise und Aussprache des Sanskrit 20
Website zum Buch 21
Historischer Abriss 21
Die Lehrsätze des Yoga nach Patañjali 35

TEIL II: WISSENSCHAFTLICH FUNDIERTE
   YOGA-PRAXIS 49
Das Welt- und Menschenbild des Yoga 50
Äußere Disziplin 63
Innere Disziplin 81
Yoga-Stellungen und Sitzhaltung 94
  Übungen im Stehen 100
  Übungen im Knien und Sitzen 114
  Übungen im Liegen 124
  Vollständige Sequenz 134
  Die optimale Sitzhaltung 139
Atemübungen 147
Wendung nach innen 163
Konzentration, Meditation, Versenkung 167
  Festigung des Geistes 174
  Übung und Loslösung 177
  Läuterung der Wahrnehmung 195
  Intuitive Erkenntnis 202
  Erleuchtung und Befreiung 205
Intensives Training 209

TEIL III: WISSENSCHAFTLICHE VERTIEFUNG 211
Außergewöhnliche Erfahrungen 213

Interview mit Eberhard Bauer:
   Forschung zur Reinkarnation 220
Risiken und Nebenwirkungen 229
Interview mit Liane Hofmann:
   Kuṇḍalinī-Erfahrungen 232
Klinische Anwendungen 245
Interview mit Imogen Dalmann und Martin Soder:
   Yoga-Therapie 248
Kontemplative Bewusstseinsforschung 254
Interview mit Diego Hangartner:
   Vision des Mind and Life Institute 257
Ausblick 263

Literatur 267

VERZEICHNIS DER ÜBUNGEN

1. Antworten auf die Frage »Wer bin ich?« 52
2. Wer schaut? 53
3. Klärung der eigenen Motive 62
4. Keine/weniger Tiere töten (lassen) 67
5. Meine zehn liebsten Feinde … 71
6. Meditation liebevoller Güte (drei Schritte) 71
7. Experimentieren mit Aufrichtigkeit 75
8. Was ist unverzichtbar, was überflüssig? 76
9. Ein Tag ohne TV, Internet und Telefon 77
10. Nehmen und Geben 78
11. Stellenwert des eigenen Leibes 84
12. Begehren, das Leiden schafft 85
13. Intonation von A – U – M 92
14. Standfest wie ein Berg 100
15. Arme kreisen 103
16. Arme nach oben strecken 105
17. Arme hinter dem Rücken anheben 106
18. Der Baum 108
19. Der Held 111
20. Hand-Fuß-Stellung 112
21. Die Katze 115
22. Stellung des Kindes 117
23. Der Hase 118
24. Der Schmetterling 120
25. Mutter-Kind-Stellung 121
26. Drehsitz in drei Stufen 123
27. Dynamische Brücke 125
28. Windbefreiende Übung 126
29. Hüftöffner 128
30. Variationen des Krokodils 131
31. Toten-Stellung 133

32. Meditation auf einem Stuhl 140
33. Knien ohne/mit Hilfsmitteln 142
34. Sitzen mit gekreuzten Beinen 143
35. Yoga-Vollatmung 150
36. Atemphasen zählen 153
37. Wechselseitige Nasenatmung 157
38. Kontrollierte Hyperventilation 160
39. Reizvolle Stille – sensorische Deprivation 166
40. Das innere Chaos beobachten 169
41. Mit dem Atem den Geist anhalten? 175
42. Mit Denken verbundene Versenkung 186
43. Versenkung mit prüfender Überlegung 187
44. Versenkung mit innerer Freude 189
45. Versenkung in das reine »Ich bin« 191
46. Versenkung ohne Erkenntnis 192
47. Meditation mit einem Objekt 196
48. Reine Spiegelung des Objekts an sich 197
49. Das Objekt jenseits von Raum und Zeit 199
50. Erkenntnis durch Einssein 203

VERZEICHNIS DER ABBILDUNGEN

1. Der Berg *(tāḍāsana)* 102
2. Kreisen der Arme 104
3. Arme nach oben strecken 106
4. Arme hinter dem Rücken anheben 107
5. Der Baum *(vṛkṣāsana)* in drei Stufen 109
6. Variation des Helden *(vīrabhadrāsana)* 110
7. Hand-Fuß-Stellung *(pādahastāsana)* 113
8. Die Katze *(mārjāriāsana)* 115
9. Stellung des Kindes 117
10. Der Hase *(śāśankāsana)* 118
11. Der Schmetterling 120
12. Mutter-Kind-Stellung 121
13. Der halbe Drehsitz *(ardhamatsyendrāsana)* 122
14. Dynamische Brücke *(setu-bandhāsana)* 125
15. Windbefreiende Übung *(pawanmuktāsana)* 127
16. Hüftöffner 129
17. Variationen des Krokodils *(makarāsana)* 130
18. Toten-Stellung *(śavāsana)* 133
19. Optimale Sitzhaltung auf einem Stuhl 141
20. Fersensitz *(vajrāsana)* 143
21. Der halbe Lotossitz *(ardhapadmāsana)* 144
22. Vollkommener Sitz *(siddhāsana)* 145
23. Handhaltung zum Verschließen der Nasenlöcher . . . 159
24. Entwicklung der Forschung zum Thema »Yoga« . . . 265

VORWORT

Bücher haben in meinem Leben eine wichtige Rolle gespielt, und sie tun es noch. Ein Buch zu lesen bedeutet, einem Menschen zu begegnen, in seine Gedankenwelt einzutauchen und sich damit auseinanderzusetzen. Im besten Fall erweitert sich der geistige Horizont, und neue Perspektiven auf die Welt und die eigene Existenz mit ihren Entwicklungsmöglichkeiten eröffnen sich. Eine solche Begegnung kann bisweilen auch zu einer tiefen Erschütterung führen und den eigenen Lebensweg nachhaltig beeinflussen.

Ein Buch, das genau diese Wirkung auf mich hatte, trägt den Titel *Raja-Yoga* und wurde von Swami Vivekananda 1895 geschrieben bzw. seiner Sekretärin diktiert. Als ich es zum ersten Mal las, hatte ich gerade mit dem Studium der Psychologie begonnen. Obwohl dies also nun schon fünfundzwanzig Jahre zurückliegt, kann ich mich noch gut daran erinnern, wie ich auf meinem Futonbett lag und beim Lesen den Eindruck hatte, die Stimme Vivekanandas regelrecht zu mir sprechen zu hören. So klar und eindringlich war seine Sprache und Argumentation, dass ich seine geistige Präsenz förmlich zu spüren vermeinte. Was ich da las, war spannender als alle Lehrbücher, die mir im Studium vorgesetzt wurden!

Was Vivekananda in seinem Buch beschrieb, war Psychologie vom Feinsten, aber eine, die in der akademischen Ausbildung damals nicht die geringste Rolle spielte. Denn es ging um die Erforschung der geistigen Vorgänge in der eigenen Psyche, und diese Art der Innenschau (»Introspektion«) galt als notorisch unzuverlässig und war daher verpönt. Dieses Problems war sich Vivekananda völlig bewusst, und er betont in seinem Buch nachdrücklich, dass die Beobachtung der inneren Vorgänge ein intensives Üben über einen langen Zeitraum erfordert.

Das Besondere an Vivekanandas Darstellung des Yoga war die

starke empirische Ausrichtung, das heißt, die Erfahrung war für ihn entscheidend und nicht der Glaube oder theoretische Spekulationen. Er forderte seine Leser dazu auf, die Lehren des Yoga unvoreingenommen zu prüfen, die beschriebenen Methoden anzuwenden und die Resultate zu bewerten. Zu nichts anderem möchte ich auch Sie als Leser des vorliegenden Buches einladen.

Seit damals hat mich die Begeisterung für den Yoga nicht mehr verlassen, und ich hatte das Glück, nicht nur privat Erfahrungen sammeln zu dürfen, sondern auch beruflich mit den Instrumenten der modernen Hirnforschung das untersuchen zu können, was mich am meisten interessiert: veränderte Bewusstseinszustände und außergewöhnliche Erfahrungen, die durch psychologische Methoden – insbesondere Meditation – hervorgerufen werden.

Zu den Büchern, die eine wichtige Rolle in meinem Leben spielen, gehört auch eines, das ich selbst geschrieben habe. Es erschien im Oktober 2010 und trägt den Titel *Meditation für Skeptiker.* In einem Vorgespräch mit Herrn Andreas Klaus vom O. W. Barth Verlag, der damals auf mich zugekommen war, hatte ich zunächst meine Bedenken geäußert, dass es doch bereits genug Bücher zum Thema »Meditation« gäbe – wozu also noch ein weiteres hinzufügen?

Dem hielt er entgegen, dass für die »kritischen Männer« das Angebot recht dürftig sei; ich als Wissenschaftler und Forscher auf diesem Gebiet könne eine betont rationale, auf Fakten basierende Anleitung für genau diese Zielgruppe schreiben. Zwar würden Männer nicht so viele Bücher kaufen, aber man könne darauf vertrauen, dass die offeneren Frauen so ein Buch willkommen heißen und verschenken würden, um ihre skeptischen männlichen Zeitgenossen vom Nutzen der Meditation zu überzeugen ...

Zweieinhalb Jahre (und sieben Auflagen) später ist aus *Medita-*

tion für Skeptiker tatsächlich ein sehr erfolgreiches Sachbuch geworden. Im Nachhinein hat sich seine damalige Einschätzung also als goldrichtig erwiesen, wobei ich aus zahlreichen Rückmeldungen schließen kann, dass es nicht nur männliche Skeptiker sind, sondern auch viele »kritische Frauen« und Anhänger der Meditation, die das Buch für sich genutzt und zu seinem Erfolg beigetragen haben.

Die positiven Rückmeldungen zu diesem ersten Buch waren und sind insofern wichtig, als sie mir gezeigt haben, wie groß das Bedürfnis nach sachlicher Information in diesem Bereich tatsächlich ist. Und sie haben mich darin bestärkt, in dem vorliegenden Buch Themen anzugehen, die im ersten Buch nicht oder nur in geringem Umfang behandelt wurden.

Dies sind zum einen die Übungen des Yoga, die die stille Meditation im Sitzen ideal ergänzen und vorbereiten, wie beispielsweise die bekannten Yoga-Stellungen und aktiven Atemübungen. Das erste Buch beschränkt sich auf die passive Wahrnehmung körperlicher Empfindungen beim systematischen Durchwandern des Körpers mit der Aufmerksamkeit oder bei der achtsamen Atmung.

Zum anderen geht es im vorliegenden Buch verstärkt um die »höheren« Zielsetzungen des Yoga, um Zustände der Versenkung während der Meditation und außergewöhnliche Erfahrungen, die im ersten Buch nur vergleichsweise kurz behandelt wurden. Existenzielle und mystische Erfahrungen, verbunden mit tiefer Selbsterkenntnis, und (scheinbar) übernatürliche Phänomene begegnen uns in der Yoga-Literatur an vielen Stellen. Was ist davon zu halten?

Ich wünsche Ihnen, dass Sie die Lektüre spannend finden und dazu angeregt werden, die beschriebenen Übungen zu praktizieren, um die Wirkungen des Yoga aus erster Hand zu erfahren.

Abschließend möchte ich noch denjenigen danken, die zu diesem Buch beigetragen haben. Allen voran sind hier meine

Interviewpartner – Eberhard Bauer, Liane Hofmann, Imogen Dalmann und Martin Soder sowie Diego Hangartner – zu nennen, die sich ohne Zögern dazu bereit erklärten, meine Fragen zu ihren jeweiligen Fachgebieten zu beantworten, und dadurch die wissenschaftliche Vertiefung im dritten Teil des Buches enorm bereichert haben. Herrn Nishtha Müller danke ich für die Erlaubnis, seine Übersetzung einer vedischen Hymne zu verwenden.

Bei der Darstellung und Analyse der Lehrsätze des Yoga habe ich mich auf die Arbeit von Indologen gestützt, wobei die Bücher von Bettina Bäumer und Reinhard Palm als zuverlässige Referenz dienten. Besonders danken möchte ich in diesem Kontext Philipp André Maas, dessen Übersetzung des ersten Kapitels des Yogasūtra nebst Kommentar sowie Analyse der Grundlagen der Yoga-Psychologie in seiner Magisterarbeit und in mehreren Fachartikeln, die er mir zur Verfügung stellte, eine große Hilfe waren. Seine Arbeiten haben mir den Zugang zu dem herausragenden Werk von Gerhard Oberhammer zu den Strukturen yogischer Meditation eröffnet, die in den Lehrsätzen des Yogasūtra nur äußerst knapp skizziert werden.

Meinem Chef, Dieter Vaitl, danke ich herzlich für die Unterstützung dieses Buchprojekts durch die großzügige Gewährung von zeitlichen Freiräumen, um dieses spannende Grenzgebiet der Psychologie für die wissenschaftliche Forschung und Unterstützung von Ratsuchenden weiter zu erschließen. Meiner langjährigen Kollegin Britta Hölzel bin ich sehr dankbar dafür, dass sie sich trotz vollen Terminkalenders die Zeit genommen hat, für die Abbildungen der Yoga-Stellungen des Buches Modell zu stehen.

Zu guter Letzt möchte ich noch Herrn Andreas Klaus vom O. W. Barth Verlag und meiner Ehefrau Makrina Makridou für ihre große Geduld und Ausdauer beim Redigieren und Zuhören sehr herzlich danken – und für die gemeinsame Begeisterung für die weiten Perspektiven und konkreten Übungen, die die Lehren des Yoga bieten.

Die Auseinandersetzung mit der Weisheitslehre des Yoga ist nicht immer einfach, weil sie uns mit fundamentalen Fragen der eigenen Existenz konfrontiert und diszipliniertes Üben erfordert. Die Mühe, sich mit dem eigenen Geist zu beschäftigen, lohnt sich jedoch, weil sie uns zu uns selbst und zu größerer Freiheit führen kann. Ich wünsche Ihnen viele neue Erfahrungen und tiefe Einsichten auf Ihrem Weg entlang der Leitlinien, die in den Lehrsätzen des Yoga überliefert sind.

Wiesbaden, Mai 2013
Ulrich Ott

TEIL I

Einführung

In diesem Buch wird Yoga als ein Übungsweg vorgestellt, der zu tiefer Selbsterkenntnis und geistiger Freiheit führt. Diese Zielsetzung entspricht den überlieferten Lehrsätzen des Yoga. Dort heißt es, dass die eigene Identität erkannt wird, sobald alle seelisch-geistigen Vorgänge zur Ruhe gekommen sind. Wer diesem Übungsweg folgt und unterscheiden lernt, was er ist und was er nicht ist, erlangt ein hohes Maß an geistiger Unabhängigkeit und Freiheit.

Es wird also viel versprochen und – wie wir noch sehen werden – auch viel verlangt. Und wenn Sie angesichts solcher Versprechungen skeptisch werden und sich fragen, wie das denn genau funktionieren soll, dann sind Sie hier richtig. Denn in diesem Buch wird die »uralte Weisheitslehre«, von der im Untertitel die Rede ist, nicht einfach nur wiedergegeben, sondern kritisch überprüft.

Ein Teil dieser Überprüfung besteht darin, die Aussagen des Yoga auf der Grundlage dessen zu untersuchen, was wir heute über das Bewusstsein und das Gehirn wissen. Der zweite und wichtigere Teil dieser Überprüfung findet jedoch nicht in diesem Buch statt, sondern in Ihrer Psyche. Hierzu bietet Ihnen das Buch zahlreiche Anleitungen, um die Übungen, die den Weg des Yoga ausmachen, selbst zu praktizieren und ihre Wirkungen zu erforschen.

Diese Anleitungen für eine »wissenschaftlich fundierte Yoga-Praxis« finden Sie im zweiten Teil des Buches. Bevor wir dahin kommen, dienen die nachfolgenden Kapitel dazu, die geschichtliche Entwicklung des Yoga zu skizzieren und den grundlegenden Text mit den Lehrsätzen des Yoga vorzustellen. Im dritten Teil wird in einer »wissenschaftlichen Vertiefung«

dann auf Forschungsfelder und Anwendungsbereiche eingegangen, in denen die Lehren, Methoden und Wirkungen des Yoga einen wichtigen Beitrag leisten können.

Schreibweise und Aussprache des Sanskrit

Die Schreibweise der Sanskrit-Begriffe im Text folgt der üblichen Transliteration in lateinische Zeichen, einschließlich der sogenannten diakritischen Aussprachezeichen. Linien über den Vokalen ā, ī, und ū bedeuten, dass diese lang und betont ausgesprochen werden, ohne Linie werden sie kurz ausgesprochen. Die Vokale e und o werden hingegen immer lang ausgesprochen. Die Konsonanten werden wie folgt ausgesprochen:

- c → tsch (*cakra* → tschakra oder *citta* → tschitta)
- j → dsch (*raja* → radscha oder *Arjuna* → Ardschuna)
- ṃ innerhalb eines Worts → n (*saṃsāra* → sansāra)
- ṛ → ri (*prakṛti* → prakriti)
- s → stimmlos und scharf wie ß
- ś und ṣ → sch (*puruṣa* → puruscha)
- v → w (*vṛitti* → writti oder *Vyāsa* → Wiāsa)
- y am Wortbeginn → j (*Yoga* → Joga)
- y innerhalb eines Wortes → i (*dhyana* → d-hiana)

Bei den Konsonanten ḍ und ṭ wird die Zunge zum Gaumen gebogen. Sanskrit-Begriffe werden generell klein und kursiv geschrieben. Namen von Personen oder Bezeichnungen, die bekannt sind, werden jedoch groß geschrieben (z. B. Haṭha-Yoga).

Website zum Buch

Ergänzend zu diesem Buch wurde eine Website eingerichtet, die zusätzliche Informationen für Sie bereitstellt. Dort finden Sie ergänzende Hinweise und Materialien zu jedem Kapitel, und im Literaturverzeichnis sind alle Quellenangaben verlinkt. Im Fall von wissenschaftlichen Artikeln führen Sie die Hyperlinks zu (englischen) Zusammenfassungen in einer frei zugänglichen Datenbank.
Des Weiteren finden Sie auf der Website zum Buch Manuskripte des Autors, die Sie kostenlos herunterladen können. Als Leser können Sie Feedback und Fragen zum Buch per E-Mail an den Autor senden. Die entsprechende E-Mail-Adresse finden Sie ebenfalls auf der Website zum Buch: http://sites.google.com/site/yogafuerskeptiker.

Historischer Abriss

Die Anfänge des Yoga liegen im Dunkeln, weil in Indien damals keine Geschichtsschreibung existierte wie in den Kulturen des Altertums im Mittelmeerraum und Vorderen Orient. Siegel aus Stein, die im Indus-Tal ausgegraben und auf ca. 3000 v. Chr. datiert wurden, werden oft als erste Belege angeführt, weil darauf Yoga-Positionen zu sehen seien. Daraus würde sich eine mindestens 5000-jährige Geschichte ergeben (Tietke, 2007). Solche Schlussfolgerungen werden von manchen Forschern als »hochspekulativ« (Singleton, 2010, S. 25) angesehen, weil diese archäologischen Funde keinen oder nur einen geringen Aufschluss über die tatsächlichen religiösen Praktiken dieser Zeit geben würden. Tietke weist jedoch darauf hin, dass das Einnehmen der dargestellten Sitzhaltung (eine Art Schneidersitz mit aneinandergelegten Fußsohlen) Übung erfordern würde. Feuerstein (2010) argumentiert, dass die Siegel alleine zwar kein hinreichendes Indiz wären, aber aufgrund von Bezügen zu überlieferten Texten als Hinweis auf Vorläufer des Yoga eingestuft werden könnten (S. 191).

Der älteste Text des sogenannten vedischen Zeitalters, für das Feuerstein (2010, S. 130) eine Spanne von 4500 bis 2500 v. Chr. angibt, ist der *Rigveda*. Darin taucht das Wort »Yoga« ebenso wenig auf wie in den anderen Texten dieser Periode. Die Hymnen des Rigveda stammen von hochverehrten sogenannten »Sehern«, denen in einer inneren Schau angeblich Wahrheiten über eine verborgene Realität und verschiedene Gottheiten offenbart worden waren. Durch die Rezitation der Hymnen im Rahmen von Opferritualen wurden Letztere angerufen und um günstige Einflussnahme gebeten. Nachfolgend ist exemplarisch die Hymne V.25 aus dem Rigveda wiedergegeben, die an das göttliche Feuer (»Agni«) gerichtet ist. Der Text wurde freundlicherweise von Nishtha Müller zur Verfügung gestellt, der sich seit vielen Jahren intensiv mit dem Rigveda befasst, die Hymnen übersetzt und sowohl auf Sanskrit wie auch auf Deutsch rezitiert (bei Interesse an Aufnahmen: agninishtha@gmail.com; Link zu Hörproben: siehe »Website zum Buch«).

**Hymne V.25 aus dem Rigveda,
übersetzt von Nishtha Müller (gekürzt)**

»Zu eurer Entfaltung will ich zu Agni, dem Göttlichen, singen; er ist unser leuchtender Schatz (im Inneren). Möge er reich erstrahlen, der Sohn der nach dem Wissen Strebenden. Im Besitz der dynamischen Wahrheit, möge er uns jenseits der Einflüsse der Abspaltung (der Dualität und Getrenntheit vom Ursprung) bringen.« (1)

»Denn er ist das Wesen der höchsten Wahrheit des Seins, den schon die ursprünglichen Seher (...) entfacht haben – den Anrufer mit ganz verzückter Zunge, den mit vollkommenen Lichtern weit scheinenden Schatz (im Inneren).« (2)
»O Flamme, durch unsere höchste (intuitive) Intelligenz und unser glanzvollstes beseeltes, rechtes Denken, durch diese vollkommen läuternden Worte erleuchte für uns die Reichtümer (...).« (3)
»Agni strahlt herrlich in den Göttern, die Flamme geht ein in die Sterblichen (...).« (4)
»Agni gibt dem Geber des Opfers den Höchsten als den (inneren) Seelen-Sohn mit den reichsten Eingebungen und vielen schöpferischen Worten – den unüberwindbaren Herrn, der die Inspiration erschafft.« (5)
»Agni gibt uns den Herrn des höchsten Seins, der mit seinen Seelen-Kräften im Kampf (die Unbewusstheit) bezwingt (...).« (6)
»Was die beste Tragkraft (in uns) hat, das geben wir der Flamme. O weit scheinender Schatz (im Inneren), erleuchte singend die Weite (des Überbewussten) (...).« (7)
»Voll Glanz sind deine erleuchtenden Strahlen (...). Und ganz von selbst erhebt sich deine Stimme gleich dem Donner des Himmels.« (8)
»So haben wir Sucher des leuchtenden Schatzes Agni, den Bezwinger (der Unbewusstheit), geehrt. Mit seiner vollkommenen Willenskraft möge er uns, wie ein Boot (über das Wasser), jenseits aller Einflüsse der Abspaltung bringen.« (9)

Die poetische, emotional aufgeladene und an Symbolen reiche Sprache, in der die Hymnen verfasst sind, steht in starkem Kontrast zu dem nüchternen, ja geradezu technischen Stil der Lehrsätze des Yoga, die den Ausgangspunkt für unsere Analyse bilden werden (siehe nachfolgendes Kapitel). Trotz deutlicher Unterschiede in der Form klingt in den Hymnen bereits das Thema der Selbsterkenntnis an, das auch im Zentrum des Yoga steht. Das beim Opferritual angebetete Feuer strahlt nicht nur »herrlich in den Göttern«, sondern geht auch »in die Sterblichen« ein, als leuchtender Schatz im Inneren und Flamme, die es zu entfachen gilt, um die Unbewusstheit zu überwinden und die Weite des Bewusstseins zu realisieren, die über das persönliche Ich hinausgeht.

Der Brahmanischen Periode, die sich laut Feuerstein (2010) von ca. 2500 bis 1500 v. Chr. erstreckte, folgte die Periode der *Upanishaden* (1500 bis 1000 v. Chr.), wobei all diese Zeitangaben nur einer groben Orientierung dienen sollen, da die Datierung der Texte, wie eingangs erwähnt, mit einer sehr großen Unsicherheit belastet ist.

In den Upanishaden werden Techniken des klassischen Yoga, wie die Meditation mit dem Mantra OM, erstmals explizit angesprochen. Es wird auch bereits eine Unterteilung des Yoga in verschiedene »Glieder« vorgenommen. So heißt es in der *Maitrāyaṇa-Upanishad* 6,18: »Folgendes ist die Ordnung zur Bewerkstelligung derselben [der Einheit]: Anhalten des Atems, Zurückziehung der Sinnesorgane, Meditation, Fixierung des Denkens, Kontrollierung derselben und Versenkung; dieses wird der sechsgliedrige Yoga genannt.« (Michel, 2007, S. 432)

Fünf dieser sechs Glieder sind auch in den klassischen Lehrsätzen des Yoga enthalten, der die folgenden acht Glieder nennt (eine ausführliche Erläuterung folgt in Teil II):

1. Äußere Disziplin *(yama)*
2. Innere Disziplin *(niyama)*
3. Sitzhaltung *(āsana)*

4. Atemregelung *(prāṇāyāma)*
5. Zurückziehen der Sinne *(pratyāhāra)*
6. Konzentration *(dhāraṇā)*
7. Meditation *(dhyāna)*
8. Versenkung *(samādhi)*

Die ersten drei Glieder tauchen im oben zitierten Text der Upanishad nicht auf. Die übrigen Glieder sind identisch, lediglich die Reihenfolge von Konzentration (oben »Fixierung des Denkens«) und Meditation ist vertauscht. Außerdem wird in der Upanishad die »Kontrollierung« *(tarka)* der Fixierung als eigenes Glied aufgeführt.

Anders als bei den Hymnen des Rigveda stehen in den Upanishaden innere Vorgänge im Mittelpunkt. In den Versen finden sich neben Göttern und einer bilderreichen Sprache auch ganz konkrete Anweisungen für bestimmte Übungen. Der nachfolgende Auszug aus der *Amṛitabindu-Upanishad* soll diese Entwicklung verdeutlichen.

Auszug aus der *Amṛitabindu-Upanishad*, übersetzt von Paul Deussen (Michel, 2007, S. 789–795), vollständiger Text inklusive Anmerkungen: siehe »Website zum Buch«

Vers 1–4. Erhabenheit des Brahman über die Schriftgelehrsamkeit und über die hörbaren Teile des Wortes Om.

[Die Verse benennen die Meditation mit OM als Methode, um zu einem »tonlosen, lautlosen, unsichtbaren Ort« zu gelangen.]

Vers 5–16. Die sechs Glieder des Yoga.

[Vers 5 erläutert das Glied der Zurückziehung.]

6. Zurückziehung und Nachsinnen,
Atemhemmung und Fesselung,
Reflexion und Einkehrung,
Die sechs Glieder des Yoga sind.

[Die Verse 7 bis 16 geben Erläuterungen zur Atemhemmung und den anderen Gliedern.]

Vers 17–27. Regeln für den Yoga.

[Vers 17 beschreibt einen für die Meditation geeigneten Platz.]

18. Den Lotossitz, den Kreuzformsitz,
Oder auch wohl den Glückessitz
Als Yogasitz richtig schlingend,
Bleibt er nach Norden zu gewandt.

19. Ein Nasloch schließt mit dem Finger,
Luft zieht ein durch das andre er,
Staut in sich auf das Kraftfeuer
Und überdenkt den heil'gen Laut.

20. Om! diese Silbe ist Brahman,
Mit Om allein er atme aus,
Mit diesem Himmelslaut oftmals
Wäscht er der Seele Flecken ab.

[Die Verse 21 bis 26 geben weitere Hinweise zur Durchführung der Meditation.]

27. Vor Furcht, vor Zorn und vor Schlaffheit,
Vor zu viel Wachen, zu viel Schlaf,
Vor zu viel Nahrung, Nichtnährung
Soll der Yogin sich hüten stets.

[Die Verse 28 bis 37 beschreiben Früchte des Yoga und verschiedene Formen der Lebensenergie *(prāṇa)* im Leib.]

Vers 38. Schlusswort.

38. Bei wem, durch diesen Ring brechend,
Der Lebenshauch zum Haupte steigt,
Wo der auch immer mag sterben,
Er wird nimmer geboren mehr,
– er wird nimmer geboren mehr.

Im letzten Vers wird eine Zielsetzung angesprochen, mit der wir uns noch beschäftigen werden: die Verhinderung einer Wiedergeburt. Die in Vers 6 genannten Glieder des Yoga sind identisch mit denen in der *Maitrāyaṇa-Upanishad*, wobei die Atemregelung hier nun nach dem Zurückziehen der Sinne und der Meditation genannt wird. Die Sitzhaltung wird bereits angesprochen, wird jedoch nicht in den Rang eines eigenständigen Gliedes erhoben. Wir haben hier die ersten schriftlichen Zeugnisse einer Systematisierung vor uns, die dann in den klassischen Lehrsätzen des Yoga ihren Höhepunkt fand.

Bevor wir zu diesem Punkt kommen, ist jedoch noch eine weitere wichtige Periode zu nennen, die Feuerstein (2010) als »Epische Periode« bezeichnet (1000 bis 100 v. Chr.). Prägend für sie ist das *Mahābhārata*-Epos. Die *Bhagavad-Gītā* ist ein Teil dieses umfangreichen Werkes und beschäftigt sich eingehend mit dem Yoga. Der Text gibt den Dialog zwischen Arjuna und dessen Wagenlenker Gott Krishna wieder, die kurz vor einer Schlacht stehen. Arjuna möchte nicht kämpfen, weil sich Verwandte in den feindlichen Reihen befinden. Dies ist die Ausgangssituation für die Belehrung Arjunas durch Krishna, in deren Verlauf verschiedene Wege des Yoga erläutert werden:

- Yoga der Tat *(karma),* gekennzeichnet durch selbstloses Handeln, das in den Dienst Gottes und der Mitmenschen gestellt wird und keine Belohnung erwartet;
- Yoga der Hingabe *(bhakti),* wobei die liebende Ausrichtung auf einen persönlichen Gott (oder Guru) sich ausdrückt in Mantra-Wiederholung, Gesang und religiösen Opfer-Zeremonien;
- Yoga der Erkenntnis *(jñāna),* hier stehen die Auseinandersetzung mit dem in den heiligen Schriften überlieferten Wissen und dessen geistige Durchdringung im Mittelpunkt;
- Yoga der Meditation *(dhyāna),* bei der die gesammelte Aufmerksamkeit nach innen gerichtet wird, um zu tiefer Ruhe, Versenkung und Selbsterkenntnis zu gelangen.

Nachfolgende kurze Passagen illustrieren den Stil, in dem die Unterweisungen von Krishna erfolgen.

Ausführungen zu den Yoga-Wegen in der *Bhagavad-Gītā* (Prabhavananda & Isherwood, 1989)

»Handeln ist besser als untätig sein. Handle, aber beherrsche dabei ständig dich selbst! (…) Die ganze Welt ist die Gefangene des eigenen Tuns, wenn die Tat nicht geschieht als Anbetung Gottes. Deshalb musst Du jegliche Tat

> vollziehn wie ein Sakrament und frei sein von aller Bindung an die Ergebnisse.« (S. 66)
>
> »Die Herzen, die mir [Krishna] zugetan sind in getreuer Liebe und mich mit unbedingter Gläubigkeit verehren, erfassen inniger, was Yoga lehrt. (...) Rasch komm ich denen entgegen, die jegliches Wirken mir darbringen, und mit unverzagter Ergebung einzig mich anbeten als ihre köstlichste Wonne.« (S. 149 f.)
>
> »Andre, die um Vervollkommnung ernstlich bestrebt und Männer strenger Gelübde sind, erforschen und überdenken die Wahrheit der Heiligen Schriften.« (S. 79)
>
> »Der Yogi soll in die Einsamkeit gehen und danach streben, Meisterschaft zu erlangen über Körper und Geist. Den Hoffnungen und Besitztümern dieser Welt muss er entsagen und pausenlos sich in den Atman versenken. (...) Wenn er dort sitzt, muss er in Schach halten Sinne und Phantasie und die Gedanken einzig auf ein Ziel zusammenziehen.« (S. 96 f.)

Es handelt sich um die vier als »klassisch« geltenden Yoga-Wege, wobei der Weg der Kontrolle des Geistes durch Meditation heute üblicherweise als königlicher *(rāja)* Yoga bezeichnet wird. Dieser Begriff taucht jedoch erst in späteren Texten auf und etablierte sich durch das im Vorwort erwähnte Buch Vivekanandas (2011) für den achtgliedrigen Weg, der in den Lehrsätzen des Yoga beschrieben wird (eine Gleichsetzung, die nachträglich vorgenommen wurde und sich inzwischen durchgesetzt hat, aber eigentlich nicht zutreffend ist; siehe De Michelis, 2004, S. 178–180).

Die religiöse Prägung des Yoga, wie er in der Bhagavad-Gītā dargestellt wird, ist offenkundig. Und wenn Sie als skeptischer Mensch dem Religiösen kritisch gegenüberstehen, sehen Sie etwaige Vorbehalte bezüglich des Yoga nun vielleicht bestätigt. Möglicherweise kennen Sie Bilder von singenden Anhängern, die in Ergebenheit und Verzückung ihren Guru oder Gottheiten preisen, und möchten mit so etwas nun wirklich nichts zu tun haben!

Als aufgeklärter Zeitgenosse werden Sie erst recht den Kopf schütteln, wenn Krishna in der Gītā erklärt, dass er dem Karma entsprechend die vier gesellschaftlichen Kasten (Priester, Krieger, Händler, Handwerker) aufgestellt habe. Arjuna habe als Mitglied der Kriegerkaste seine Pflicht zu erfüllen: »denn für den Krieger gibt es nichts Edleres als den gerechten Krieg. Glücklich der Krieger, dem eine Schlacht wie diese hier winkt: sie öffnet ein Tor zum Himmel. Weigerst du dich jedoch, gerechten Krieg zu führen, so weichest weidlich von deinen Pflichten du ab. Schuldig machst du dich dann und gereichst dir selber zur Schande. Durch Jahrhunderte hin folgt dir der übelste Ruf. Wer noch auf Ehre hält, dem ist dies schlimmer als der Tod.« (Prabhavananda & Isherwood, 1989, S. 56 f.)

Krishna weist Arjuna außerdem darauf hin, dass die Seele ewig und unzerstörbar sei und dass es daher sinnlos wäre, um ein Wesen zu trauern (gemeint sind die Verwandten, die in der Schlacht fallen werden). Am Ende gibt Arjuna schließlich seinen Widerstand auf und erklärt seine Bereitschaft zu kämpfen: »Durch deine Gnade, Herr, ward all mein Wahn zunichte. Mein Sinn ist nun gefestigt, seine Zweifel sind dahin. Ich will dein Gebot nun erfüllen.« (S. 197)

Yoga hauptsächlich als Religion und sogar als Rechtfertigung für den Krieg? Ja, das ist in der Tat der Eindruck, den der bisherige Gang durch die Geschichte des Yoga hinterlässt. Das Bild ändert sich jedoch, wenn wir uns nun der »klassischen Periode« und damit den Lehrsätzen des Yoga zuwenden. Nach Feuerstein (2010) umfasst sie den Zeitraum von 100 v. Chr. bis 500 n. Chr. Der für uns entscheidende Text ist das *Yogasūtra*, das einem Autor namens Patañjali zugeschrieben wird. Es herrscht heute Einigkeit darüber, dass dieser Autor nicht identisch mit einem berühmten Grammatiker gleichen Namens ist, der etwa 200 v. Chr. gelebt hat. Heute kann mit einiger Sicherheit davon ausgegangen werden, dass das Yogasūtra in einem Zeitraum von 325 bis 425 n. Chr. verfasst wurde (Maas, im Druck), wobei einige der Lehrsätze offenbar aus älteren Quellen übernommen wurden.

Selbstloses Handeln, Hingabe an Gott und das Studium der Schriften sind zwar im Yogasūtra enthalten, aber nicht im Sinne von religiösen Ritualen, sondern als Übungen, die der Vorbereitung auf die Meditation dienen oder selbst Formen der Meditation darstellen. Das nachfolgende Kapitel wird den Aufbau und die Inhalte des Yogasūtra noch ausführlich behandeln. Aus historischer Perspektive ist vor allem festzuhalten, dass es Patañjali gelang, die Quintessenz des Yoga in einer Weise zusammenzufassen, dass das Yogasūtra bis heute als authentische Referenz mit unbestrittener Autorität gilt.

Die nachfolgende »Tantrische Periode« (500 bis 1300 n. Chr.) und die »Periode der Sekten« (1300 bis 1700 n. Chr.) sind für die Entwicklung des Yoga insofern bedeutsam, als sich in diesem Zeitraum, in dem das europäische Mittelalter liegt, die Richtung des *Haṭha*-Yoga entwickelte. Im Sanskrit-Wörterbuch von Mylius (1992) findet sich zum Begriff *haṭha* folgender Eintrag: »1. Zwang, Gewalt; 2. Notwendigkeit; 3. mit großer Selbstpeinigung verbundene Yoga-Form.« Heutzutage wird auch gerne vom Yoga der »Kraft, Ausdauer, Energie« (Huchzermeyer, 2007) gesprochen oder das Wort in die Silben »*ha*« (Sonne) und »*tha*« (Mond) zerlegt, um die alte »harte Methode« von einer modernen »gemäßigten Methode« abzugrenzen, bei der es um den harmonischen Gleichklang der »Polaritäten« im Körper gehe, für die Sonne und Monde stünden (Wieland, 1992).

Es drängt sich hier allerdings der Verdacht einer gewissen verbalen Schönfärberei auf, denn einige der Reinigungsübungen, die in den grundlegenden Schriften des Haṭha-Yoga beschrieben werden, sind eher etwas für »Hartgesottene«, wenn beispielsweise bis zum Nabel im Wasser stehend der Darm gereinigt werden soll (Thomi, 2006, S. 13). Es handelt sich bei diesen Schriften um die *Haṭha-Yoga-Pradīpikā,* die aus dem 15. Jahrhundert stammt, die *Geraṇḍha-Saṁhitā* aus dem späten 17. Jahrhundert und die vermutlich etwa zeitgleiche *Śiva-Saṁhitā.*

Die Übungen des Haṭha-Yoga dienen vom Selbstverständnis her dazu, den Körper für den Raja-Yoga vorzubereiten. Dazu gehören Verfahren, um den physischen Leib zu säubern (Einläufe, Schlucken und wieder Herausziehen eines langen Stoffstreifens, Abschaben der Zunge und dergleichen). Eine Reihe von (teils akrobatischen) Stellungen soll eingenommen und gehalten werden, um den Körper zu kräftigen und für das Sitzen in der Meditation vorzubereiten.

Atemübungen kombiniert mit sogenannten Verschlüssen, bei denen bestimmte Muskelgruppen angespannt werden, dienen dazu, die Lebensenergie *(prāṇa)* im Körper zu lenken. Schließlich soll die sogenannte Schlangenkraft *(kuṇḍalinī),* die am Beckenboden unterhalb des Steißbeins ruhe, zum Aufstieg entlang der Wirbelsäule bis zur Schädeldecke bewegt werden und dabei sieben Energiezentren (*cakra,* wörtlich: Rad, rotierend) aktivieren.

Der Haṭha-Yoga entwickelte sich als asketische Reformbewegung aus dem mittelalterlichen Tantra heraus, in dem die Verehrung weiblicher Göttinnen und rituelle Sexualität von zentraler Bedeutung waren. Sexuelle Praktiken werden auch im Haṭha-Yoga beschrieben, dienen dort jedoch nicht der lustvollen Vereinigung, sondern primär der Kontrolle sexueller Energie (der Samen soll zurückgehalten werden; Svātmarāmā, 2009, S. 90).

Beim Übergang zur Moderne ab dem 17. Jahrhundert standen die Yogis in Indien in keinem guten Ruf, und auch die Berichte westlicher Besucher aus dieser Zeit zeichnen ein sehr negatives Bild, das sie mit »schwarzer Magie« und »perverser Sexualität« in Verbindung bringt (Singleton, 2010, S. 35). Die Briten, die alsbald begannen, Handel in Indien zu treiben, und ab der Mitte des 19. Jahrhunderts als Kolonialmacht bis 1947 den gesamten indischen Subkontinent beherrschten, begegneten den nackten oder mit Asche bedeckten Asketen in der Regel ebenfalls mit Feindseligkeit und Misstrauen.

Zu einer Wiederentdeckung und neuen Wertschätzung des Yoga in der indischen Gesellschaft und dann im Westen kam es erst Anfang des 20. Jahrhunderts. Die Forschung zur Entwicklung der modernen Praxis der Yoga-Stellungen *(āsana)* hat ergeben, dass diese eine Innovation darstellt und keine durchgehende Traditionslinie mit dem Haṭha-Yoga der mittelalterlichen Asketen besteht (Singleton, 2010). Die moderne Āsana-Praxis ist vielmehr eine Synthese aus mehreren Elementen, zu denen auch Einflüsse einer damals neu entstehenden und weltumspannenden Körperkultur gehören. Ein Großteil der heute existierenden unterschiedlichen Yoga-Stile geht auf eine relativ kleine Gruppe von indischen Lehrern zurück, von denen **Krishnamacharya** (1888–1989) der bedeutendste sein dürfte, da seine Schüler einen großen Bekanntheitsgrad erlangt haben (unter anderem: **K. Pattabhi Jois, B. K. S. Iyengar, Indra Devi** und **T. K. V. Desikachar**).

Zur Verbreitung des Yoga im Westen haben noch viele weitere Persönlichkeiten beigetragen, von denen einige der Bekanntesten an dieser Stelle kurz erwähnt werden sollen (ohne Anspruch auf Vollständigkeit, alphabetisch nach den Nachnamen sortiert):

- **Sri Aurobindo** (1872–1950); schuf den »Integralen Yoga«, der die klassischen Wege des Yoga der Bhagavad-Gītā miteinander verbindet; nach ihm ist das Stadtprojekt »Auroville« (Indien) benannt.
- **Yogi Bhajan** (1929–2004); Begründer des »Kuṇḍalinī-Yoga«; auf seine Initiative geht die Gründung der 3H-Organisation zurück (»healthy, happy, holy«), die auch in Deutschland tätig ist.
- **Swami Muktananda** (1908–1982); machte den »Siddha-Yoga« im Westen bekannt, bei dem eine Erweckung der Kuṇḍalinī durch direkte Übertragung (Shaktipat) angestoßen werden soll; seine Schülerin Gurumayi Chidvilasananda setzt seine Arbeit fort.
- **Swami Rama** (1925–1996); gründete das Himalayan Institute of Yoga Science and Philosophy, das auch in Deutschland eine Zweigstelle hat; einer der Schüler, die seine Arbeit fortführen, ist Veda Bharati.
- **Ramakrishna** (1836–1886); war ein bedeutender indischer Mystiker. Dessen bekanntester Schüler Swami Vivekananda (1863–1902) erregte 1893 auf dem Weltparlament der Religionen als erster Hindu viel Aufsehen und gründete die »Ramakrishna-Mission«, die nicht nur die Lehre verbreitet, sondern sich auch sozial engagiert.
- **Swami Sivananda** (1887–1963); sein Schüler Swami Vishnudevananda gründete die Sivananda Yoga Vedanta Organisation; dessen Schüler Sukadev Bretz wiederum gründete eine eigene Yoga-Bewegung namens Yoga Vidya.
- **Paramahansa Yogananda** (1893–1952); wurde vor allem bekannt durch sein Werk *Autobiographie eines Yogi;* seine Organisation nennt sich Self-realization Fellowship und bietet auch Fernunterricht über sogenannte Lehrbriefe an.
- **Maharishi Mahesh Yogi** (1918–2008); Begründer der Transzendentalen Meditation (TM), die in den 60er Jahren unter anderem durch die Beatles sehr bekannt wurde und sich

rasant verbreitete; die Organisation zur Vermarktung der TM wird in dem Film *David wants to fly* von David Sieveking kritisch porträtiert.

Damit endet dieser kurze Blick auf die Geschichte des Yoga, der Ihnen die Orientierung in diesem weiten Feld erleichtern soll. Während des Booms der letzten Jahre sind viele weitere Yoga-Stile (Power-Yoga, Lach-Yoga etc.) entstanden, auf die hier nicht näher eingegangen werden soll. Wenn Sie tiefer in die Geschichte des Yoga eindringen möchten, bietet Ihnen das Buch von Feuerstein (2010) eine umfassende Darstellung. Den gesamten »Stammbaum« des Yoga mit all seinen Verzweigungen und Blüten stellt Tietke (2007) vor. Vom selben Autor stammt ein Buch über »Yoga in seiner Vielfalt« (Tietke, 2008), das Interviews mit Lehrenden enthält und einen Eindruck von den verschiedenen Traditionslinien vermittelt, in denen diese jeweils stehen.

Auf der »Website zum Buch« finden Sie weitere Empfehlungen und Links zu Ressourcen, wie beispielsweise den sehenswerten Film *Yoga unveiled* oder die Leseprobe von *Yoga für Dummies* (Feuerstein, 2011), die unter anderem eine Kurzbeschreibung populärer Varianten des Haṭha-Yoga enthält.

Die Lehrsätze des Yoga nach Patañjali

Nach diesem Ausflug in die Geschichte kommen wir nun dazu, das vielfach erwähnte Yogasūtra genauer unter die Lupe zu nehmen. Das Sanskrit-Wort »*sūtra*« bedeutet »Faden«, »Kette« und bezeichnet eine spezielle Textform, bei der meist sehr kurze, einprägsame Lehrsätze bzw. Merksätze aneinandergereiht sind. Oft wird das Yogasūtra auch als »Leitfaden« des Patañjali bezeichnet. Die einzelnen Sätze sind auch deshalb so kurz, weil sie fast nur aus Nomen bestehen (Nominalstil). In den Übersetzungen werden die verbindenden Wörter üblicherweise in Klammern eingefügt, um das Verständnis zu erleichtern. Das Yogasūtra besteht aus insgesamt 195 Sätzen, in manchen Fassungen sind es auch 196, die auf vier Kapitel *(pāda)* verteilt sind:

I. Samādhipāda: Über die Versenkung (51 Sätze)
II. Sādhanapāda: Über die Übung (55 Sätze)
III. Vibhūtipāda: Über die übernatürlichen Kräfte (55 Sätze)
IV. Kaivalyapāda: Über die Freiheit (34 Sätze)

Das erste Kapitel definiert eine Reihe von Begriffen und gibt einen Überblick über den Weg des Yoga und sein Ziel: Selbsterkenntnis durch Versenkung. Auch der Begriff »Yoga« selbst wird definiert. Vielleicht haben Sie sich gewundert, dass bisher noch nicht erklärt wurde, was das Sanskrit-Wort *»yoga«* eigentlich bedeutet. Das ist bei einem Buch mit wissenschaftlichem Anspruch in der Regel doch immer der erste Schritt! In diesem Fall ist dieser Schritt bisher unterblieben, weil uns die technische »Arbeitsdefinition« Patañjali selbst liefert, und zwar – ganz im wissenschaftlichen Stil – gleich in den ersten Lehrsätzen.

Nachfolgend werden die ersten drei Lehrsätze des Yogasūtra zunächst in Sanskrit wiedergegeben (die römische Zahl gibt im Folgenden immer das Kapitel an, durch einen Punkt getrennt folgt dann die Nummer des Lehrsatzes innerhalb dieses Kapitels):

I.1 atha yoga-anuśāsanam.
I.2 yogaś citta-vṛtti-nirodhaḥ.
I.3 tadā draṣṭuḥ svarūpe 'vasthānam.

Nun folgen verschiedene deutsche Übersetzungen, die die Variationsbreite verdeutlichen und die Frage nach der »richtigen« bzw. »besten« Übersetzung aufwerfen, auf die im Anschluss eingegangen wird.

Bäumer (Patañjali, 2010):
I.1 Nun (folgt) die Disziplin des Yoga.
I.2 Yoga ist jener innere Zustand, in dem die seelisch-geistigen Vorgänge zur Ruhe kommen.
I.3 Dann ruht der Sehende in seiner Wesensidentität.

Desikachar (2009):
I.1 Hier nun beginnt der Text, der uns Erläuterungen zum Yoga überliefert.
I.2 Yoga ist die Fähigkeit, sich ausschließlich auf einen Gegenstand, eine Frage oder einen anderen Inhalt auszurichten und in dieser Ausrichtung ohne Ablenkung zu verweilen.
I.3 Dann scheint in uns die Fähigkeit auf, etwas vollständig und richtig zu erkennen.

Feuerstein (2010):
I.1 Jetzt zur Erklärung des Yoga.
I.2 Yoga ist die Beherrschung (nirodha) der Fluktuationen im Bewusstsein (citta).
I.3 Dann erscheint der Seher [d. h. das transzendentale Selbst] in [seiner] Wesensgestalt.

Hauer (1983):
I.1 Dies ist die Unterweisung über den Yoga.
I.2 Der Yoga ist das Zur-Ruhe-Bringen (oder die »Bewältigung«) der Bewegungen der »inneren Welt«.
I.3 Dann tritt der »Seher« (der Puruṣa) in seiner selbsteigenen Wesensform heraus.

Maldoner (2011):
I.1 Nun, Unterweisung im Yoga.
I.2 Yoga (ist) die Stilllegung der Bewegungen des Geistes.
I.3 Dann verweilt der Seher in der eigenen (wahren) Natur.

Palm (2010):
I.1 Wohlan!, die Yoga-Unterweisung.
I.2 Yoga [ist] das Stillstellen der Bewusstseinsbewegungen.
I.3 Dann [erfolgt] das Feststehen des Sehers im Eigenwesen.

Prabhavananda & Isherwood (1998):
I.1 Dies ist der Anfang der Unterweisung im Yoga.
I.2 Yoga ist die Kontrolle der Gedankenwellen im Geist.
I.3 Dann wohnt der Mensch in seiner eigentlichen, wahren Natur.

Skuban (2011):
I.1 Nun ist es soweit: Die Einführung in Yoga beginnt.
I.2 Yoga ist das Zur-Ruhe-Kommen der dauernd sich verändernden mentalen Muster.
I.3 Dann ruht der Seher in sich selbst: Dies ist Selbst-Verwirklichung.

Sriram (Patañjali, 2006):
I.1 Jetzt folgt eine Einführung in Yoga, die auf Erfahrung beruht.
I.2 Yoga ist der Zustand, in dem die Bewegungen des Citta [des meinenden Selbst] in eine dynamische Stille übergehen.
I.3 In diesem Zustand ruht Draṣṭā [das sehende Selbst] in der eigenen Form (und kann folglich erkannt werden).

Vivekananda (2011):
I.1 Jetzt wird Konzentration erklärt.
I.2 Yoga ist die Unterdrückung der Funktionen (vṛtti) der Denksubstanz (citta).

I.3 Während dieser Zeit (der Zeit der Konzentration) ruht der Schauende (puruṣa) im eigenen (unveränderten Wesen).

Der direkte Vergleich der zehn Übersetzungen zeigt erhebliche Unterschiede, aber natürlich auch viele Gemeinsamkeiten. Beide Aspekte sind wichtig, um die Qualität der Übersetzungen zu beurteilen. So ist einerseits anzunehmen, dass eine Variante, die nur in einer Übersetzung auftaucht, eher zu hinterfragen ist, wohingegen andererseits Varianten, die sich sehr ähnlich sind und häufig auftreten, eher zutreffend sein sollten. Sich lediglich an Häufigkeiten zu orientieren und die »richtige« Übersetzung sozusagen durch Auszählen bestimmen zu wollen, wäre jedoch eine sehr oberflächliche Herangehensweise. Zusätzlich ist zu fragen und zu analysieren, wie ungewöhnliche und seltene Varianten überhaupt zustande kommen.

Eine naheliegende Erklärung für ungewöhnliche Varianten ist die einer *doppelten* Übersetzung. Das heißt, der Autor des Werkes hat aus dem Sanskrit in eine andere Sprache übersetzt und diese Übersetzung wurde dann von einer zweiten Person wiederum ins Deutsche übertragen. Mit zunehmendem Abstand von der ursprünglichen Quelle steigt das Risiko von Missverständnissen oder Umdeutungen, so dass Übersetzungen dieser Art nicht weiter berücksichtigt werden sollen.
Bei drei der einbezogenen Übersetzungen liegt dieser Fall vor (Feuerstein; Prabhavananda & Isherwood; Vivekananda). Und es treten hier auch tatsächlich ungewöhnliche Varianten auf. So fällt bei Prabhavananda und Isherwood die Übersetzung von »vṛtti« mit »Gedankenwellen« aus dem Rahmen. Bei Vivekananda wird »citta« mit dem Unwort »Denksubstanz« übersetzt. Im englischen Original steht hier allerdings bereits »mind-stuff«, eine Übersetzung, die Feuerstein (1979) als »horrific« (S. 26) bezeichnet. Bei der deutschen Übersetzung von Feuerstein sind die beiden Begriffe mit »Fluktuationen im

Bewusstsein« recht konform übersetzt, aber Übersetzungsfehler oder Ungenauigkeiten an späterer Stelle können nicht ausgeschlossen werden.

Eine andere Ursache für individuelle Varianten sind Aussagen, die nicht im Quelltext stehen, sondern von den Verfassern als Erklärung bzw. weitergehende Interpretation hinzugefügt wurden. Solche sehr »freien« Übersetzungen sind Ihnen wahrscheinlich bereits aufgefallen. Deutlich ist dies vor allem bei Desikachar zu bemerken, wo schon die schiere Anzahl der verwendeten Begriffe in seiner Fassung von Lehrsatz I.2 klarmacht, dass er sich weit vom Text entfernt hat. Von einer »Fähigkeit«, die auch im dritten Lehrsatz auftaucht, ist in keiner der anderen Übersetzungen die Rede.
Auffälligkeiten dieser Art sind auch bei Skuban und Sriram festzustellen. Letzterer hängt bereits im ersten Lehrsatz eine zusätzliche Aussage an, die sich nicht im Original und daher auch in keiner anderen Übersetzung findet. Im zweiten Lehrsatz sind Sie vielleicht ebenfalls über die »dynamische Stille« gestolpert, und im dritten wird noch eine Schlussfolgerung in Klammern ergänzt. Bei Skuban sind es Begriffe wie »mentale Muster« und »Selbst-Verwirklichung«, die auf eine sehr moderne Lesart hindeuten. Bei späteren Lehrsätzen (insbesondere I.19) kommt es zu erheblichen Abweichungen, weil er Begriffe im Originaltext komplett unter den Tisch fallen lässt, die von den anderen Autoren übersetzt werden.

Aufgrund der bisherigen Analyse und Bewertung verbleiben vier der zehn oben vorgestellten Übersetzungen. Drei davon stammen von studierten Indologen (Bäumer, Hauer, Palm). Die vierte stammt von Helmuth Maldoner, der im Lebenslauf auf seiner Homepage über seine Ausbildung in Sanskrit zwar keine Auskunft gibt, aber eine sehr prägnante Übersetzung liefert. Ein Nachteil ist jedoch, dass er einige Begriffe (z. B. *saṁskāra* oder *samādhi*) nicht übersetzt, sondern im Text beibehält, so dass ihre Bedeutung erst über den Kommentar oder das Glossar erschlossen werden muss. Auch wenn es durchaus nachvollziehbare Gründe geben kann, manche Fachausdrücke lieber im Original zu belassen, scheidet diese unvollständige Übersetzung damit ebenfalls als durchgängige Referenz aus, wird aber gelegentlich bei Vergleichen einbezogen.

Hauer übersetzt zwar alle Sanskrit-Begriffe, tut dies jedoch in einer sehr eigenwilligen Form, indem er neue Begriffe einführt, die er in der Übersetzung dann in Anführungszeichen setzt. Im Lehrsatz I.2 ist »innere Welt« so ein Begriff. Während dieser gut verständlich ist, erscheinen manche seiner Neuschöpfungen eher befremdlich. So übersetzt er z. B. *samādhi* mit »Einfaltung«, was nicht auf Anhieb verständlich sein dürfte. In seiner Übersetzung, die aus den 1930er Jahren stammt, tauchen zahlreiche Begriffe auf, die eigentümlich oder altmodisch wirken und im heutigen Sprachgebrauch keine Verwendung mehr finden. Aus diesem Grund kann auch diese Übersetzung nicht für eine zeitgemäße Darstellung herangezogen werden.

Am Ende sind nun also nur noch zwei Übersetzungen in der engeren Wahl, die in der Begrifflichkeit viele Übereinstimmungen zeigen. Diese beiden sollen im Folgenden gemeinsam genutzt werden, wobei aus pragmatischen Gründen der Übersetzung von Bäumer der Vorrang gegeben wird. Dies zum einen, weil das Buch ein Glossar enthält, das zur Erläuterung von Begriffen herangezogen werden soll, und zum anderen, weil darin die vier Kapitel nochmals in sinnvolle Abschnitte unterteilt werden, was es erleichtert, deren Aufbau zu erfassen.

Das Buch von Palm hat den Vorteil, dass es oft die Ableitung der Übersetzung aus den Sanskrit-Wurzeln erläutert und Alternativen diskutiert. Außerdem verfügt es über einen Index, der erschließt, in welchen Lehrsätzen ein Begriff auftaucht.

Mit diesen beiden Übersetzungen und den genannten Werkzeugen ausgestattet, können wir uns nun also daranmachen, das Yogasūtra näher zu betrachten. Für das erste Kapitel soll außerdem noch eine dritte Quelle herangezogen werden, die leider nicht veröffentlicht ist. Es handelt sich dabei um die Magisterarbeit von Maas (1997) an der Universität Bonn, die eine eigenständige Übersetzung des ersten Kapitels des Yogasūtra und des ältesten Kommentars enthält. Dieser Kommentar »Bhaṣyā« wird meist einem Autor namens Vyāsa zugeschrieben; es spricht jedoch einiges dafür, dass er ebenfalls von Patañjali stammt (Maas, 2006) und somit Erläuterungen aus erster Hand bietet, um das Yogasūtra zu verstehen.

Die ersten drei Lehrsätze übersetzt Maas (1997) wie folgt:
I.1 Nun [erfolgt] die Unterweisung im Yoga.
I.2 Yoga ist die Stilllegung der Funktionen des Geistes.
I.3 Dann verweilt das Subjekt der Erkenntnis (draṣṭṛ) in seiner Eigenform.

Zum Vergleich nochmals die Übersetzung von Palm (2010):
I.1 Wohlan!, die Yoga-Unterweisung.
I.2 Yoga [ist] das Stillstellen der Bewusstseinsbewegungen.
I.3 Dann [erfolgt] das Feststehen des Sehers im Eigenwesen.

Und die von Bäumer (Patañjali, 2010), zusammen mit dem vierten Lehrsatz, der dort den ersten Abschnitt »Die Disziplin des Yoga« vervollständigt:
I.1 Nun (folgt) die Disziplin des Yoga.
I.2 Yoga ist jener innere Zustand, in dem die seelisch-geistigen Vorgänge zur Ruhe kommen.
I.3 Dann ruht der Sehende in seiner Wesensidentität.
I.4 Alle anderen inneren Zustände sind bestimmt durch die Identifizierung mit den seelisch-geistigen Vorgängen.

Es geht demnach im Yoga darum, die seelisch-geistigen Vorgänge zur Ruhe zu bringen, damit der Sehende sich selbst, sein »wahres Wesen« (Palm, 2010, S. 12) erkennt. Andernfalls ist er mit diesen Vorgängen identifiziert, was aus Sicht des Yoga eine Entfremdung und unheilvolle Verzerrung der Wirklichkeit bedeutet (siehe Teil II: Das Welt- und Menschenbild des Yoga).

In den folgenden beiden Abschnitten wird (1) definiert, was die seelisch-geistigen Vorgänge konkret sind (I.5 bis I.11) und (2) wie sie durch »Übung« und »Loslösung« stillgelegt werden können (I.12 bis I.16). Dies geschieht in der Weise, dass zuerst eine Aufzählung erfolgt und danach jedes einzelne Element in mindestens einem Lehrsatz genauer erläutert wird. Die weiteren Abschnitte des ersten Kapitels definieren:

- verschiedene Zustände der Versenkung (I.17 bis I.22),
- den Weg der »Hingabe an Gott« mittels Wiederholung des Mantras OM (I.23 bis I.29),
- die »Hindernisse auf dem Weg« (I.30 bis I.33) und
- mit welchen Übungen diese überwunden werden können, so dass der Geist beruhigt und gefestigt wird (I.34 bis I.39);
- die Entwicklung geht dann über vier Stufen weiter »Von der Festigkeit zu Transparenz« (I.40 bis I.46),
- bis schließlich mit dem »keimlosen Samādhi« die letzte Stufe der Versenkung erreicht wird (I.47 bis I.51) und das Kapitel abgeschlossen ist.

Im zweiten Teil des Buches wird auf diese Abschnitte häufig Bezug genommen werden, denn die hier aufgelisteten Methoden und Versenkungsstufen werden dort nach einer wissenschaftlichen Analyse in konkrete Übungsanleitungen übersetzt. Das Gleiche gilt für die Abschnitte von Kapitel 2 »Über die Übung«, in denen es, wie der Titel schon sagt, explizit um den Übungsweg des Yoga geht.

Kapitel 2 beginnt damit, den »Yoga der Tat« zu definieren (alle nachfolgenden Lehrsätze des Yogasūtra gemäß der Übersetzung von Bäumer in: Patañjali, 2010):

II.1 Askese, eigenes Studium und Hingabe an Gott machen den Yoga der Tat aus.
II.2 Der Zweck (dieses Yoga) ist die Meditation und die Versenkung, und er setzt die Spannungen herab.

Eines der drei genannten Elemente (»Hingabe an Gott«) ist uns im ersten Kapitel bereits begegnet: Dort sind ihm immerhin sieben Lehrsätze gewidmet (siehe oben). Die anderen beiden Elemente der Askese und des Studiums werden später noch beim achtgliedrigen Yoga erläutert, denn der Yoga der Tat ist vollständig im zweiten Glied der »inneren Disziplin« *(niyama)* enthalten. Deshalb kann Patañjali an dieser Stelle auf weitere Erläuterungen verzichten und direkt an II.2 anknüpfen, um auf die »Spannungen« einzugehen, die herabgesetzt werden sollen:

- Die fünf leidvollen Spannungen werden aufgezählt und jeweils definiert (II.3 bis II.9);
- dann wird erklärt, wie ihnen entgegengewirkt werden kann (II.10 bis II.17);
- dies führt wiederum zur problematischen Identifikation des Sehenden mit dem Gesehenen (siehe I.4), die auf Nichtwissen beruht; dieses Nichtwissen gilt es zu beenden (II.18 bis II.25).

Die übrigen Lehrsätze (II.26 bis II.55) bilden einen einzigen großen Abschnitt, der beantwortet, wie das Nichtwissen beendet werden kann: durch die »Schau der unterscheidenden Erkenntnis« *(viveka-khyātir)*. Diese entfalte sich auf den sieben Stufen des achtgliedrigen Yoga, der in diesem Abschnitt beschrieben wird. Allerdings sind bis zum Ende des Kapitels erst fünf der acht Glieder behandelt *(yama, niyama, āsana, prāṇāyāma, pratyāhāra)*. Das macht insofern Sinn, als die letzten drei Glieder *(dhāraṇā, dhyāna, samādhi)* gegenüber den anderen fünf als »innerer Kern« abgegrenzt und mit dem eigenen Begriff »Sammlung« *(saṃyama)* zusammengefasst werden.

Zu Beginn des dritten Kapitels werden zunächst die drei letzten Glieder jeweils in einem Lehrsatz definiert (III.1 bis III.3). Dann wird der Begriff der Sammlung eingeführt und erklärt (III.4 bis III.13). Die übrigen Lehrsätze beschäftigen sich mit den übernatürlichen Kräften, nach denen das dritte Kapitel benannt ist. Es wird beschrieben, wie durch die Anwendung der Sammlung auf bestimmte Objekte Wissen erlangt werden kann und andere Phänomene hervorgerufen werden können, wie beispielsweise das Verstehen der Sprache aller Lebewesen (III.17), Unsichtbarkeit (III.21) oder Wissen von der Ordnung der Gestirne bei Sammlung auf den Mond (III.27). Auf diese außergewöhnlichen Phänomene wird im dritten Teil des Buches eingegangen.

Der letzte Lehrsatz des dritten Kapitels (III.55) beschreibt einen Zustand völliger Freiheit *(kaivalyam)* und leitet damit zum vierten und letzten Kapitel über, das von der Freiheit handelt und aus lediglich 34 Lehrsätzen besteht. Diese werden von Bäumer in drei Abschnitte unterteilt, die jeweils sehr weite philosophische Themen behandeln:

- die Natur und der Mensch (IV.1 bis IV.13),
- Mensch, Bewusstsein und Welt (IV.14 bis IV.24) und
- Schöpferische Freiheit (IV.25 bis IV.34).

In diesen Abschnitten werden grundlegende erkenntnistheoretische Fragen angesprochen, die zum Beispiel die Natur der Wirklichkeit, des Bewusstseins, der Zeit und der Erinnerung betreffen. Teilweise geschieht dies zur Abgrenzung gegenüber konkurrierenden Positionen, wie sie in bestimmten buddhistischen Richtungen vertreten werden. In den ca. 800 Jahren, die seit Buddhas Tod bis zur Niederschrift des Yogasūtra vergangen waren, hatte eine intensive Auseinandersetzung mit dessen Lehren stattgefunden.

Lesern, die mit buddhistischen Konzepten vertraut sind, wird im Yogasūtra vieles bekannt vorkommen. So gehören zu den »leidvollen Spannungen« unter anderem »Ichverhaftung« »Begierde« und »Hass«, die auch im Buddhismus als Ursache des Leidens angesehen werden. Dass zahlreiche Übereinstimmungen bestehen, ist auch nicht weiter verwunderlich, denn schließlich praktizierte Siddhartha Gautama jahrelang Yoga und realisierte die höchsten Stufen der Versenkung, bevor er zum Buddha wurde.

Im vorliegenden Buch wird auf den erkenntnistheoretischen Schulenstreit nicht näher eingegangen. Für eine Analyse der Gemeinsamkeiten und Unterschiede anhand der Lehrsätze des Yogasūtra wird auf Tandon (1995) verwiesen.

Wir sind nun am Ende der Einführung angelangt, die Ihnen einen groben Überblick über die geschichtliche Entwicklung des Yoga und den Aufbau des Yogasūtra geben sollte. Wenn Sie sich zum ersten Mal mit Yoga beschäftigen, wird Ihnen angesichts der vielen neuen Begriffe und Aspekte vielleicht etwas der Kopf rauchen. Demgegenüber werden Yoga-Experten wohl eher die Stirn runzeln, weil viele zentrale Konzepte des Yoga noch gar nicht zur Sprache gekommen sind. Keine Sorge, im zweiten Teil des Buches werden viele dieser Konzepte noch angesprochen werden, jedoch nicht allein in Form einer theoretischen Darlegung, sondern in Verbindung mit einer wissenschaftlichen Analyse und Übungen, die dazu anleiten, die Plausibilität der Aussagen des Yoga im eigenen Bewusstsein zu überprüfen.

Bevor wir damit beginnen, soll nun zu guter Letzt noch die Liste der Bedeutungen nachgeliefert werden, die in einem Sanskrit-Wörterbuch für den Begriff *yoga* zu finden sind (Mylius, 1992):
»1. Anschirren, Geschirr; 2. Gespann; 3. Fahrt; 4. Ausrüstung, Ausstattung; 5. Anwendung, Durchführung; 6. Trick, List, Betrug, Zauber; 7. Unternehmen, Tat; 8. Verbindung, Zusammenhang (mit); 9. Arbeit, Fleiß, Erwerb; 10. Aufmerksamkeit, Konzentration, Kontemplation; 11. *Philosophie Name eines Systems;* 12. *Grammatik* a) Etymologie; b) Regel; 13. *Astronomie* a) Konstellation; b) Konjunktion; 14. *Mathematik* Summe;«

Yoga geht auf dieselbe Wortwurzel (»*yuj*«) zurück, wie das deutsche »Joch«, ein Geschirr, mit dem zwei Ochsen zusammen vor einen Pflug oder Wagen gespannt werden. Im Kontext des Yoga als geistiger Übung wird meist der Aspekt der »Verbindung« und »Vereinigung« der individuellen Seele (»Atman«) mit Gott (bzw. der Weltseele »Brahman«) hervorgehoben, der in der indischen Philosophie und der Mystik allgemein im Mittelpunkt spirituellen Strebens steht.

Solche Definitionen eines Begriffs über andere Begriffe, die eine Vorstellung davon entstehen lassen, was gemeint ist, sind zwar gängig, aber in diesem Fall nur begrenzt von Nutzen, denn Mystiker betonen seit jeher, dass derartige Erfahrungen sich nicht adäquat mit Worten beschreiben lassen.

Das Yogasūtra ist in diesem Punkt eindeutig (I.9): »Vorstellung (vikalpa) ist eine Erkenntnis, die bloß auf Worten beruht, die bar jeder Wirklichkeit sind.« Und Lehrsatz I.7 besagt, dass gültiges Wissen nur auf drei Wegen erlangt werden kann, nämlich durch direkte Wahrnehmung, Schlussfolgerung und Überlieferung (von glaubwürdigen Quellen). Weisheit schließlich, die über »die Intelligenz der Worte und Schlussfolgerungen« hinausgeht, entstehe erst auf den höheren Stufen der Versenkung (I.47 bis I.49).

Die Definition über Begriffe erscheint demnach unzureichend, und es bietet sich stattdessen an, eine sogenannte »operationale« Definition zu verwenden, die den Yoga über die Anwendung der Methoden definiert, die im Yogasūtra beschrieben werden, um zu diesen Erfahrungen tiefer Selbsterkenntnis zu gelangen.

Oder in den herausfordernden Worten Vivekanandas (2011): »Unsere gesamte Erkenntnis beruht auf Erfahrung. (...) Wenn es einen Gott gibt, müssen wir ihn schauen können, wenn es eine Seele gibt, müssen wir sie wahrnehmen können. Sonst wäre es besser, überhaupt nicht zu glauben. Besser ist es, ein ausgesprochener Atheist zu sein, als ein Heuchler. (...) Der Mensch verlangt nach Wahrheit, will die Wahrheit an sich erfahren. (...) Die Wissenschaft des *raja yoga* will der Menschheit eine praktische und wissenschaftlich ausgearbeitete Methode darbieten, mittels derer sie zu dieser Wahrheit gelangen kann.« (S. 14 ff.).

In Teil II wird nun untersucht, inwiefern der Yoga tatsächlich wissenschaftlichen Kriterien gerecht wird und ob seine Übungen in der Lage sind – und gegebenenfalls wie –, die Wirkungen zu erzielen, die im Yogasūtra genannt werden:

- Zur-Ruhe-Kommen der seelisch-geistigen Vorgänge, Gelassenheit
- Überwindung von Hindernissen wie Krankheit, Depression und Gier
- Entwicklung von Qualitäten wie Liebe, Mitgefühl und Gleichmut
- geistige Festigkeit, Transparenz, Klarheit und Weisheit
- Sammlung und Versenkung, Selbsterkenntnis und Freiheit

TEIL II

Wissenschaftlich fundierte Yoga-Praxis

In der vorangegangenen Einführung haben Sie einen Überblick über den Übungsweg des Yoga erhalten. In diesem zweiten Teil des Buches machen wir uns nun tatsächlich auf diesen Weg. Dabei orientieren wir uns an der Einteilung des Yoga in acht Glieder. Den ersten fünf Gliedern ist jeweils ein eigenes Kapitel gewidmet. Die drei letzten Glieder werden dann zusammen in einem Kapitel behandelt, weil sie eng miteinander verwoben sind.

Jedes Kapitel beginnt mit einer wissenschaftlichen Analyse, die aus psychologischer und neurowissenschaftlicher Sicht die jeweiligen *Methoden* des Yoga analysiert und erklärt, bevor es an deren praktische Ausübung geht. Wo dies sinnvoll erscheint und möglich ist, werden relevante wissenschaftliche Theorien und Befunde von Studien vorgestellt, die eine rationale Begründung dafür liefern, dass mit einer Übung bestimmte *Ergebnisse* erzielt werden können.

Das übergeordnete Ziel des Yoga haben Sie bereits kennengelernt: Es geht um einen »Zustand, in dem die seelisch-geistigen Vorgänge zur Ruhe kommen« (I.2). Dann erkenne der »Sehende« sein wahres Wesen, heißt es weiter im Yogasūtra (I.3). In der Einführung wurden diese Aussagen lediglich wiedergegeben. Für eine fundierte Praxis ist es nun erforderlich, sich zunächst gründlich mit dieser Konzeption von Selbsterkenntnis auseinanderzusetzen und mit dem Welt- und Menschenbild, auf dem sie beruht. Ansonsten besteht das Risiko von Missverständnissen: Die Beruhigung der seelisch-geistigen Vorgänge könnte mit »Entspannung« gleichgesetzt werden oder Selbsterkenntnis mit einem besseren Kennenlernen der eigenen Psyche. Das sind zwar Etappen auf dem Weg des Yoga, dieser geht aber weit darüber hinaus, wie das nachfolgende Kapitel zeigt.

Das Welt- und Menschenbild des Yoga

Der Übungsweg des Yoga, wie er in diesem Buch vorgestellt wird, zielt auf »tiefe Selbsterkenntnis« und »geistige Freiheit« ab. Bei der Vorstellung des Yogasūtra sind diese Begriffe wiederholt aufgetaucht, als beispielsweise davon die Rede war, dass der »Sehende« sein wahres Wesen erkenne (I.3). Was im Yoga mit diesem »Sehenden« genau gemeint ist, wurde bisher noch nicht erläutert. Zwei der oben wiedergegebenen Übersetzungen (Hauer und Vivekananda) geben in Klammern den Hinweis, dass es sich dabei um den »*Puruṣa*« handele, Feuerstein erklärt, dass das »transzendentale Selbst« gemeint sei.

Um verstehen zu können, was »Selbst«-Erkenntnis im Kontext des Yoga bedeutet, ist es erforderlich, kurz auf die *Sāṃkhya*-Philosophie einzugehen, auf die sich der Yoga bei seiner Begrifflichkeit stützt. Das Sāṃkhya ist, ebenso wie der Yoga, eines der sechs klassischen Systeme der indischen Philosophie und beschäftigt sich mit den Elementen, die die Wirklichkeit bilden. Es handelt sich um eine dualistische Weltanschauung, die zwischen zwei Grundprinzipien unterscheidet (siehe Glossar in Patañjali, 2010, und grafische Darstellung in Palm, 2010, S. 251):

- *Puruṣa:* der Geist oder die Geistseele; das Selbst; wörtlich »innerer« oder »ursprünglicher« Mensch; reines Bewusstsein

- *Prakṛti:* die Urmaterie, aus der alle weiteren Elemente der Natur gebildet werden (insgesamt 24 Elemente, siehe Website zum Buch)

Aus psychologischer Sicht ist diese Konzeption insofern interessant, als sinnliche Wahrnehmungen und psychische Funktionen wie Intelligenz, Ich-Bewusstsein oder Verstand nicht der »Geistseele« (im Weiteren die Übersetzung für Puruṣa; in Anlehnung an Maas, 1997) zugewiesen werden, sondern als Teil von Prakṛti und somit als der materiellen Welt zugehörig angesehen werden. Die Geistseele ist nach dieser Anschauung jene Instanz, die alleine Bewusstsein ermöglicht, indem sie die Inhalte – Wahrnehmungen, Empfindungen, Gefühle, Gedanken, Vorstellungen etc. – widerspiegelt, die vom psychischen Apparat erzeugt und dargeboten werden.

Diese Geistseele wird gemäß der Yoga-Lehre als wahres, »authentisches« Selbst (Whicher, 1998, S. 78) betrachtet, das es zu erkennen gilt. Bei dieser Art der Selbsterkenntnis gibt es kein Objekt, keinen Gegenstand der Wahrnehmung, es geht vielmehr um das wahrnehmende, erkennende Subjekt selbst. Und diese Art der Selbsterkenntnis bzw. Selbst-Transzendenz kann laut Yogasūtra nur dann eintreten, wenn alle seelisch-geistigen Vorgänge stillgelegt wurden (I.2), weil die Geistseele ansonsten mit diesen Vorgängen identifiziert ist (I.4).

Um die Konsequenzen dieser Sichtweise nachzuvollziehen und zu konkretisieren, stellen Sie sich an diesem Punkt bitte die Frage, die üblicherweise auf der Suche nach Selbsterkenntnis und der eigenen Identität im Mittelpunkt steht.

Übung 1: Antworten auf die Frage »Wer bin ich?«

Ein zentrierter, dicker Punkt soll Ihnen im Folgenden bei allen Übungen einen Anstoß geben, den Lesefluss zu unterbrechen, um die jeweilige Übung tatsächlich durchzuführen. Lösen Sie sich also bitte vom Text, stellen Sie sich die obige Frage und sammeln Sie einige mögliche Antworten darauf: »Ich bin …«

●

Typische, konventionelle Antworten auf die Frage nach der Identität beziehen sich beispielsweise auf den eigenen Namen, wie er im Personalausweis zu lesen ist, auf den eigenen körperlichen Organismus (»Ich bin dieser physische Leib.«) oder auf die eigene Autobiographie und die damit verbundenen sozialen Rollen (Beruf, familiäre Position etc.; siehe Ott, 2013 a).

Aus Sicht des Yoga sind alle Antworten dieser Art falsch, weil sie auf einem fundamentalen Irrtum bzw. Nichtwissen beruhen. Der Yoga sagt, dass es sich hier um eine Verwechslung handelt, und zwar um eine Verwechslung mit fatalen Folgen. Bevor es im zweiten Kapitel des Yogasūtra mit der Beschreibung der acht Glieder losgeht, wird dieser Punkt unmissverständlich klargemacht (Patañjali, 2010):

II.3 Die fünf leidvollen Spannungen sind: Nichtwissen, Ichverhaftung, Begierde, Hass und Selbsterhaltungstrieb.
II.4 Das Nichtwissen ist der Nährboden der anderen (vier Spannungen) (…).
II.5 Nichtwissen (avidya) ist (die falsche Anschauung), die das Vergängliche für unvergänglich, das Reine für unrein, das Leidvolle für Freude und das Nicht-Selbst für das Selbst hält.
II.6 Ichverhaftung (asmita) ist (jene leidvolle Spannung, die)

die Kraft des Sehens und die Kraft des Gesehenen fälschlich identifiziert.

Die konventionelle Ich-Identität wird als vergänglich, unrein und leidvoll charakterisiert und einer Geistseele gegenübergestellt, die als wahres Selbst unvergänglich, rein und voller Freude sei. Im Grunde führt bereits die Frage »Wer bin ich?« in die Irre, denn jede Antwort in der Form eines »Ich bin …« bestärkt die Verhaftung an eine Ich-Vorstellung und deren Bestimmung über Begriffe, die letztlich eine sprachliche bzw. gedankliche Konstruktion darstellen. Die Frage nach der Identität kann jedoch auch anders formuliert werden, um von einer an Sprache gebundenen Selbst-Reflexion wegzuführen.

Übung 2: Wer schaut?

Anders als bei Übung 1 geht es nun ausdrücklich nicht darum, eine verbale Antwort zu formulieren. Die Frage soll Sie vielmehr dazu anregen, die Bewusstheit der Wahrnehmung zu steigern und die Aufmerksamkeit vom Gesehenen hin auf den »Sehenden« zu verlagern. Schauen Sie dazu am besten in die Umgebung oder auf das Buch als Ganzes, ohne den Text zu lesen, oder einfach auf den Punkt.

●

Die »Antwort« auf die Frage »Wer schaut?« sollte nicht verbal erfolgen, sondern durch eine Hinwendung der Aufmerksamkeit und Steigerung der Bewusstheit. Während der Übung kann sogar ein kurzer Moment gedanklicher Stille auftreten, wenn Sie nur schauen und sich in diesem Schauen fühlen. Später werden weitere Übungen dieser Art folgen, die schrittweise in die Meditation und zu einer verfeinerten Wahrnehmung führen, bis hin zu einer Auflösung der Aufspaltung in Subjekt und Objekt.

Im Yoga geht es um eine im wortwörtlichen Sinn radikale (also bis an die Wurzeln reichende) Hinterfragung des Ich und der Vorstellungen von einem selbst, an deren Ende eine tiefe Einsicht in die Natur der eigenen Existenz steht (im japanischen Zen wird von »*kenshō*«, der »Selbst-Wesens-Schau« gesprochen). Das Mittel, um in diese Tiefe zu gelangen, ist die Versenkung in der Meditation. In einer Studie mit sehr erfahrenen Meditierenden verschiedener Traditionen konnte Piron (2003) zeigen, dass sich die Erfahrungen während der Meditation entlang einer Tiefendimension des Bewusstseins anordnen lassen:

1. **Hindernisse:** Unruhe, Langeweile, Motivations- und Konzentrationsprobleme
2. **Entspannung:** Wohlbefinden, ruhige Atmung, wachsende Geduld, Ruhe
3. **Konzentration:** Achtsamkeit, kein Anhaften an Gedanken, innere Mitte, Energiefeld, Leichtigkeit, Einsichten, Gleichmut, Frieden
4. **essenzielle Qualitäten:** Klarheit, Wachheit, Liebe, Hingabe, Verbundenheit, Demut, Gnade, Dankbarkeit, Selbstakzeptanz
5. **Nicht-Dualität:** Gedankenstille, Einssein, Leerheit, Grenzenlosigkeit, Transzendenz von Subjekt und Objekt

Die im Yoga angestrebten Erfahrungen *tiefer* Selbsterkenntnis sind im fünften und letzten Tiefenbereich angesiedelt und gehen weit über Entspannung und Ruhe hinaus, die bereits beim zweiten Bereich aufgeführt werden.

Die andere, eingangs genannte Zielsetzung des Yoga, nämlich die der »geistigen Freiheit«, soll nun ebenfalls genauer analysiert und konkretisiert werden. Der entsprechende Begriff im Yogasūtra lautet »*kaivalya*« und wird von Bäumer (Patañjali, 2010) als Überschrift des vierten Kapitels mit »Freiheit« übersetzt. Im Glossar nennt sie noch etliche weitere Übersetzungen, die auf die weitreichende Bedeutung dieses Begriffs hinweisen: »*kaivalya:* wörtl. ›Isoliertheit‹, ›Alleinsein‹; Zustand der Erlösung und Befreiung, letzte Bloßheit und Freiheit; Losgelöstheit, ›Abgeschiedenheit‹, ›Gelassenheit‹, ›Für-sich-Sein‹« (S. 195).

Zwischen der Selbst-Transzendenz der Geistseele und der »geistigen Freiheit« besteht ein enger Zusammenhang (Patañjali, 2010):

IV.25 Derjenige, der die einzigartige Schau (des puruṣa) besitzt, wird befreit von der Vorstellung der Selbstbezogenheit.
IV.26 Dann neigt sich das Bewusstsein der (Erkenntnis durch) Unterscheidung zu und strebt von selbst zur Freiheit (kaivalyam).

Durch die Unterscheidung von Selbst und Nicht-Selbst wird das Nichtwissen beendet, auf dem die vier anderen leidvollen Spannungen gedeihen: Ichverhaftung, Begierde, Hass und Selbsterhaltungstrieb. Geistige Freiheit erfordert aus Sicht des Yoga eine Ablösung von der Ichverhaftung sowie von Begierde und Hass, die wie folgt definiert werden (Patañjali, 2010):

II.7 Begierde (…) ist (jene Spannung, die) dem Vergnügen anhängt.
II.8 Hass (…) ist (jene Spannung), der das Leid folgt.

In Bezug auf den Selbsterhaltungstrieb schränkt Patañjali jedoch ein, dass dieser durch Einsicht in die Natur des unvergänglichen Selbst nicht aufgelöst werde:

II.9 Selbsterhaltungstrieb (…) ist der eingeborene Instinkt des Selbstgefühls, (der mit dem Körper verbunden ist) und von dem selbst die Wissenden nicht frei sind.

Durch die Suche nach Vergnügen und das Hängen daran entstehen Bindungen, ebenso wie durch die Abneigung gegenüber Dingen, die als leidvoll erlebt und vermieden werden. Die Auflösung dieser Bindungen soll in den oben beschriebenen Zustand der Befreiung und Erlösung vom Leiden münden.

Aus psychologischer Sicht handelt es sich um Konditionierungen, die dazu führen, dass als angenehm erlebte Objekte und Zustände gesucht und unangenehme vermieden werden. Erfahrungen und Handlungen in der Vergangenheit hinterlassen dabei Eindrücke, die Erwartungen, Wünsche/Verlangen und Befürchtungen hervorrufen, die Wahrnehmung selektiv ausrichten und zukünftige Handlungen bestimmen.

Der Einfluss dieser Eindrücke ist dabei laut Yogasūtra nicht auf eine Lebensspanne begrenzt, sondern über mehrere Leben hinweg wirksam (Patañjali, 2010):

II.12 Die Ansammlung von Handlungsresten, deren Wurzel die leidvollen Spannungen sind, wird in den sichtbaren (gegenwärtigen) und unsichtbaren (vergangenen oder zukünftigen) Existenzen erfahren.

II.13 Wenn diese Wurzel (der leidvollen Spannungen) lebendig ist, sind ihre Ergebnisse die Geburt, die Lebensdauer und die Lebenserfahrungen.

II.14 Die Erfahrungen von Freude oder Bedrängnis sind die Früchte von Handlungen, die von guter oder böser Absicht motiviert sind.

II.15 Aufgrund der Leiden, die durch die Veränderung, die Bedrückung und die unterbewussten Eindrücke entstehen, und weil die Bewegungen der Kräfte der Natur sich gegenseitig stören, erkennen die unterscheidenden Weisen, dass alles Leid ist.

II.16 (Nur) das Leid, das noch zukünftig ist, kann vermieden werden.
II.17 Da die Verbindung des Sehenden mit dem Gesehenen die Ursache des Leides ist, kann es vermieden werden.

Mit der »Ansammlung von Handlungsresten« kommt hier das Konzept von Karma und Wiedergeburt ins Spiel. Bereits in den Upanishaden wird als Zielsetzung des Yoga die Verhinderung einer Wiedergeburt genannt. Dieses Motiv taucht hier wieder auf und wird damit begründet, dass der Weise alles als Leid erkenne (II.15). Um die endgültige Befreiung und Erlösung vom Leiden zu erlangen, müssten alle unbewussten Eindrücke restlos aufgelöst werden.

Die Lehren des Yoga gehen also davon aus, dass die psychischen Eindrücke den physischen Tod überdauern und die Geistseele eine Kette von Existenzen durchlebt. In der Bhagavad-Gītā wird diese Anschauung mit folgendem Vergleich illustriert: »Verbrauchte Gewänder wirft ab der Körper; verbrauchte Körper wirft ab der hauset im Körper, und legt neue an wie neue Gewänder.« (Prabhavananda & Isherwood, 1989, S. 55)
Durch die meditative Schulung soll es sogar möglich sein, Wissen über frühere Existenzen zu erlangen:

III.18 Durch die unmittelbare Erfahrung der unterbewussten Eindrücke erlangt man Wissen von den früheren Existenzen.

Ein Phänomen, von dem auch der Buddha berichtet, dass es im Verlauf seiner Erleuchtungserfahrung aufgetreten sei.

Als skeptischer Mensch werden Sie solchen Berichten und Ideen von »Seelenwanderung« und »Reinkarnation« vermutlich kritisch gegenüberstehen, und es ist nun an der Zeit zu untersuchen, inwiefern das überlieferte Welt- und Menschenbild des

Yoga mit den Annahmen der modernen Neurowissenschaft vereinbar ist.

Die dualistische Einteilung der Wirklichkeit in Geistseele und Urmaterie mag auf den ersten Blick befremdlich erscheinen, ist bei genauerer Betrachtung jedoch gar nicht so problematisch. Denn wie wir gesehen haben, werden die gesamten seelisch-geistigen Vorgänge dem Bereich des Materiellen zugeordnet, was der neurowissenschaftlichen Sicht entgegenkommt. Schließlich kennen wir heute recht genau das den psychischen Funktionen zugrunde liegende neuronale Geschehen, und es wird davon ausgegangen, dass zu jedem psychischen Vorgang ein neuronales Korrelat, also ein korrespondierender physikalischer Vorgang im Gehirn existiert.

Der Geistseele wiederum wird im Yoga eine völlig passive Rolle zugewiesen: Sie nimmt das psychische Geschehen lediglich wahr wie ein unbeteiligter Zeuge, ohne einen Einfluss darauf auszuüben. Damit ist sie prinzipiell keiner Messung zugänglich, bietet keinen zusätzlichen Erklärungswert und kann aus neurowissenschaftlicher Sicht schlichtweg ignoriert werden. Die Qualität des subjektiven Erlebens kann prinzipiell nicht aus physikalischen Prozessen im Gehirn abgeleitet werden und ist nur dem Individuum selbst unmittelbar zugänglich. Die Annahme, dass eine Geistseele existiert, die Subjekt der Erkenntnis ist und Bewusstsein ermöglicht, ist ein Postulat und keine Hypothese, die überprüft werden könnte.

Wesentlich interessanter ist demgegenüber die Behauptung, dass bei der Stilllegung aller seelisch-geistigen Vorgänge ein Bewusstseinszustand auftreten würde, in dem die Wirklichkeit deutlich verändert wahrgenommen wird. Von den drei bekannten Bewusstseinszuständen Wachen, Träumen und Tiefschlaf wird dieser angestrebte Zustand der Selbst-Transzendenz bereits in den Upanishaden abgegrenzt und als der »Vierte« (*turīya*) bezeichnet (Sarva-Upanishad, Michel, 2007, S. 754f.). Im Sanskrit-Zeichen für OM (siehe unten) steht der obere Bogen der »3« auf der linken Seite für den Wachzustand, der untere Bogen für das Träumen und die Kurve, die von der Mitte nach rechts läuft, für den Tiefschlaf. Durch einen Halbkreis abgesetzt, symbolisiert der Punkt rechts oben den Zustand der Transzendenz (siehe auch Kapitel »Innere Disziplin« zur Verwendung des OM bei der Mantra-Meditation).

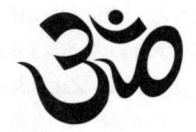

Aufgrund des engen Zusammenhangs zwischen subjektivem Erleben und Hirnaktivität ist zu erwarten, dass der beschriebene Zustand der Transzendenz mit spezifischen Veränderungen der Hirnaktivität verbunden sein wird. Ob ein solcher Zustand existiert, ist somit eine empirisch überprüfbare Frage, und die neurowissenschaftliche Analyse der Wirkungen der Yoga-Übungen wird im weiteren Verlauf eine Beurteilung ermöglichen, inwiefern es plausibel ist, dass diese Übungen die Hirndynamik an einen kritischen Punkt heranführen, an dem ein plötzlicher Wechsel zu einem neuen Muster der Hirnaktivität stattfinden könnte.

In Bezug auf den Begriff der »geistigen Freiheit« und die damit verbundene Forderung nach einer Loslösung von Ich-Identifikation und Konditionierungen gibt es aus psychologischer und neurobiologischer Sicht einige kritische Punkte anzumerken. So ist die Herausbildung des psychischen Apparats im Verlauf der Evolution eine bedeutende Errungenschaft, und für das biologische Überleben ist die Fähigkeit von großer Wichtigkeit, aufgrund früherer Erfahrungen Erwartungen zu bilden und das Verhalten zu steuern. Die Identifikation mit dem eigenen Körper und einem Ich als zentrale regelnde Instanz ist ein natürlicher Vorgang, ebenso wie die emotionale Bewertung von Objekten und Situationen in den Strukturen des Gehirns, die als »limbisches System« bezeichnet werden.

Diese Identifikation als Irrtum zu bezeichnen, ist insofern problematisch, als damit psychische Störungen ausgelöst werden könnten, die als »Depersonalisation«, »Derealisation« und »Dissoziation« bezeichnet werden. Auf diese Gefahr wird in Teil III des Buches noch ausführlich eingegangen werden.

Die Betonung der Leidhaftigkeit des Daseins, die der Yoga mit dem Buddhismus teilt, und die Zielsetzung, alle psychischen Eindrücke auszulöschen, um den angenommenen Kreislauf der Wiedergeburten zu beenden, lassen auf den ersten Blick wenig Wertschätzung für das Leben erkennen und können leicht als Weltflucht gedeutet werden.

Allerdings werden wir noch sehen, dass der Rückzug aus der Welt der Erscheinungen während der meditativen Schulung nur vorübergehend ist. Nicht die Natur selbst wird als Quelle von Leid betrachtet, sondern die Identifikation mit Aversion und Verlangen. Kurzfristige Befriedigungen, die positive Gefühle auslösen, führen aus Sicht des Yoga letztlich ebenfalls zu Leid, weil sie das Verlangen nach einer Wiederholung und Abhängigkeiten erzeugen. Demgegenüber soll die Erkenntnis des wahren Selbst mit einer unbedingten Freude und Glückseligkeit einhergehen, die unabhängig von äußeren Dingen ist und zu einer größeren Gelassenheit gegenüber materiellen Verheißungen führt.

Wer sein Leben als ausgewogene Mischung aus Freude und Leid erfährt, wird kaum die Mühe auf sich nehmen, in der Meditation die Tiefe des eigenen Daseins auszuloten. Der Hinweis auf diese psychischen Mechanismen dient in erster Linie der Motivation, sich auf die Suche zu begeben.

Die Ideen des Yoga zur Seelenwanderung und Reinkarnation schließlich sind mit dem Weltbild nicht vereinbar, das in den Neurowissenschaften heute vorherrscht und davon ausgeht, dass alle seelisch-geistigen Vorgänge an die Aktivität des Gehirns gebunden sind. Mit dem physischen Tod und dem Zerfall des Nervensystems gehen demnach auch alle Inhalte verloren, die im Gedächtnis gespeichert wurden. In der wissenschaftlichen Vertiefung wird das Thema »Reinkarnation« noch einmal aufgegriffen.

Für die wissenschaftlich fundierte Yoga-Praxis in diesem Teil des Buches spielt das Konzept der Seelenwanderung keine Rolle, denn es geht hier ausdrücklich nicht um eine Erlösung vom Kreislauf der Wiedergeburten. Es geht auch nicht darum, die übernatürlichen Kräfte zu entwickeln, die im dritten Kapitel des Yogasūtra beschrieben werden. Diese außergewöhnlichen Phänomene und ihre Bedeutung für die parapsychologische Forschung werden ebenfalls in der wissenschaftlichen Vertiefung noch ausführlich behandelt.

In der nachfolgenden Anleitung zur Yoga-Praxis geht es primär um die Zielsetzungen der Selbsterkenntnis durch meditative Versenkung, bei der die Grenzgebiete der eigenen Psyche ausgelotet werden, sowie die Entwicklung von geistiger Freiheit, Klarheit und Unabhängigkeit, indem Konditionierungen und unheilvolle Verhaltensmuster bewusst gemacht und aufgelöst werden.
Neben diesen übergeordneten Zielsetzungen, die sich direkt aus dem Yogasūtra ableiten lassen, kann es zahlreiche andere Beweggründe geben, Yoga-Übungen zu praktizieren. Ein häufiges Motiv für die Praxis der Körperstellungen dürfte beispielsweise die Förderung der Gesundheit sein. Dies ist durchaus im Sinne des Yoga, denn Krankheit führt zur Zerstreuung und gilt daher als Hindernis für die Entwicklung von geistiger Stabilität (Patañjali, 2010):

I.30 Krankheit, Starrheit, Zweifel, Nachlässigkeit, Faulheit, Gier, falsche Anschauung, das Nicht-Erreichen des Grundes (des Yoga), das Nicht-Ausharren, wenn man ihn einmal berührt hat – diese (neun) sind die Zerstreuungen (des Geistes), die Hindernisse (auf dem Yogaweg) sind.
I.31 Leiden, Gemütsstörung (Depression wegen der Nichterfüllung von Wünschen), Körperschwäche, unnatürliches Ein- und Ausatmen sind die Begleiterscheinungen eines zerstreuten Geistes.

Bei vielen Erkrankungen, insbesondere chronischen Schmerzen oder zum Beispiel Krebs, kann es zu einer Entfremdung vom eigenen Körper kommen. Hier können Yoga-Übungen dazu beitragen, eine positive, wohlwollende Haltung zum eigenen Leib zu entwickeln, und sie werden im Rahmen von Achtsamkeitstrainings erfolgreich eingesetzt (siehe »Klinische Anwendung« in Teil III des Buches).

Die Frage nach der jeweiligen Motivation und angestrebten Effekten wird bei den einzelnen Gliedern des Yoga immer wieder aufs Neue zu stellen sein. Bevor wir im nächsten Kapitel mit den Übungen des ersten Yoga-Gliedes starten, nehmen Sie sich bitte einen Moment Zeit, um Ihre eigenen Motive zu reflektieren.

Übung 3: Klärung der eigenen Motive

Versprechen Sie sich etwas Bestimmtes von der Yoga-Praxis? Gehen Sie bitte zurück zu der Liste von Wirkungen des Yoga ganz am Ende der Einführung. Hat Sie etwas davon besonders angesprochen? Schauen Sie sich noch einmal die Charakterisierung der Tiefenbereiche der Meditation von Piron in diesem Kapitel an. Wie tief möchten Sie gehen? Ein wichtiger Aspekt eines wissenschaftlichen Vorgehens ist die sorgfältige Dokumentation von Beobachtungen. Sehen Sie die Yoga-Praxis als ein persönliches Forschungsprojekt an, und führen Sie ein Tagebuch, in dem Sie Ihre Erfahrungen mit den Übungen und alle relevanten Begleitumstände notieren. Halten Sie in diesem Tagebuch (oder einer Textdatei auf dem Computer) als ersten Eintrag unter dem heutigen Datum fest, was Sie sich von der Yoga-Praxis versprechen, damit Sie später überprüfen können, inwiefern sich Ihre Erwartungen erfüllt haben oder einige Motive vielleicht auch an Wichtigkeit verloren haben.

●

Im Zuge der Yoga-Praxis ist tatsächlich zu erwarten, dass einige der ursprünglichen Motive in den Hintergrund treten werden. Die Übung der Loslösung, die im Yoga eine bedeutende Rolle spielt, betrifft schließlich nicht nur das Verlangen nach materiellen Dingen, sondern auch nach besonderen Bewusstseinszuständen und Erlebnissen in der Meditation. Für das Eintreten in Zustände tiefer Versenkung sind derartige Erwartungen ein Hindernis, wie wir noch sehen werden. Fixieren Sie sich also nicht zu sehr auf bestimmte Zielsetzungen, sondern bleiben Sie offen und bereit, sich überraschen zu lassen.

Äußere Disziplin

Alle acht Glieder des Yoga sind auf das übergeordnete Ziel der Selbsterkenntnis ausgerichtet:

II.28 Wenn die Unreinheit geschwunden ist durch die Ausübung der (acht) Yoga-Glieder, leuchtet die Erkenntnis auf bis hin zur Schau der Unterscheidung.

II.29 Äußere und innere Disziplin (yama und niyama), Körperhaltung, Atemregelung, Zurückhalten der Sinne (von den Objekten), Konzentration, Meditation und Versenkung sind die acht Aspekte des Yoga.

Dabei ist zu betonen, dass es sich um Glieder bzw. »Aspekte« des Yoga handelt und nicht um acht voneinander unabhängige »Stufen«, die nacheinander durchlaufen werden. Am Ende dieses Kapitels zur äußeren Disziplin ist diese also nicht abgeschlossen, sondern wird bei den anderen Gliedern, beispielsweise bei der Āsana-Praxis, wieder auftauchen. Wie im weiteren Verlauf deutlich werden wird, bestehen zwischen den Gliedern zahlreiche Wechselwirkungen in der Art, dass diese sich gegenseitig fördern.

Äußere Disziplin wird im Yogasūtra wie folgt definiert:

II.30 Gewaltlosigkeit, Wahrhaftigkeit, Nicht-Stehlen, reiner Lebenswandel und Nicht-Besitzergreifen sind die (Regeln der) äußeren Disziplin (yama).
II.31 Diese Regeln umfassen das große Gelübde, das alle Bereiche des Lebens durchdringt und unabhängig ist von den Begrenzungen durch Geburt, Ort, Zeit und Umstände.

Die äußere Disziplin besteht also aus fünf Regeln. Aufgrund der inhaltlichen Nähe werden diese oft mit den christlichen Geboten in Verbindung gebracht oder sogar gleichgesetzt:

- Gewaltlosigkeit: »Du sollst nicht töten.«
- Wahrhaftigkeit: »Du sollst nicht falsch gegen deinen Nächsten aussagen.«
- Nicht-Stehlen: »Du sollst nicht stehlen.«
- reiner Lebenswandel: »Du sollst nicht die Ehe brechen.«
- Nicht-Besitzergreifen: »Du sollst nicht (…) verlangen (…)

nach irgendetwas [Haus, Frau, Vieh], das deinem Nächsten gehört.«

Zwischen den christlichen Geboten und den fünf Regeln der äußeren Disziplin im Yoga besteht jedoch ein wichtiger Unterschied: Es handelt sich hier um ein großes »Gelübde«. Es geht also nicht um Vorschriften (»Du sollst ...«), sondern um Regeln, die sich der Yogi freiwillig selbst auferlegt (»Ich gelobe ...«). Darin drückt sich eine ganz andere Haltung aus, auf die auch in diesem Buch über den Yoga sehr viel Wert gelegt wird. Sie werden darin keinen Satz finden, in dem Ihnen vorgeschrieben wird, was Sie tun sollen, müssen oder nicht dürfen.

Zwei nachfolgende Lehrsätze des Yogasūtra machen deutlich, dass es bei der äußeren Disziplin nicht alleine um das manifestierte Verhalten gegenüber der Umwelt geht, sondern auch um subtile Tendenzen in der eigenen Psyche, denen mit Meditation entgegengesteuert werden kann.

II.33 Bei einer Behinderung durch störende Gedanken soll man über das Gegenteil meditieren.
II.34 Störende Gedanken sind Gewaltsamkeit usw. (d. h. Lüge, Stehlen, Zügellosigkeit und Besitzgier). Sie entstehen aus getanen, veranlassten oder gebilligten Handlungen, die von Gier, Zorn oder Verwirrung motiviert sind und die in schwachem, mittlerem oder hohem Grad auftreten. Ihr Ergebnis ist endloses Leid und Nichtwissen. (Das Bewusstsein von diesem Vorgang) ist Meditation über das Gegenteil.

Das Üben der äußeren Disziplin des Yoga ist dabei nicht an eine bestimmte Situation gebunden, da das Gelübde »alle Bereiche des Lebens durchdringt« und weder durch »Geburt, Ort, Zeit und Umstände« begrenzt ist (siehe oben, II.31). Dieser Anspruch auf universelle Gültigkeit lässt sich beispielsweise für die Wissenschaft als einem Bereich des Lebens prüfen, bei dem diese Regeln ebenfalls Anwendung finden müssten.

Die Regel der Gewaltlosigkeit (*ahiṃsā;* Hauer, Maldoner und Palm übersetzen mit »Nicht-Schädigen«, was nachfolgend verwendet wird) findet tatsächlich große Beachtung, denn jede geplante Studie muss heutzutage von einer Ethik-Kommission geprüft werden, wobei der Ausschluss einer Schädigung der Probanden die höchste Priorität hat. Wahrhaftigkeit bei der Darstellung von Forschungsergebnissen ist eine grundlegende Regel, ebenso wie das »Nicht-Stehlen«, wie zum Beispiel das Vorgehen gegen Plagiate in Doktorarbeiten zeigt.

Die Regel des Nicht-Schädigens fordert, dass niemandem ein Leid zugefügt wird, und zwar weder durch eigenes Tun noch dadurch, dass andere zu entsprechenden Handlungen veranlasst oder diese gebilligt werden. Das Gelübde bezieht sich nicht nur auf Menschen, sondern auf Lebewesen allgemein und bringt daher auch die Entscheidung für eine vegetarische Ernährung mit sich. Denn es schließt sowohl aus, Tiere selbst zu töten, um diese zu essen, als auch andere durch das eigene Konsumverhalten dazu zu veranlassen, Tiere zu schlachten.
Sie können die Disziplin des Nicht-Schädigens praktizieren, indem Sie Ihren Fleischkonsum einstellen oder schrittweise reduzieren und sich so von einem »hohen« zu einem »schwachen Grad« (siehe II.34) bewegen. Damit reduzieren Sie nicht nur das Leiden von Tieren, sondern auch den Hunger in der Welt, der dadurch entsteht, dass der hohe Bedarf an Futtermitteln die Preise für Getreide in die Höhe treibt, ganz abgesehen von den vielfältigen schädlichen Auswirkungen der Massentierhaltung auf die Umwelt (weitere Informationen und Links zum Thema »Green Yoga« finden Sie auf der Website zum Buch).

Übung 4: Keine / weniger Tiere töten (lassen)

Die Empfehlung der Deutschen Gesellschaft für Ernährung (http://www.dge.de) lautet, dass pro Woche nicht mehr als 300 bis 600 Gramm Fleisch und Wurst verzehrt werden sollten. Liegen Sie darüber? Wenn Sie bisher jeden Tag Fleisch und Wurst essen, dann können Sie zunächst einen fleischlosen Tag pro Woche einlegen, um zu prüfen, wie es Ihnen damit geht, und dann die Anzahl der Tage ohne Fleisch und Wurst schrittweise steigern. Dokumentieren Sie die fleischlosen Tage als Übung in Ihrem Yoga-Projekt-Tagebuch.

●

Falls es Ihnen schwerfällt, den Genuss von Fleisch aus ethischen Gründen einzuschränken, brauchen Sie sich deswegen nicht zu verurteilen. Wenn Sie die Yoga-Praxis intensivieren, kann es gut sein, dass das Verlangen nach Fleisch nach einiger Zeit von selbst nachlässt, weil Sie bemerken, dass die Qualität der Meditation davon beeinträchtigt wird. In einer eigenen Untersuchung (Ott, 2000), in der erfahrene Meditierende gefragt wurden, welche Faktoren die Tiefe der Meditation beeinflussen, wurde als häufigster Negativfaktor die Nahrungsaufnahme (Fleisch, »schweres« Essen) vor der Meditation genannt. Wenn Sie selbst erfahren, wie sich ein Schnitzel im Magen auf die Meditation auswirkt, kann dies eine starke innere Motivation zur Umstellung der Ernährung liefern.

Im Yogasūtra wird Gewaltsamkeit als »störender Gedanke« bezeichnet, der von Gier, Zorn oder Verwirrung motiviert sei. Um solchen Gedanken entgegenzuwirken, solle über das Gegenteil meditiert werden, in diesem Fall also über Gewaltlosigkeit, um eine Haltung der Friedfertigkeit zu kultivieren, die auf die Umgebung ausstrahle:

II.35 Wenn man in der Gewaltlosigkeit fest gegründet ist, (schafft man eine Atmosphäre des Friedens, und) alle, die in die Nähe kommen, geben die Feindschaft auf.

Ein Beispiel dafür, dass im Fall von Konflikten auch bei dem Verzicht auf Gewalt starke Wirkungen erzielt werden können, stellt Mahatma Gandhi dar, dessen gewaltfreie Widerstandsbewegung gegen die britische Besatzung schließlich zur Unabhängigkeit Indiens führte. Da schädigende Handlungen anderer nicht gebilligt werden sollen, erlaubt das Gelübde aber durchaus auch ein aktives Eingreifen, um Schaden abzuwenden. Entscheidend ist, dass innere Haltung und Motivation nicht von Gewalttätigkeit geprägt sind, wie zum Beispiel bei einem Chirurgen, der mit seinem Skalpell bei einer Operation zwar Gewebe verletzt und Schmerzen verursacht, dies aber in der Absicht tut, dem Patienten zu helfen.

Das Gelübde des Nicht-Schädigens bedeutet als Übung einerseits Tendenzen zur Gewalttätigkeit in den eigenen Gedanken, Worten und Taten sehr genau zu beobachten und sich darum zu bemühen, niemanden zu verletzen. Andererseits soll die Meditation des Gegenteils dazu dienen, eine Haltung der Friedfertigkeit zu festigen und Qualitäten wie Wohlwollen, Mitgefühl, Barmherzigkeit, Gleichmut und liebevolle Güte zu entwickeln, die Tendenzen zur Gewalttätigkeit entgegenwirken.
Die Regeln des Yoga sind dabei nicht als konventionelle Moralpredigt zu verstehen, die gutes Verhalten propagiert und schlechtes geißelt. Es geht vielmehr darum, die Behinderung durch »störende Gedanken« zu beseitigen, die zu »endlosem Leid und Nichtwissen« führen. In der Meditation werden Sie selbst erfahren, dass Zorn, Wut, Ärger und Aggressionen die Ich-Identifikation stärken und der damit verbundene emotionale Aufruhr eine tiefe Versenkung behindert.
Meditation wird eingesetzt, um dieses Gelübde zu verwirkli-

chen, was dann wiederum der Versenkung zugutekommt. Umgekehrt können Erfahrungen von Einheit während der meditativen Versenkung das Gefühl einer tiefen Verbundenheit hervorrufen, das ganz von selbst zu einer positiveren Einstellung gegenüber den Mitmenschen führt.

Empirische Studien zu den Wirkungen der einzelnen Yoga-Gelübde auf die Psyche oder gar das Nervensystem sind in den einschlägigen wissenschaftlichen Datenbanken nicht aufzufinden. Es existieren inzwischen aber etliche Studien zur Wirkung einer buddhistischen Meditation, die darauf gerichtet ist, ein Gefühl liebevoller Güte (»loving-kindness«) zu kultivieren. So fanden beispielsweise Hutcherson et al. (2008), dass bereits eine wenige Minuten dauernde Meditation Gefühle der sozialen Verbundenheit und die positive Einstellung gegenüber unbekannten Personen erhöhten. Eine andere Arbeitsgruppe konnte zeigen, dass mit dieser Form der Meditation eine Aufwärtsspirale in Gang gesetzt werden kann, die zu mehr Zufriedenheit führt und Abwärtsspiralen entgegenwirkt, die zu Angst, Depressionen und Unglücklichsein führen (Frederickson et al., 2008; Garland et al., 2010).

In einer EEG-Studie von Barnhofer et al. (2010) zeigten depressive Patienten mit geringer Neigung zum Grübeln eine linksseitige Verschiebung der frontalen Hirnaktivität, die mit positiven Affekten in Verbindung gebracht wird, wenn sie die Meditation liebevoller Güte praktizierten. Personen mit erhöhter Neigung zum Grübeln profitierten eher von einer Meditation mit Achtsamkeit auf den Atem.

In einer Studie mit funktioneller Magnetresonanztomographie (MRT) (Lee et al., 2012) mit erfahrenen Meditierenden zeigten diese gegenüber Anfängern beim Betrachten emotionaler Bilder in einigen Regionen stärkere Aktivierungen, was die Autoren als Hinweis auf eine stärkere emotionale Reaktionsbereitschaft und Empathie deuten, gepaart mit der Fähigkeit zur Regulation der eigenen Emotionen, so dass das Mitfühlen nicht zur einer emotionalen »Ansteckung« und Belastung (»Mitleiden«) führt.

Es existiert auch bereits eine erste Studie derselben Arbeitsgruppe mit struktureller MRT (Leung et al., 2013), in der bei Langzeit-Praktizierenden (mehr als fünf Jahre) der Meditation liebevoller Güte ein vergrößertes Volumen in Regionen des Gehirns gefunden wurde, die eine wichtige Rolle bei der Regulation von Affekten und empathischer Einfühlung spielen (*parahippokampaler Gyrus* und *Gyrus angularis* rechts). Die Autoren vermuten zwar, dass das Training für diesen Zuwachs verantwortlich ist. Um einen kausalen Zusammenhang nachzuweisen, sind jedoch mehrere Messungen in größeren Zeitabständen nötig, wie dies in einer Studie von Tania Singer (Abteilung Soziale Neurowissenschaft des Max-Planck-Instituts für Kognitions- und Neurowissenschaften Leipzig) vorgesehen ist, deren Datenerhebung derzeit läuft (Beginn: Frühjahr 2013, Gesamtdauer: elf Monate; siehe Website: http://www.resource-project.org/).

Die beschriebenen Befunde weisen darauf hin, dass die Meditation liebevoller Güte dazu in der Lage ist, negative Gefühle (Isolation, Ängste, Feindseligkeit etc.) abzubauen und positive Gefühle der Verbundenheit und des Wohlwollens zu entwickeln, die mit der Intention verknüpft sind, anderen nicht zu schaden.

Wenn Sie mit dieser Art der Meditation experimentieren und ihre Wirkungen auf das eigenen Gefühlsleben erkunden möchten, ist es als Ausgangspunkt zunächst sinnvoll zu bilanzieren, wem gegenüber Sie Aversionen (Zorn, Hass, Groll, Wut, Ärger) empfinden.

Übung 5: Meine zehn liebsten Feinde ...

Erstellen Sie Ihre persönliche Hitliste der von Ihnen am meisten gehassten Menschen, denen Sie gerne Gewalt antun würden, wenn Sie Gelegenheit dazu hätten. Wem würden Sie gerne schaden? Fragen Sie sich zudem, wem Sie in der Realität absichtlich oder auch ungewollt Leid zufügen. Wem schaden Sie tatsächlich? Notieren Sie, was Ihnen zu diesen Fragen einfällt, und beobachten Sie, welche Phantasien und Gefühle dabei in Ihnen ausgelöst werden (Gedanken an Rache, Schadenfreude, Bedauern etc.).

Nachdem Sie Ihr eigenes »Gewaltpotenzial« ausgelotet haben, können Sie sich nun daranmachen, Ihre Gründe und Motive zu untersuchen. Warum sind Sie böse auf diese Menschen? Welche Urteile liegen Ihrer feindlichen Haltung zugrunde? Was sind die Konsequenzen der gewünschten oder realen Handlungen, bei denen Sie anderen Schaden zufügen? Wie geht es weiter, nachdem Sie anderen Leid zugefügt haben? Wenn Sie zu dem Schluss kommen, dass dadurch das Leid – von anderen und Ihnen selbst – letztlich vermehrt wird (z. B. durch Schuldgefühle oder Gegenreaktionen), sind Sie vielleicht bereit, sich auf die nächste Übung einzulassen.

Übung 6: Meditation liebevoller Güte
(drei Schritte)

Die Anleitung lehnt sich an die Instruktion an, die die Teilnehmer in der Studie von Barnhofer et al. (2010) erhielten. Stimmen Sie sich zunächst auf ein positives Gefühl ein, indem Sie an etwas denken, was Sie gut an sich finden, oder indem Sie sich an eine gute Tat erinnern. Falls Ihnen nichts einfallen sollte, dann denken Sie einfach daran, dass Sie gerne glücklich sein möchten. Richten Sie dann ein Gefühl liebevoller Güte zunächst auf sich selbst und wiederholen Sie innerlich: »Möge ich glücklich und zufrieden sein.« Gehen Sie erst zur nächsten Phase der Meditation weiter, wenn sich tatsächlich ein positives, wohlwollendes, liebevolles Gefühl Ihnen selbst gegenüber eingestellt hat.

●

Sich selbst gegenüber ein Gefühl der Wertschätzung zu empfinden und »Glück-Wünsche« zu äußern, ist womöglich zunächst sehr ungewohnt für Sie. Erst in jüngster Zeit hat die Forschung das Thema »Selbstmitgefühl« aufgegriffen und damit begonnen, entsprechende Programme zu entwickeln und zu evaluieren (Neff & Germer, 2013). Dabei zeigt sich, dass bei Patienten in psychotherapeutischer Behandlung eine positive Haltung zu sich selbst mit einer Reduktion von Symptomen verbunden ist (Mitmansgruber et al., 2012). Einige Bücher amerikanischer Forscher zum Thema liegen inzwischen auch auf Deutsch vor (Germer & Bendner, 2011; Germer et al., 2012; Neff & Kretzschmar, 2012).

Sie haben vermutlich bereits selbst beobachtet, dass ein negatives Selbstbild und innere Konflikte dazu führen können, dass Ärger und Frustration an anderen ausgelassen werden. Von daher sieht die Übung vor, zuerst mit sich ins Reine zu kommen, bevor positive Gefühle anderen Menschen gegenüber entwickelt werden. Auch bei dem christlichen Gebot der Nächstenliebe heißt es schließlich: »Liebe Deinen Nächsten wie [auch] Dich selbst.«

> Sobald Sie das Gefühl liebevoller Güte sich selbst gegenüber aufgebaut haben, richten Sie es auf andere Menschen,

wobei Sie zunächst mit solchen beginnen, die Sie mögen und die Ihnen nahestehen. Erweitern Sie den Kreis auf weitere Freunde, auf neutrale Personen und schließlich auf alle Menschen und Lebewesen: »Mögen alle Wesen glücklich und zufrieden sein.«

Mit etwas Übung können Sie das Gefühl liebevoller Güte auch auf Personen Ihrer negativen Hitliste richten, die Sie oben erstellt haben. Auch hier gibt es eine Entsprechung im christlichen Gebot »Liebet Eure Feinde«. Wenn es Personen gibt, bei denen Ihnen die Aversion unüberwindbar erscheint, weil Sie ihnen nicht verzeihen können oder möchten, dann können Sie sich alternativ auch in Gleichmut üben, um aggressive Gefühle zu neutralisieren:

I.33 Die Verwirklichung von Liebe, Mitleid, Heiterkeit und Gleichmut in Bezug auf Freude und Leid, Gutes und Böses (führt zur) Abgeklärtheit des Geistes.

Diese Empfehlung des Yogasūtra, die genau in dieser Form auch in buddhistischen Quellen zu finden ist (die vier »*brahmavihāras*«; Kolk, 2008), nennt vier Arten der Reaktion auf bestimmte Situationen. Wenn es Ihnen also nicht gelingt, »bösen« Menschen Gutes zu wünschen, dann können Sie zumindest versuchen, eine innere Distanz zu ihnen aufzubauen, ihr Verhalten von einer höheren Warte aus zu betrachten und mögliche Gründe dafür zu analysieren. Erfahrungsgemäß nimmt die Verurteilung in dem Maße ab, in dem man einen anderen Menschen versteht.

Die vier weiteren Regeln der äußeren Disziplin des Yoga werden im Yogasūtra wie folgt erläutert:

II.36 Wenn man in der Wahrhaftigkeit fest gegründet ist, schafft man eine Grundlage für die Reifung der Taten.
II.37 Wenn man im Nicht-Stehlen fest gegründet ist, kommen einem alle Schätze von selbst zu.
II.38 Wenn man im reinen Lebenswandel fest gegründet ist, erlangt man große Kraft.
II.39 Wenn man im Nicht-Besitzergreifen fest gegründet ist, erkennt man das Wesen des Lebens.

Die Ausrichtung des Verhaltens an den Regeln wird jeweils mit einer bestimmten Wirkung begründet. Bei der Wahrhaftigkeit *(satya)* kommt das Konzept des Karma ins Spiel, nach dem eine Handlung nur dann gute Früchte reifen lässt, wenn sie mit einer guten Intention durchgeführt wird und nicht etwa in der Absicht, andere zu täuschen. Wahrhaftigkeit betrifft wiederum Gedanken, Worte und Taten und deren Übereinstimmung. Wer lügt und betrügt – auch sich selbst etwas vormacht –, verstößt gegen dieses Gelübde und wird, so prophezeit das Yogasūtra, nicht ernten, was er sich verspricht.

Können Sie diese Vorhersage aufgrund Ihrer eigenen Lebenserfahrung bestätigen? Haben Lügen wirklich die sprichwörtlichen »kurzen Beine«? Die wissenschaftliche Forschung zum Lügen zeichnet inzwischen ein sehr differenziertes Spektrum der Unwahrheiten, die von kleinen Notlügen und Übertreibungen im Alltag und Berufsleben bis hin zu kriminellem Betrug reichen (Feldman, 2012).

Die neurowissenschaftliche Forschung zum Lügen hat in den letzten Jahren stark zugenommen (Abe, 2011; Christ et al., 2009), und sie zeigt, dass das Lügen vor allem Regionen im präfrontalen Kortex beansprucht, die das Verhalten kontrollieren. Schließlich müssen die tatsächlichen Sachverhalte ausgeblendet und das Lügen-Gebäude im Gedächtnis aufrechterhalten werden. Auch emotionale Prozesse und entsprechende Regionen sind beteiligt, wenn Gefühle verborgen werden, wie beispielsweise die Angst, erwischt zu werden, oder auch die heimliche Freude, mit einer Lüge durchzukommen. Auf jeden Fall scheint es so zu sein, dass Aufrichtigkeit das Leben zumindest für das Hirn einfacher macht: auf neuronaler Ebene erfordert es weniger Aktivität als unaufrichtiges Verhalten (Greene et al., 2009).

Übung 7: Experimentieren mit Aufrichtigkeit

Beobachten Sie sich selbst: Wie häufig kommt es vor, dass Ihre Darstellung eines Sachverhalts nicht ganz der Wahrheit entspricht? Und welche Gefühle werden dadurch ausgelöst? Was sind die Motive zu flunkern, zu schummeln, zu täuschen, zu lügen? Geht es darum, andere nicht zu verletzen, eigene Missetaten zu verheimlichen, egoistische Interessen durchzusetzen oder ein glänzendes Bild von sich zu zeichnen, um anerkannt und bewundert zu werden? Yoga zu üben, bedeutet, anderen und sich selbst gegenüber ehrlich zu sein, anderen und sich selbst in die Augen schauen zu können. Notieren Sie in Ihrem Tagebuch, in welchen Bereichen Sie zukünftig damit experimentieren möchten, aufrichtiger zu sein als bisher.

●

Bei der dritten und fünften Regel – Nicht-Stehlen *(asteya)* und Nicht-Besitzergreifen *(aparigraha)* – liegt der Gedanke an materielle Güter nahe. Dies wird noch durch das Versprechen im Lehrsatz zum Nicht-Stehlen unterstrichen, in dem es heißt, dass einem dann »Schätze« bzw. »Reichtum« (Palm, 2010) zufließen würde(n). Dass hier alleine materielle Schätze in Form von Juwelen gemeint sind, die von allen Seiten an einen herangetragen werden oder leichter aufgespürt werden könnten, wie es einige Kommentatoren vermuten, oder eine besondere Vertrauenswürdigkeit erworben wird, die andere dazu bringt, einem ihre Güter anzuvertrauen (Palm, 2010), kann jedoch bezweifelt werden.

Im Yoga geht es schließlich generell mehr um innere als um äußere, materielle Werte. Auch jemand, der einem anderen keine Sache wegnimmt, kann ihm dennoch die Zeit stehlen oder den letzten Nerv rauben! Für eine subtilere Sicht spricht auch die Wirkung des Nicht-Besitzergreifens: Wer diese Regel befolgt, erlangt angeblich Erkenntnisse über das »Wesen des Lebens« bzw. das »Wie der Geburt(en)« (Palm, 2010). Eine einfache Regel, die oft als Gelübde der Armut oder Besitzlosigkeit gedeutet wird, erlangt hier also den besonderen Status, zu Erkenntnissen über die Gesetzmäßigkeit der Geburten zu verhelfen, was eigentlich zu den übernatürlichen Kräften zählt, die erst durch Meditation entwickelt werden.

Besitz und der Impuls des Haben-Wollens sind mit Verlangen und dem Anhaften an materielle Güter, dem damit verbundenen Status und anderen Annehmlichkeiten verbunden, die eine Abhängigkeit mit sich bringen. Nicht umsonst wird in spirituellen Zentren üblicherweise ein einfaches Leben gepflegt, in dem das Schwelgen in Luxus keinen Platz hat.

Übung 8: Was ist unverzichtbar, was überflüssig?

Überlegen Sie, wie viele der Dinge, die Sie besitzen, wirklich wichtig sind, und mit wie viel weniger Sie eigentlich auch gut auskommen könnten, ohne einen allzu großen Verzicht leisten zu müssen. Um sich über diesen Punkt klarer zu werden, können Sie eine Tabelle mit zwei Spalten erstellen und in die eine eintragen, was unabdingbar ist, und in die andere, was verzichtbar wäre. Welche Spalte wird wohl länger?

Beobachten Sie auch Ihr eigenes Konsumverhalten: Welche Art von Befriedigung geht damit einher, etwas zu kaufen und es zu besitzen? Wie lange hält diese Befriedigung an? Erfüllen die erworbenen Gegenstände, was Sie sich von ihnen versprochen haben? Sparen Sie beispielsweise tatsächlich Zeit oder kosten manche Dinge mehr Zeit, als sie einsparen? Wie viele elektronische Geräte landen auf der linken und rechten Seite Ihrer Tabelle? Sind Fernseher, PC und Smartphone verzichtbar oder auf keinen Fall zu entbehren?

Übung 9: Ein Tag ohne TV, Internet und Telefon

Planen Sie einen Tag in der Woche ein – am besten den Sonntag –, an dem Sie Abstinenz üben und weder fernsehen noch E-Mails abrufen, um sich Ihrer Gewohnheiten und Abhängigkeiten bewusst zu werden. Legen Sie den Tag am besten jetzt gleich fest und gestalten Sie ihn als Mini-Retreat, um intensiv Yoga zu üben – dazu brauchen Sie nicht mehr als eine Anleitung, Zeit und den Wunsch, den eigenen Leib und die eigene Psyche zu erforschen.

Das Nicht-Stehlen hängt eng mit dem Nicht-Schädigen zusammen, denn jemand anderes bekommt etwas weggenommen. Dieser »Jemand« existiert vielleicht auch erst in der Zukunft. Aus Sicht des Yoga widerspricht der Raubbau an den natürlichen Ressourcen der Erde dem Prinzip von Nicht-Schädigen und Nicht-Stehlen. So bekennt sich der Berufsverband der Yogalehrenden (BDY) in Deutschland ausdrücklich zum Prinzip der Nachhaltigkeit, hat dazu bereits eigene Tagungen veranstaltet und achtet beim Betrieb der Geschäftsstellen darauf, dass keine Ressourcen verschwendet werden (siehe Links auf der Website zum Buch).

Ebenso wie beim Nicht-Schädigen schließt die Regel des Nicht-Stehlens die eigene Person ein. So kommentiert Palm (2010): »Im strengen Sinn heißt Nicht-Stehlen, keinen Vorteil auf Kosten anderer zu haben. Da man sich zugleich eigener Gaben nicht berauben soll, schließt es auch eigenen Nachteil zu Gunsten anderer aus.« (S. 108) Nicht nur die Natur und die Mitmenschen können ausgebeutet werden, es besteht auch die Gefahr einer Selbstausbeutung, die auf lange Sicht erhebliche Schäden verursachen kann, wie die aktuelle Diskussion zum Thema Burn-out illustriert. Die Meditation über das Gegenteil, die das Yogasūtra empfiehlt, bedeutet in Bezug auf Nicht-Stehlen und Nicht-Besitzergreifen sich stattdessen auf das Geben, auf Bescheidenheit und Großzügigkeit auszurichten: »Nur wer geben kann, ist wirklich reich.« Das Prinzip, vom eigenen Besitz etwas abzugeben, um anderen zu helfen, die es dringender nötig haben, gilt im Yoga ebenso als Tugend wie im Christentum, Buddhismus oder Islam. Etwas zu spenden oder anderen zu schenken, ist das Gegenteil von Nicht-Stehlen und umfasst ebenfalls nicht-materielle Dinge wie Zeit, Aufmerksamkeit und emotionale Zuwendung.

Übung 10: Nehmen und Geben

Nehmen Sie sich etwas Zeit zu reflektieren, wie Ihre Bilanz den Mitmenschen gegenüber ausfällt. Wie viel nehmen und geben Sie? Wo besteht vielleicht ein Ungleichgewicht?

Die letzte noch zu besprechende Regel der äußeren Disziplin übersetzt Bäumer mit »reinem Lebenswandel« *(brahmacarya)*. Wörtlich geht es um das »Benehmen eines Brahmanen«, das durch Tugendhaftigkeit und Mäßigung gekennzeichnet ist. Als Wirkung erlange der Yogi »große Kraft«. Etwas konkreter übersetzt Palm (2010) den Lehrsatz II.38: »Beim Feststehen in [sexueller] Zurückhaltung [erfolgt] ein Kraftgewinn.« Tatsächlich wird diese Regel auch häufig mit »Keuschheit« (Mylius) oder »Enthaltsamkeit« (Hauer) übersetzt.

Sexualität wird im Yoga keineswegs verdammt, sondern spielt im Tantra sogar eine zentrale Rolle. Allerdings wird exzessive Sexualität im Yoga als hinderlich (weil kraftraubend) angesehen, wie überhaupt jede Art der Ausschweifung und Maßlosigkeit beispielsweise beim Essen (Völlerei) oder beim Genuss von Rauschmitteln vermieden werden soll.

Eine sehr einprägsame Schilderung seiner Erfahrungen gibt Muktananda (1975), der während der Meditation von intensiven sexuellen Phantasien gequält wurde, für die er sich schämte und verurteilte. Erst als er sie als Teil des göttlichen Spiels erkannte und nicht länger unterdrückte, konnte er in seiner Meditation voranschreiten. Er schildert, dass die Aktivierung der Lebensenergie *(kuṇḍalinī)* im Bereich des Beckenbodens von Lustempfindungen und heftigen Erektionen begleitet war. Welche neurophysiologischen Mechanismen hier möglicherweise beteiligt sind, liegt bisher noch weitgehend im Dunkeln. Auf einige Hypothesen wird in Teil III noch eingegangen, wo negative Kuṇḍalinī-Erfahrungen bei den Risiken und Nebenwirkungen besprochen werden.

Ermüdung und Erschöpfung als Resultat sexueller Aktivität gelten jedenfalls als Hindernis für die Meditation, die ein hohes Maß an Aufmerksamkeit und Wachheit erfordert. Es geht bei dieser Regel also wiederum nicht um eine moralische Vorschrift, sondern um technische Voraussetzungen, was Sie selbst überprüfen können, indem Sie die Auswirkungen sexueller Aktivität im Vorfeld auf die Qualität Ihrer Meditation studieren.

Ein weiterer Aspekt, der im Kontext des Yoga hier ebenfalls zum Tragen kommt, ist der des Verlangens und der Bindung an den Körper des Partners. Die Meditation des Gegenteils, die in einigen buddhistischen Schulen praktiziert wird, zielt darauf ab, die körperliche Attraktivität des begehrten Geschlechts zu relativieren, indem ekelerregende Vorstellungen erzeugt werden, zum Beispiel darüber, woraus der Körper eigentlich zusammengesetzt ist (Schleim, Blut etc.).
Schließlich soll jede Art der Anhaftung an Objekte der materiellen Welt reduziert werden, damit die Geistseele, die selbst kein Geschlecht besitzt, sich davon lösen und sich selbst erkennen kann. Der im asketischen Haṭha-Yoga angestrebte »Ausgleich der Polaritäten«, in diesem Fall von männlicher und weiblicher Energie, soll nicht durch einen sexuellen Akt im Äußeren vollzogen werden, sondern im Innern durch Konservierung und Umwandlung sexueller Energie (Sublimierung).
Forderungen nach sexueller Enthaltsamkeit oder völliger Entsagung sind jedoch insofern problematisch, als es sich hierbei um einen tief verankerten biologischen Trieb handelt. Dass dieser nicht einfach zu unterdrücken ist, belegen die zahlreichen Skandale und Berichte über sexuellen Missbrauch, der im Rahmen von Lehrer-Schüler-Beziehungen auch im Yoga anzutreffen ist und zugleich eine Verletzung der ersten beiden Regeln bedeutet.
Die Lehren des Tantra zeigen zudem, dass Sexualität keineswegs im Widerspruch zu Spiritualität steht. Die körperliche Vereinigung als natürlicher Ausdruck der innigen Liebe zwischen zwei Menschen wird dort als Form der Gottesverehrung vollzogen, bei der Shiva (Geist, männliches Prinzip) und Shakti (Energie, weibliches Prinzip) miteinander verschmelzen.

Als Fazit der Vorstellung der fünf Regeln der äußeren Disziplin ist festzuhalten, dass diese für sich genommen es schon in sich haben und ein weites Übungsfeld bieten, das eigene Verhalten zu reflektieren. Wenn Sie sich selbst Maximen auferlegen wie »Liebe alle Menschen« und »Sage stets die Wahrheit«, führt dies zu einer Auseinandersetzung mit den eigenen Schattenseiten und zu mehr Bewusstheit im Umgang mit sich selbst und anderen.

Die Regeln beschreiben eine Richtung der persönlichen Entwicklung. Jede Bewegung in diese Richtung stellt einen Fortschritt auf dem Weg des Yoga dar. Hüten Sie sich jedoch davor, sich selbst zu überfordern und negativ zu bewerten, wenn Sie den Idealen nicht vollkommen entsprechen. Perfektionismus, radikale Idealisierung und Verabsolutierung bis hin zu Fanatismus oder das Streben nach einem Image der Heiligkeit sind nicht hilfreich. Es geht im Yoga vielmehr um einen langsamen Wachstumsprozess, an dessen Ende die Einhaltung der Regeln keiner Mühe oder Anstrengung mehr bedarf, sondern sich ganz natürlich aus Einsicht ergibt, die in der Meditation gewonnen wird. Dies gilt in gleicher Weise für die Regeln der inneren Disziplin, denen wir uns nun zuwenden.

Innere Disziplin

Die innere Disziplin des Yoga besteht ebenfalls aus fünf Elementen, wobei die Elemente drei bis fünf zusammen den »Yoga der Tat« *(kriyā-yoga)* bilden, der bereits zu Anfang des zweiten Kapitels des Yogasūtra definiert wird:

II.1 Askese, eigenes Studium und Hingabe an Gott machen den Yoga der Tat aus.

…

II.32 Reinheit, innere Ruhe, Askese, eigenes Studium und Hingabe an Gott sind die inneren Disziplinen (niyama).

Doch zunächst betrachten wir die Erläuterungen von Patañjali zu den beiden ersten Elementen, die mit einer irritierenden Aussage beginnen:

II.40 Aus der Übung der Reinheit entsteht eine Abneigung gegen den eigenen Körper und gegen die Berührung mit anderen Körpern.
II.41 Sie führt auch zu innerer Reinheit, Güte, Konzentration, Beherrschung der Sinne und macht einen fähig zur Schau des eigenen Selbst.
II.42 Aufgrund der inneren Ruhe erlangt man unübertreffliche Freude.

Der Begriff der »Reinigung« und »Reinheit« begegnet uns im Yoga immer wieder. Vor allem der mittelalterliche Haṭha-Yoga beschreibt diverse Prozeduren, um alle Öffnungen des Körpers bis in die Tiefe zu säubern. Der Kult, der um das Thema Reinheit getrieben wird, ist in Indien stark kulturell verankert und findet sich auch im System der Kasten wieder, die nach dem Grad der Reinheit von den Brahmanen bis hin zu den Unberührbaren abgestuft werden.

Diejenigen, die den Yoga im Westen als Form der Körperkultur kennen, bei der es in erster Linie um Fitness, Gesundheit und gutes Aussehen geht, wird die Erläuterung zu den Wirkungen der Übung der Reinheit gewiss irritieren, denn es ist von einer Abneigung gegenüber dem eigenen Körper die Rede und gegenüber der Berührung durch andere. Auch beim klinischen Psychologen klingeln bei solchen Aussagen die Alarmglocken, weil ein negatives Verhältnis zum eigenen Körper als Symptom einige psychische Störungen und körperliche Erkrankungen begleitet, ebenso wie die Aversion gegen Berührungen.

Auch wenn einige Übersetzer sich darum bemühen, die Aussage zu relativieren, indem sie beispielsweise von einer »vornehmen Distanz gegen den eigenen Leib« (Hauer) sprechen, plädiert Palm (2010) für die wortwörtliche Übersetzung mit »Ekel«, »Abneigung« und »Widerwillen«, denn: »Tatsächlich fördern die yogischen Reinigungen, die rein mechanisch den Tränenkanal, den Nasen-Rachen-Raum und den Verdauungsschlauch vom Mund bis zum Anus betreffen, allerlei Unrat zutage, mindestens Tränen, Schleim und Kot.« (S. 111)

Dass es bei der Erläuterung in II.40 tatsächlich um die Reinigung des physischen Leibes geht, macht der nachfolgende Lehrsatz deutlich, bei dem es nun im Kontrast um *innere* Reinheit geht. Hier wird eine ganze Palette positiver Wirkungen bis hin zur Schau des eigenen Selbst genannt. Der besondere Stellenwert der Reinheit wird noch dadurch unterstrichen, dass sie als einziges Element der inneren Disziplin mit zwei Lehrsätzen bedacht wird. In Bezug auf das Weltbild des Yoga spiegelt sich hier die duale Einteilung in materielle Welt und Geistseele wider und die Tendenz zur Distanzierung gegenüber Ersterer – also gegenüber dem eigenen, vergänglichen Leib –, um sich ganz nach innen wenden zu können.

Es gibt mehrere Gründe, die dagegensprechen, hier aus heutiger Sicht vorschnell einen Reinlichkeitswahn und eine körperfeindliche Haltung des Yoga zu konstatieren: (1) Es wird keine Haltung der Abneigung gegenüber dem eigenen Körper propagiert, sondern lediglich festgestellt, dass sich diese als Begleiterscheinung der physischen Reinigungsübungen ergeben kann. (2) In einer Umgebung mit sehr niedrigen hygienischen Standards kann die Betonung von Reinlichkeit durchaus einen handfesten Schutz vor Krankheiten bedeuten, die durch Keime übertragen werden. (3) Die physische Reinigung ist kein Selbstzweck, sondern dient der Unterstützung und Förderung innerer Reinheit.

In der modernen Yoga-Praxis spielen die Übungen zur Reinigung allerdings in der Regel keine große Rolle, und auch im vorliegenden Buch wird nicht weiter darauf eingegangen. Die Ausführungen im Yogasūtra können Ihnen jedoch als Anregung dienen, die Haltung zum eigenen Körper zu reflektieren.

Übung 11: Stellenwert des eigenen Leibes

Wo würden Sie sich selbst in dem Spektrum von Geringschätzung bis Überbewertung des eigenen Körpers einstufen? Erfahren Sie Ihren Körper als etwas Grobes und Materielles, als notwendiges Übel oder eher als Geschenk und wertvolles Instrument, um das irdische Leben zu erfahren? Wie wichtig ist Ihnen äußerliche Attraktivität? Sind Sie mit Ihrem Körper zufrieden, fühlen Sie sich wohl darin oder hadern Sie mit ihm? Notieren Sie die Antworten auf diese Fragen in Ihrem Tagebuch, damit Sie später feststellen können, ob und wie sich die Einstellung zu Ihrem Körper durch die Yoga-Praxis verändert hat.

●

Spätestens im nächsten Kapitel werden Sie am eigenen Leib erfahren, dass Yoga nicht gegen den Körper gerichtet ist, sondern ihm ganz im Gegenteil sehr viel Aufmerksamkeit widmet.

Das zweite Element der inneren Disziplin *(saṃtoṣa)* übersetzt Bäumer mit »innerer Ruhe«, wohingegen in anderen Übersetzungen meistens »Zufriedenheit« oder »Genügsamkeit« erscheint – wie übrigens auch im Glossar von Bäumer an erster Stelle. Daraus entstehe »unübertreffliche Freude«, heißt es in ihrer Erläuterung.
Worin genau diese Übung besteht, ist dem Yogasūtra nicht zu entnehmen. Der Kommentar von Palm verweist darauf, dass über die Befriedigung von Begierden nur kurzfristiges Glück

erlangt werden könne (und Frustration bei Nicht-Befriedigung). Begierde ist eine leidvolle Spannung, die, ebenso wie der Hass, die seelisch-geistigen Vorgänge nicht zur Ruhe kommen lässt. Eine Grundhaltung der Zufriedenheit und Genügsamkeit soll helfen, die Begierden im Zaum zu halten, und Erfahrungen inneren Glücks begünstigen, die im Zuge der Vertiefung der Meditation auftreten.

Übung 12: Begehren, das Leiden schafft

Begriffe wie Begierde und Gier sind sehr negativ belegt, und Sie können vermutlich nicht so leicht Ihre Gefühle damit identifizieren. Fragen Sie sich also stattdessen, worauf Ihr Verlangen und Ehrgeiz gerichtet sind. Was begehren Sie am meisten? Welche Wünsche brennen am stärksten in Ihnen, und wie geht es Ihnen damit? Erstellen Sie eine Wunschliste. Überlegen Sie jeweils, was geschehen müsste, damit sich Ihre Wünsche erfüllen, und wie lange Ihre Freude darüber andauern würde.

●

Nachdem Sie durch die Beschäftigung mit Ihrer Wunschliste Ihre Begierden befeuert und angestachelt haben, lassen Sie nun davon ab und lehnen Sie sich innerlich zurück. Brauchen Sie das alles wirklich? Müssen es die ganz großen Dinge sein, oder können Sie auch in kleinen Erfahrungen des Augenblicks Freude genießen? Denken Sie darüber nach, was Sie schon alles erreicht haben und worüber Sie zufrieden sein können, und beobachten Sie, wie Sie dadurch innerlich ruhiger werden, wie sich Zufriedenheit anfühlt.

●

Auch hier findet das Prinzip Anwendung, durch Meditation des Gegenteils zu einem Ausgleich zu kommen. Kleine Übungen dieser Art können Sie jederzeit einsetzen, wenn Sie bemerken, dass eine bestimmte Tendenz Sie in eine Richtung treibt, die Ihnen nicht guttut. Durch die Selbstbeobachtung in der Meditation werden Sie mit der Zeit ein Gespür dafür entwickeln, wann Sie innerlich festgefahren sind und sich auf einen bestimmten Gedanken oder ein Gefühl fixiert haben. Sie selbst haben es dann in der Hand, gegenzusteuern und sich aus emotionalen und mentalen Schleifen und Mustern zu lösen. Zufriedenheit und Genügsamkeit sind keine Vorschriften des Yoga, sondern Haltungen, mit denen Sie experimentieren können, um zu mehr Autonomie und Authentizität zu gelangen.

Wir kommen nun zum »Yoga der Tat« *(kriyā-yoga),* der schon vom Namen her stark an den Karma-Yoga der Bhagavad-Gītā erinnert (selbstloses Handeln, das in den Dienst Gottes und der Mitmenschen gestellt wird und keine Belohnung erwartet). In der Tat überlappen sich die beiden Begriffe *karma* und *kriyā* »beträchtlich« und gehen auf eine gemeinsame Wortwurzel zurück (Bryant, 2009). Ein deutlicher Unterschied besteht jedoch darin, dass der »Yoga der Tat«, wie er im Yogasūtra definiert ist, einen klaren Zweck verfolgt (Palm, 2010, S. 69): Er soll die hinderlichen leidvollen Spannungen reduzieren und wird damit in den Dienst der Versenkung gestellt:

II.2 Der Zweck (dieses Yoga) ist die Meditation und die Versenkung, und er setzt die Spannungen herab.

Die nachfolgenden Erläuterungen zu den drei Elementen des Kriyā-Yoga heben diese Zielsetzungen noch einmal deutlich hervor:

II.43 Die Askese führt zur Beherrschung von Körper und Sinnen, weil die Unreinheiten beseitigt werden.
II.44 Durch eigenes Studium entsteht eine Verbindung mit der erwählten Gottheit (ishtadevata).
II.45 Durch Hingabe an Gott erlangt man die vollkommene Versenkung (samadhi).

Die Askese *(tapas)* soll durch intensives Üben »innere Hitze« erzeugen, die Unreinheiten im Körper »verbrennt« und die Selbstbeherrschung steigert. Hier ist vor allem an Übungen des Haṭha-Yoga zu denken wie das Einnehmen und längere Halten von Körperstellungen sowie Atemübungen, die Konzentration und Ausdauer trainieren. Im Fokus steht dabei das »feinstoffliche Energiesystem« des Yoga, bestehend aus Kanälen *(nāḍī)* und Zentren *(cakra),* die durch intensives Üben gereinigt bzw. aktiviert werden sollen. In den beiden nachfolgenden Kapiteln werden Sie die entsprechenden Übungen kennenlernen und selbst feststellen, wie sich diese auf Lungenfunktion, Magen-Darm-System, Herz-Kreislauf-System und Muskeln auswirken.

Das »eigene Studium« *(svādhyāya)* als zweites Element des Kriyā-Yoga bezieht sich auf heilige Schriften, die rezitiert und studiert werden, um sich mit einer »erwählten Gottheit« zu verbinden. Hier wie auch beim nächsten Element der »Hingabe an Gott« *(īśvara-praṇidhāna)* begegnen wir erneut dem religiös geprägten Yoga, den wir in den Upanishaden und der Bhagavad-Gītā kennengelernt haben. Der Kriyā-Yoga im Yogasūtra »beinhaltet tatsächlich drei der Yoga-Pfade, die in der Gītā umrissen werden: *karma-yoga, jñāna-yoga und bhakti-yoga*« (Bryant, 2009, S. 173, Übersetzung des Verfassers, Hervorhebungen im Original).

Patañjali bezieht diese traditionellen, theistischen Formen des Yoga ein, lässt aber eine gewisse Distanz dazu erkennen. So lässt er völlig offen, welche Schriften und welche Gottheit für das Studium gewählt werden. Es wird keiner Gottheit der Vorzug gegeben, nicht einmal eine namentlich genannt. Welche Gottheit gewählt wird, bleibt dem Übenden überlassen. Hier zeigt sich die liberale Haltung des Yogasūtra, die auch für die Objekte der Meditation erst eine ganze Reihe von Alternativen anbietet, um als letzte Option dann die freie Auswahl eines beliebigen bevorzugten Gegenstands aufzuführen:

I.39 Oder durch Meditation über einen geliebten Gegenstand (erlangt man die Ruhe des Geistes).

Die Methode der »Hingabe an Gott« wird im Yogasūtra zwar ausführlich beschrieben und ihr Wert für die Versenkung mehrfach unterstrichen, bei genauerer Betrachtung zeigt sich jedoch, dass das zugrunde liegende Konzept von Gott *(īśvara)* von der traditionellen Sicht erheblich abweicht. Die Sāṃkhya-Philosophie, auf die sich die Lehre des Yogasūtra stützt, ist atheistisch. Patañjali steht also vor der Aufgabe, eine theistische Konzeption zu integrieren, die hier eigentlich gar keinen Platz hat. Wie er dies bewerkstelligt, wird deutlich, wenn wir uns die ausführliche Definition für die »Hingabe an Gott« ansehen, die er bereits im ersten Kapitel vornimmt:

I.23 Oder durch Hingabe an Gott (kommen die seelisch-geistigen Vorgänge zur Ruhe).
I.24 Gott ist ein besonderes Geistwesen (puruṣa), unberührt von leidvoller Spannung (kleśa), (daraus geborener) Handlung, (aus der Handlung geborenem) Ergebnis (der Handlung) und der Ansammlung (der Ergebnisse der Handlungen im Unterbewusstsein), (was alles die bedingte Psyche ausmacht).
I.25 In Ihm ist der unübertroffene Keim der Allwissenheit.
I.26 Er allein ist der Meister der früheren (Meister), weil er nicht durch die Zeit begrenzt ist.

I.27 Der ihn offenbarende Name ist OM.
I.28 Das stete, aufmerksame Murmeln dieses OM-Lautes (japa) ist die (innere) Vergegenwärtigung seines Sinnes.
I.29 Dadurch erlangt man eine Verinnerlichung, und die Hindernisse (auf dem Weg zu samadhi) lösen sich auf.

Dem »Oder« gleich zu Beginn des ersten Lehrsatzes kommt eine besondere Bedeutung zu, weil damit der Methode der »Hingabe an Gott« der Status einer Alternative gegeben wird. Die primäre Methode zur Beruhigung der seelisch-geistigen Vorgänge wurde vorher bereits unmittelbar nach der Erläuterung dieser Vorgänge genannt:

I.12 Das Zur-Ruhe-Kommen der seelisch-geistigen Vorgänge erlangt man durch Übung (abhyasa) und Loslösung (vairagya).

Die Reihenfolge bei Aufzählungen ist im Yogasūtra nicht beliebig, sondern spielt ganz im Gegenteil eine sehr wichtige Rolle. Dem erstgenannten Element kommt stets die größte Bedeutung zu. Bei der primären Methode der Meditation taucht der Begriff »Gott« nicht auf, so dass Oberhammer (1977) hier von einer atheistischen Form yogischer Meditation spricht, die klar von der theistischen Form der »Hingabe an Gott« abgegrenzt werden kann.

Im Kapitel zu Konzentration, Meditation und Versenkung werden wir uns als ungläubige Skeptiker ausschließlich mit den atheistischen Formen der Meditation im Yoga beschäftigen. Wie sieht nun aber genau die theistische Meditation im Yoga aus, und wie gelingt es Patañjali einen Gottesbegriff zu formulieren, der sich mit der atheistischen Sāṃkhya-Philosophie vereinbaren lässt?

Die Antwort ist verblüffend einfach: Gott wird als eine Geistseele definiert. Dieser wird zwar ein besonderer Status der

Reinheit und Allwissenheit zugesprochen, von der Vorstellung eines personalen Schöpfer-Gottes, der die Geschicke der Welt lenkt, wie dies Krishna in der Bhagavad-Gītā von sich behauptet, ist diese Konzeption jedoch weit entfernt. Patañjali weist Gott vielmehr die Rolle eines Meisters bzw. Lehrers *(guru)* zu, die er seit jeher innegehabt habe.

Aus psychologischer Sicht ist das Guru-Prinzip, das im traditionellen Yoga in Indien einen großen Stellenwert hat, insofern interessant, als es hier nicht alleine um Belehrungen, also die Vermittlung von Wissen oder die Anleitung zur Praxis geht. Der Guru ist für den Schüler vielmehr eine Person, dem mit liebender Hingabe gedient wird. Die Schilderungen solcher Schüler-Lehrer-Beziehungen, z. B. von Muktananda (1975) oder Yogananda (1991), geben ein lebhaftes Zeugnis davon, dass es dabei zu einer völligen Identifikation mit dem Guru kommt.

Dieser Ansatz zur spirituellen Verwirklichung verlangt vom Schüler die totale Selbstaufgabe, um mit dem erleuchteten Guru eins zu werden, der als Repräsentant des göttlichen Bewusstseins angesehen wird. Es handelt sich hier um mächtige Mechanismen der Projektion und Identifikation, die in der Lage sind, bei entsprechend veranlagten Menschen starke Wirkungen hervorzurufen, und der Natur des Menschen als »Beziehungswesen« Rechnung tragen.

Im Yogasūtra erscheint »Gott« also in der Funktion eines Lehrers, der die angestrebten Qualitäten der Geistseele in vollkommener Weise realisiert hat. Der einzigartige Sonderstatus, der der göttlichen Geistseele zugesprochen wird, kann dabei wichtige psychologische Funktionen erfüllen:

»*īśvara* [Gott] als etwas nicht absolut Identisches mit *puruṣa* [der Geistseele] anzusehen, hat einen intrinsischen Wert. Es ermöglicht nicht nur Yogis mit einer mehr hingebungsvollen Veranlagung auf dem ›Pfad‹ durch *praṇidhāna* oder ›Hingabe‹

voranzukommen, sondern warnt auch jene mit einer mehr intellektuellen Ausrichtung, sich selbst nicht als zu unabhängig zu sehen, und damit einem gefährlichen Stolz (...) anheimzufallen, einer Qualität des Ego-Bewusstseins. Es sollte nicht übersehen werden, dass *īśvara* primär psychologische und pädagogische Bedürfnisse erfüllen könnte, anstatt eine rein ontologische Kategorie [des Göttlichen] zu liefern.« (Whicher, 1998, S. 85; Übersetzung des Verfassers, Hervorhebungen im Original)

Dass auf dem Weg zu tiefen Erfahrungen der Einheit regelmäßig bestimmte emotionale Qualitäten durchlebt werden, ist auch dem vierten Tiefenbereich nach Piron (2003) zu entnehmen, der mit Begriffen wie Liebe, Hingabe, Demut und Gnade charakterisiert wird. Überwältigende mystische Erfahrungen sind oft von Gefühlen der Ehrfurcht und Dankbarkeit begleitet und dem natürlichen Bedürfnis des Betreffenden, diese Dankbarkeit an jemanden oder etwas zu richten. Auch wenn es sich um eine Projektion und Übertragung aus dem zwischenmenschlichen Bereich handelt, diese Gefühle an einen personalen Gott zu adressieren, sind sie doch als bedeutsam und wertvoll erlebter Aspekt solcher Erfahrungen ernst zu nehmen und nicht als bloße religiöse Schwärmerei abzutun.
Die wissenschaftlich interessanten Fragen, die sich aus diesen Erfahrungsberichten ergeben, beziehen sich darauf, welche neurophysiologischen Mechanismen dem Überwältigt-Werden während mystischer Erfahrungen zugrunde liegen könnten, und welche Rolle eine Haltung der Hingabe dabei spielen könnte, deren Auftreten zu begünstigen. Auf beide Aspekte wird an späterer Stelle noch ausführlich eingegangen werden.

Die konkrete Übung der »Hingabe an Gott« besteht im Wiederholen des Mantras OM, wobei sich der Übende dessen Bedeutung vergegenwärtigen soll, damit sich Gott ihm offenbare.

Wie bereits erwähnt, symbolisieren die Elemente des Sanskrit-Zeichens OM bestimmte Bewusstseinszustände (siehe Kapitel zum Welt- und Menschenbild des Yoga).

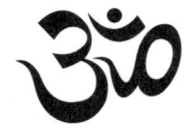

Bei der Lautbildung des Mantras OM existiert die gleiche Zuordnung, wobei das O in ein A und U aufgetrennt und auch entsprechend als Verbindung dieser beiden Vokale ausgesprochen wird:

- A = Wachzustand (oberer Bogen links)
- U = Traumzustand (unterer Bogen links)
- M = Tiefschlaf (Kurve aus der Mitte nach rechts)

Der Zustand der Transzendenz, den im Sanskrit-Zeichen der Punkt rechts oben repräsentiert, wird bei der Rezitation des Mantras mit dem nasalen Nachklang des M gleichgesetzt (Palm, 2010, S. 37). In einer Studie von Carrington (1997), die verschiedene sinnlose Silben bezüglich ihrer Eignung für die Meditation bewerten ließ, schnitt das ähnlich klingende LOM tatsächlich am besten ab, wohingegen KRIK am schlechtesten bewertet wurde. Unabhängig von der religiösen Bedeutung als Bezeichnung für Gott können Sie einen kleinen Selbstversuch mit der Intonation des Mantras OM unternehmen.

Übung 13: Intonation von A – U – M

Wenn die Situation es zulässt, in der Sie sich gerade befinden, dann produzieren Sie mit Ihrer Stimme zunächst einzeln ein A, ein U und ein M jeweils für die Länge einer gesamten Ausatmung, und vergleichen Sie, welche Resonanzräume in Ihrem Körper bei der Lautbildung jeweils angesprochen werden. Spüren Sie die Vibrationen in Bauch, Brust, Kehle und Kopf. Nachdem Sie dies mehrmals wiederholt haben, hängen Sie die Töne während einer Ausatmung aneinander, so dass sie akustisch möglichst nahtlos ineinander übergehen.

●

Wenn Sie diese Übung für eine längere Zeit wiederholen, bemerken Sie vielleicht, wie sich ein Gefühl der Ruhe in Ihnen ausbreitet. Es kann auch passieren, dass Sie durch die beständige Wiederholung des gleichen Lautes in eine leichte Trance fallen oder sich durch die vertiefte Atmung ein wenig schwindelig fühlen. Das Murmeln von Formeln und Mantras ist eine Technik, die sich in vielen Traditionen findet, oft in Verbindung mit Perlenketten (Rosenkranz, Mala), die bei jeder Wiederholung mit dem Daumen eine Perle weiterbewegt werden. Auch beim Yoga-Unterricht wird das Mantra OM gerne am Anfang und Ende eingesetzt, um eine Atmosphäre der Sammlung hervorzurufen.

Mit der »Hingabe an Gott«, dem dritten Element des Kriyā-Yoga und zugleich letzten Element der inneren Disziplin, sind die beiden ersten Yoga-Glieder nunmehr vollständig erläutert. Wenn wir die darin enthaltenen insgesamt zehn Begriffe nochmals Revue passieren lassen – Nicht-Schädigen, Wahrhaftigkeit, Nicht-Stehlen, reiner Lebenswandel, Nicht-Besitzergreifen, Reinheit, Zufriedenheit, Askese, Studium und Hingabe an Gott –, sehen wir ein System selbstauferlegter Regeln und Übungen vor uns, die zusammen als *ethisches Training* verstanden werden können. In identischer oder ähnlicher Form finden sich diese Regeln und Praktiken in vielen religiösen Traditionen wieder und sind insbesondere charakteristisch für die Lebensweise von Nonnen und Mönchen in deren mystischen Zweigen. Während ethische Leitlinien, asketische Übungen wie das Fasten, das Studium religiöser Texte und die hingebungsvolle Rezitation einfacher Formeln weit verbreitet sind, stellen die beiden nächsten Glieder eine Besonderheit des Yoga dar. Wir kommen nun zu den bekannten Körperstellungen und Atemübungen, die auf den ersten Blick als vorwiegend *körperliches Training* erscheinen, bei näherer Betrachtung jedoch keineswegs darauf begrenzt werden können.

Yoga-Stellungen und Sitzhaltung

Bei dem Begriff »Yoga« dürften die meisten Menschen heute an bestimmte Haltungen wie den Kopfstand oder Lotossitz denken. Wie im historischen Abriss gezeigt wurde, beruht diese Assoziation auf der Entwicklung und Verbreitung der modernen Āsana-Praxis im Verlauf des 20. Jahrhunderts. In den Upanishaden finden vor allem Sitzhaltungen für die Meditation Erwähnung, und auch das Yogasūtra behandelt das dritte Glied *(Āsana)* recht knapp in nicht mehr als drei Lehrsätzen:

II.46 Die Sitzhaltung soll fest und angenehm sein.
II.47 Diese Sitzhaltung soll man in völliger Entspannung und in einem Zustand der Betrachtung des Unendlichen einnehmen.
II.48 Daraus ergibt sich eine Unempfindlichkeit den Gegensatzpaaren (wie Hitze und Kälte usw.) gegenüber.

Auch hier geht es also allein um eine stabile und entspannte Sitzhaltung für die meditative Betrachtung und Versenkung –

auch unter widrigen äußeren Bedingungen, denen die Übenden durch ihren asketischen Lebensstil bisweilen ausgesetzt waren.

Erst in den Schriften des mittelalterlichen Haṭha-Yoga wurde eine größere Anzahl von Stellungen beschrieben. So erwähnt die *Haṭha-Yoga-Pradīpikā* (Svātmarāmā, 2009) eine Zahl von 84 Yoga-Stellungen, die Shiva gelehrt habe, nennt jedoch nur 15 davon namentlich und beschreibt die meisten von ihnen nur mit ein oder zwei Sätzen. Lediglich einige Sitzhaltungen wie z. B. der Lotossitz werden als unentbehrlich hervorgehoben und detaillierter erläutert, weil sie die Erlösung und Befreiung fördern oder sich besonders für die Ausübung von Atemübungen und Verschlüssen eignen sollen.

Unter den modernen Yoga-Richtungen gilt diejenige von B. K. S. Iyengar allgemein als eine mit besonders ausgefeilter Āsana-Praxis. In seinem inzwischen klassischen Werk *Licht auf Yoga* beschreibt Iyengar (1969 / 1990) zweihundert Stellungen und Variationen, deren Ausführung er auf über sechshundert Fotos in beeindruckender Weise demonstriert.

Im vorliegenden Buch wird ein Mittelweg zwischen dem Purismus eingeschlagen, der aus dem Yogasūtra spricht und Āsana eng als Sitzhaltung fasst, und der überbordenden Vielfalt an Stellungen, die heutzutage in Yoga-Zentren praktiziert werden. Damit wird dem Umstand Rechnung getragen, dass einerseits im Yogasūtra Krankheit ausdrücklich als Hindernis für die Entwicklung geistiger Stabilität angeführt wird und dass andererseits Gesundheit, körperliche Fitness und Entspannung ein verbreitetes und starkes Motiv für die Übung des Yoga darstellen.

Die intensive Arbeit mit dem Körper steht keineswegs im Gegensatz zum meditativen Übungsweg des Yoga, sondern ist ein integraler Bestandteil davon. Die Übung von Yoga-Stellungen ist nämlich niemals nur körperliches Training, sondern bezieht immer die Atmung und die Ausrichtung der Aufmerksamkeit mit ein. Sie werden schon bald selbst feststellen können, welchen enormen Unterschied es macht, eine Stellung rein mechanisch »äußerlich« einzunehmen oder – und dann erst wird es Yoga! – eine Stellung bewusst einzunehmen und während Sie die Stellung halten, mit der Atmung in Ihren Körper zu spüren, um diese »innerlich« zu realisieren.

Diese drei Aspekte – Haltung, Atmung und Aufmerksamkeit – sind bei der Übung des Yoga stets miteinander verbunden, bei der Praxis der Stellungen ebenso wie bei den Atemübungen und der Meditation. Ein weiteres wichtiges Grundprinzip des Yoga besteht darin, dass ein enger Zusammenhang zwischen äußerer (körperlicher) und innerer (geistiger) Haltung angenommen wird. Das Yogasūtra beschreibt beispielsweise, wie sich geistige Zerstreutheit auf seelischer und somatischer Ebene äußert:

I.31 Leiden, Gemütsstörung (Depression wegen der Nichterfüllung von Wünschen), Körperschwäche, unnatürliches Ein- und Ausatmen sind die Begleiterscheinungen eines zerstreuten Geistes.

Durch die Yoga-Praxis werden Sie ein feineres Gespür dafür entwickeln, wie sich beispielsweise Ärger oder Angst auf die Atmung auswirkt und mit muskulären Spannungen einhergeht, und wie umgekehrt körperliche Entspannung und eine gleichmäßige Atmung die geistige Fokussierung unterstützen.
Diese enge psychophysische Kopplung wird bei vielen etablierten Entspannungsverfahren wie beispielsweise der Progressiven Muskelentspannung genutzt. Nicht nur die depressive Stimmung verkörpert sich in der »gedrückten« Haltung und dem schleppenden Gang eines Menschen (Michalak et al.,

2012), auch das Einnehmen von Yoga-Stellungen, die Aufrichtung, Stärke und Standfestigkeit ausdrücken, kann umgekehrt die Stimmungslage und Selbstwahrnehmung in positiver Weise verändern (Metzinger, 2011). Auf die vielfältigen gesundheitlichen Aspekte der Āsana-Praxis, die von einem Training der Körperwahrnehmung und motorischen Koordination über die Balancierung der vegetativen Erregung und Homöostase bis hin zur Regulation von Emotionen und Aufmerksamkeit reichen, wird noch ausführlich im dritten Teil im Kapitel *Klinische Anwendungen* eingegangen.

Der Mittelweg, der hier bei der Āsana-Praxis eingeschlagen wird, zeichnet sich dadurch aus, dass zunächst aus der enormen Fülle von Stellungen anhand rationaler Kriterien eine repräsentative Auswahl getroffen wird. Unter der Maßgabe, Schäden auf jeden Fall zu vermeiden, werden zunächst jene Stellungen ausgeschlossen, die mit einem erhöhten Risiko behaftet sind, weil sie beispielsweise die Halswirbel sehr stark belasten (»Kopfstand«, »Schulterstand«, »Pflug« etc.; siehe ausführliche Diskussion dieser und anderer Gefahrenquellen in Dalmann und Soder, 2012).

Eine Übersicht der Techniker Krankenkasse (2012) zu potenziellen »Krankmacher-Übungen« warnt unter anderem vor Übungen, die auch im Yoga vorkommen und die Lendenwirbel überlasten können, wie zum Beispiel die diagonale Rumpfbeuge im Stehen (»Dreieck«), das Vorwärtsbeugen im Sitzen mit gestreckten Beinen (»Zange«, auch »Kniekuss« genannt) oder das Anheben von Beinen und Armen, während man auf dem Bauch liegt (»Boot«). Bei den jeweils angegebenen »gesunden Alternativen« sind ebenfalls mehrere Yoga-Stellungen zu finden wie beispielsweise die »Brücke« oder »Katze«, die weiter unten im Detail beschrieben werden.

Ausgeschlossen werden außerdem alle Yoga-Stellungen, die mit akrobatischen Verrenkungen verbunden sind. Stattdessen liegt der Schwerpunkt auf sanften Übungen, die von den Grundhaltungen – Stehen, Knien, Sitzen, Liegen – ausgehen und keine allzu hohen Anforderungen an eine bereits vorhandene Beweglichkeit stellen. Viele der ausgewählten Yoga-Übungen werden auch im bewährten Trainingsprogramm »Stressbewältigung durch Achtsamkeit« (*Mindfulness-based Stress Reduction,* MBSR) eingesetzt. Wenn Sie also eine persönliche Anleitung erhalten möchten, können Sie an einem dieser MBSR-Kurse teilnehmen, die inzwischen bundesweit angeboten werden (siehe http://www.mbsr-verband.org/). Außerdem ist eine Anleitung zu den darin enthaltenen Yoga-Übungen inklusive Audio-CD im Handel erhältlich (Kabat-Zinn, 2010).

Bei der nachfolgenden Zusammenstellung wurden als weitere Quellen außerdem Yoga-Sequenzen von bekannten amerikanischen Lehrern herangezogen, die der gezielten Vorbereitung der Sitzhaltung dienen (Friend, 1997, 2007; Yee, 1996), sowie Übungen zur Förderung der Hüftbeweglichkeit aus dem umfassenden Lehrbuch zur Anatomie des Haṭha-Yoga von Coulter (2010).
Zunächst werden die Yoga-Stellungen einzeln mit ihren jeweiligen Wirkungen vorgestellt, und zwar gruppiert nach der Grundhaltung, aus der sie hervorgehen. Im Anschluss daran wird aus den Übungen eine ausgewogene Sequenz gebildet, die im Stehen beginnt, mit einer tiefen Entspannung im Liegen endet und günstige Voraussetzungen für das Einnehmen einer aufrechten und entspannten Sitzhaltung schafft. Wie Sie eine optimale Sitzhaltung für sich finden können, wird dann am Ende dieses Kapitels erörtert.

Beachten Sie beim Üben der nachfolgenden Yoga-Stellungen bitte unbedingt die Regeln von Nicht-Schädigen und Wahrhaftigkeit. Nicht-Schädigen bedeutet hier, dass Sie sich nicht in eine Position hineinzwingen, wenn dies Schmerzen verursacht. Wahrhaftigkeit heißt in diesem Kontext, seine eigenen körperlichen Grenzen anzuerkennen. Versuchen Sie also nicht, die »idealtypische« Haltung perfekt nachzumachen, die auf den Abbildungen zu sehen ist, sondern nutzen Sie diese lediglich als Orientierungspunkt.

Achten Sie genau auf Ihre emotionalen Reaktionen und etwaige Leistungsansprüche. Kultivieren Sie während des Übens eine geduldige und wohlwollende Haltung sich selbst gegenüber, und experimentieren Sie spielerisch mit den Übungen, ohne sich zu bewerten oder zu verurteilen. Vor allem wenn Sie in einer Gruppe gemeinsam mit anderen üben, kann es leicht passieren, dass Sie anfangen, sich zu vergleichen und in Konkurrenz mit anderen zu treten. Im Yoga geht es jedoch nicht um Leistung, sondern um Bewusstheit und die sanfte Erweiterung der eigenen Grenzen.

Bei der Praxis der Yoga-Stellungen ist es von zentraler Bedeutung, dass Sie fortwährend Ihre Atmung beobachten. Sie kann Ihnen einen wichtigen Anhaltspunkt dafür geben, wie weit Sie in eine Position gehen können: Wenn die Atmung flach wird oder stockt, sind Sie bereits zu weit in eine Dehnung hineingegangen oder strengen sich zu sehr an. Gehen Sie nur so weit, dass die Atmung weiterhin ruhig und gleichmäßig fließen kann.

Außerdem können Sie die Atemzüge zählen, um die Dauer zu bestimmen, für die Sie eine Stellung halten. Dabei geht es wiederum nicht darum, eine festgelegte Zeitspanne durchzuhalten oder zu warten, bis diese endlich vorbei ist, sondern vielmehr darum, jeden einzelnen Atemzug bewusst dafür zu nutzen, die Empfindungen in der jeweiligen Haltung genauer zu spüren. Die Atmung dient also dazu, die Aufmerksamkeit in den Körper zu lenken. Vor allem das Ausatmen unterstützt Sie darin, unnötige muskuläre Spannungen aufzulösen, die für die Ausführung einer Stellung nicht nötig sind oder diese sogar behindern.

Übungen im Stehen

Die erste Übung im Stehen ist die Grundhaltung des Stehens selbst, die im Yoga den Namen »Berg« *(tāḍāsana)* trägt. Auch wenn das zunächst sehr unspektakulär erscheint, ist die Übung dieser Haltung von besonderer Bedeutung, denn gerade weil es sich um eine typische Haltung im Alltag handelt, ist diese hochgradig automatisiert und damit weitgehend unbewusst. Tatsächlich ist es gar keine so leichte Aufgabe, auf zwei Beinen aufrecht zu stehen, wie jeder feststellen kann, der ein kleines Kind beobachtet, das dies gerade mühsam erlernt.

Übung 14: Standfest wie ein Berg

Stellen Sie sich gerade hin und schließen Sie am besten die Augen, um besser wahrnehmen zu können, welche Muskeln Sie anspannen, um stehen zu können. Wandern Sie dazu – ausgehend von den Füßen – mit der Aufmerksamkeit durch den Körper. Spüren Sie Ihr Gewicht auf den Fußsohlen, die Spannung in den Beinen, die Bewegungen im Bauch und Brustkorb, die durch die Atemzüge entstehen, und die kleinen korrigierenden Bewegungen, die Sie – normalerweise unbewusst – ausführen, um im Lot zu bleiben.

Die Haltung im Stehen sagt einiges darüber aus, wie jemand »im Leben steht«, wie gut er oder sie »geerdet« ist. Die Körpersprache enthält zahlreiche Gesten und Posen, die bestimmte psychische Qualitäten ausdrücken. Sie bemerken es sofort, ob jemand eher zurückhaltend ist oder sich mit geschwellter Brust vor Ihnen aufbaut, ob eine Haltung Offenheit oder Reserviertheit ausdrückt, wenn Ihr Gegenüber beispielsweise die Arme verschränkt, sich zweifelnd an die Nase fasst oder verlegen am Kopf kratzt (Molcho, 2002).

Wie stehen Sie selbst da? Wie gut ist Ihre Bodenhaftung? Sind Ihre Kniegelenke steif durchgedrückt oder leicht gebeugt und federnd? Ruht der Schwerpunkt in der Mitte zwischen den Füßen? Stehen Sie eher auf den vorderen Fußballen oder der Ferse? Welche Haltung nehmen Sie normalerweise spontan beim Stehen ein?

Bei der Yoga-Stellung »Berg« stehen die Füße etwas auseinander, so dass sie sich direkt unter den Hüftgelenken befinden (s. Abb. 1).

Es gibt auch eine verbreitete Variante, bei der die Füße direkt nebeneinander stehen, so dass sich die großen Zehen, Fersen und Innenknöchel der Fußgelenke berühren. Probieren Sie beide Varianten aus: Welche Unterschiede können Sie feststellen?

Wählen Sie die Variante, die Ihnen angenehmer ist, und geben Sie etwas Spannung in die Beine. Kippen Sie das Becken so, dass ein etwaiges Hohlkreuz ausgeglichen wird.

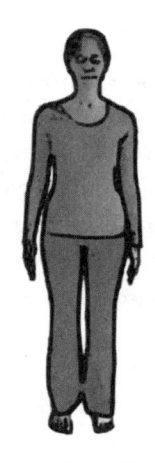

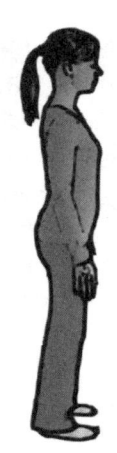

Abb. 1: Der Berg *(tāḍāsana)*

Weiten Sie den Brustkorb, aber ohne den Bauch einzuziehen – es geht nicht um die militärische Paradehaltung »Bauch rein – Brust raus«, sondern um eine Aufrichtung entlang der vertikalen Achse. Der Kopf sollte ebenfalls weder nach vorne noch nach hinten oder nach einer Seite geneigt sein. Vielleicht hilft Ihnen die Vorstellung, von einem Faden nach oben gezogen zu werden, der auf Ihrem Scheitelpunkt befestigt ist. Atmen Sie die ganze Zeit ruhig und gleichmäßig weiter, während Sie diese Korrekturen an der Haltung vornehmen. Die Arme können Sie entweder locker herunterhängen lassen oder an die Außenseite der Oberschenkel anlegen. Sobald Sie die Haltung eingenommen und alle genannten einzelnen Aspekte beachtet haben, richten Sie Ihre Aufmerksamkeit auf Ihren Körper als Ganzes, und versuchen Sie, die Qualitäten der Kompaktheit und Standfestigkeit zu realisieren, die den Berg als Yoga-Stellung kennzeichnen.

Rufen Sie sich immer wieder die Merkmale in Erinnerung, mit denen das Yogasūtra die angestrebte Haltung charakterisiert: fest, angenehm und völlig entspannt. Ein Mindestmaß an Spannung benötigen Sie zum Stehen, ansonsten würden Sie umfallen. Es gibt aber vermutlich zusätzliche, chronische Spannungen vor allem im Schulter-Nacken-Bereich und im Beckenbereich, die für das Stehen nicht erforderlich sind und durch gezielte Yoga-Übungen aufgelöst werden können. Einige dieser Verspannungen können Sie vielleicht bereits beim einfachen, aufrechten Stehen bemerken und lösen, wenn Sie mit jeder Ausatmung das Gewicht des Rumpfes über das Becken in die Beine und Füße sinken lassen, um es an den Boden abzugeben.

Die drei nachfolgenden Übungen widmen sich nun gezielt den Spannungen im Schulter-Nacken-Bereich, die sich bei Stress und Zeitdruck aufbauen können, wenn einem die Angst oder der Chef sprichwörtlich »im Nacken sitzt« und in Habachtstellung die Schultern permanent etwas hochgezogen sind. Die erste der Übungen dient außerdem dazu, den Brustkorb zu weiten und die Atmung zu vertiefen.

Übung 15: Arme kreisen

Legen Sie die Handflächen vor der Brust aufeinander und führen Sie die Arme nach oben über den Kopf, bis sie ganz ausgestreckt sind. Dann lösen Sie die Handflächen voneinander, drehen sie nach außen und führen die Arme in einem Kreisbogen weit nach rechts und links ausgebreitet nach unten (s. Abb. 2), um schließlich die Hände wieder vor der Brust zusammenzuführen.

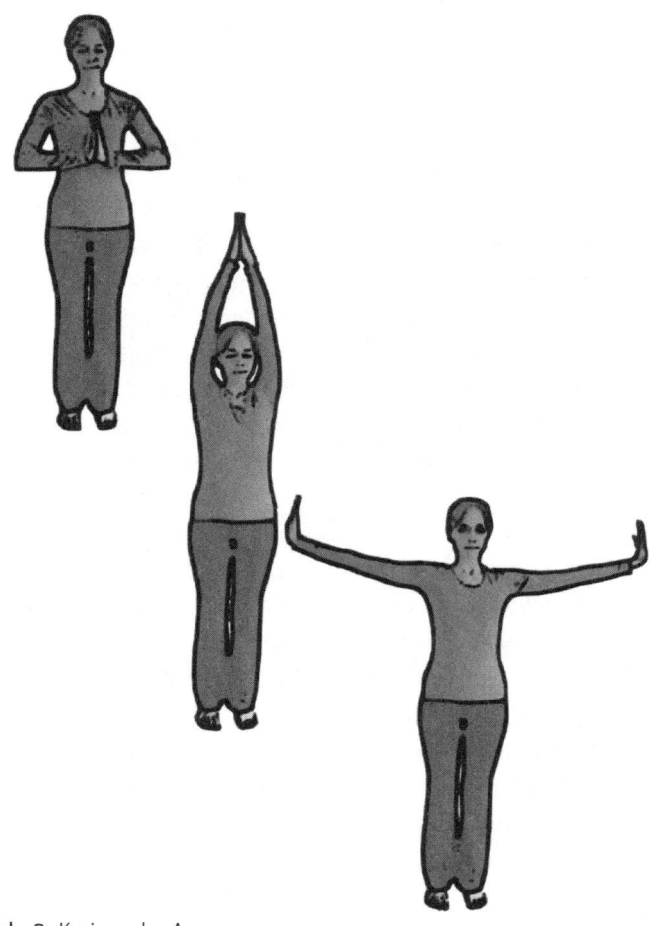

Abb. 2: Kreisen der Arme

Beim Strecken nach oben atmen Sie tief ein, und beim Sinken der Arme atmen Sie wieder aus, so als ob die Arme auf einem Luftkissen liegen würden, aus dem die Luft entweicht. Die Bewegung erfolgt also synchron mit der Atmung in der Weise, dass die Arme am Endpunkt der Einatmung ganz nach oben gestreckt sind und bei vollständiger Ausatmung entspannt nach unten zeigen. Dabei weitet sich der Brustkorb, den Sie mit dieser Übung quasi »aufatmen«.

●

Diese dynamische Übung ist dem natürlichen Recken und Strecken ähnlich, das nach dem Erwachen oft ganz spontan geschieht, um die Lebensgeister zu wecken. Sie fördert die Beweglichkeit der Schultern und öffnet den Brustkorb. Weitere Übungen zum Aufwärmen und zur Lockerung der Gelenke und Muskeln werden später noch bei der vollständigen Sequenz vorgestellt. Die Bewegung bei dieser Übung erschwert es allerdings, muskuläre Spannungen und Grenzen der Dehnung so genau wahrzunehmen, wie dies bei statischen Haltungen möglich ist. Dies können Sie selbst anhand der beiden nachfolgenden Übungen ausprobieren (aus der Yoga-Sequenz von Friend, 1997).

Übung 16: Arme nach oben strecken

Verschränken Sie die Finger ineinander und drehen Sie die Handinnenseiten nach oben, während Sie die Arme nach oben ausstrecken (s. Abb. 3).
Achten Sie darauf, dass Sie weiterhin fest auf den Füßen stehen und nicht etwa die Knie durchdrücken oder die Fersen abheben, um weiter nach oben zu kommen. Strecken Sie die Arme möglichst gerade durch, so dass die Oberarme den Kopf seitlich berühren, und atmen Sie die ganze Zeit ruhig und gleichmäßig weiter.

●

Abhängig davon, wie viele chronische Verspannungen Sie im Schulterbereich haben, kann diese Übung sehr anstrengend und

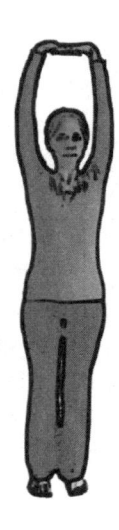

Abb. 3: Arme nach oben strecken

unangenehm sein. Gehen Sie also behutsam vor und tasten Sie sich langsam an Ihre Grenzen heran. Höchstwahrscheinlich spannen Sie Ihre Muskeln stärker an, als es eigentlich notwendig ist, um die Arme zu heben. Chronische Spannungen in Schultern und Nacken, die Sie normalerweise nicht bemerken, treten nun vielleicht schmerzhaft in Ihr Bewusstsein. Auch hier gilt der bekannte Ausspruch: »Nur wer sich bewegt, spürt seine Fesseln!«

Übung 17: Arme hinter dem Rücken anheben

Bei der nächsten Übung verschränken Sie wiederum die Finger ineinander, diesmal aber hinter dem Rücken, so dass die Handinnenseiten zum Körper zeigen. Nun heben Sie die Arme möglichst gestreckt langsam nach oben und ziehen zugleich die Schultern nach hinten, so dass sich die Schul-

terblätter aufeinander zubewegen und eine deutliche Dehnung des Brustkorbs spürbar wird (s. Abb. 4).
Halten Sie diese Übung für einige Atemzüge. Versuchen Sie wiederum nur diejenigen Muskeln anzuspannen, die für das Heben der Arme erforderlich sind, und alle anderen Muskeln zu entspannen. Lockern Sie nach den Übungen Ihre Schultern mit kreisenden Bewegungen und durch Hochziehen zu den Ohren und wieder Sinkenlassen.

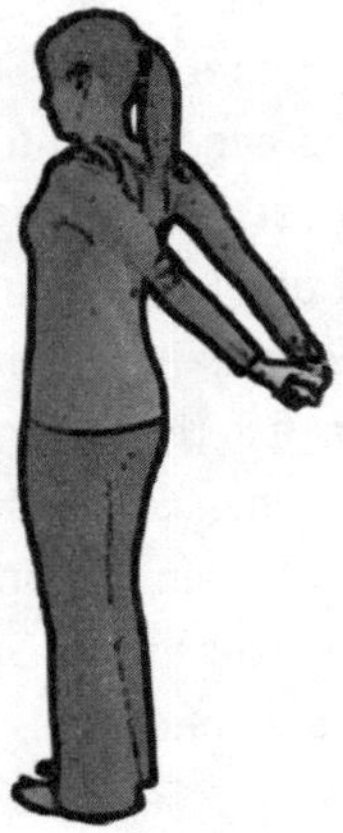

Abb. 4: Arme hinter dem Rücken anheben

Das Anheben der Arme beim aufrechten Stehen wird durch deren Gewicht erschwert. Wenn Sie diese Übung mit nach vorne gebeugtem Oberkörper machen (als Variation der »Hand-Fuß-Stellung« oder beim »Hasen«, siehe unten), müssen Sie nicht so stark gegen die Schwerkraft arbeiten oder können diese – bei hinreichender Beweglichkeit der Schultern – sogar nutzen, um die Arme ohne Kraftanstrengung vornübersinken zu lassen. Nachdem Sie als »Berg« Ihre Standfestigkeit gesteigert und mit den drei anschließenden Übungen Spannungen in den Schultern gelöst haben, sind Sie nun bestens für das folgende Āsana vorbereitet.

Übung 18: Der Baum

Der Baum ist in erster Linie eine Gleichgewichtsübung, die ein hohes Maß an innerer Ruhe und Konzentration verlangt und zu entwickeln hilft. Die Stellung wird am besten in drei Stufen aufgebaut (s. Abb. 5), weil sie ansonsten leicht zu einer Überforderung führen kann.
In der ersten Stufe werden zur Zentrierung die Handflächen wiederum vor der Brust zusammengelegt. Dann setzen Sie einen Fuß leicht auf den Fußrücken des anderen Fußes, so dass Sie auf einem Bein stehen. Um das Gleichgewicht besser halten zu können, fixieren Sie am besten mit den Augen einen festen Punkt. Gehen Sie, ebenso wie beim Berg, mit der Aufmerksamkeit von der Fußsohle bis zum Scheitel und richten Sie sich dabei zur vollen Größe auf. Wechseln Sie nach einigen Atemzügen die Seite.

●

Bei der zweiten Stufe wird der Fuß des unbelasteten Beines nun mit der Sohle seitlich am Standbein oberhalb des Knies aufgesetzt und das angewinkelte Knie möglichst weit nach außen gedreht, um das Hüftgelenk zu öffnen. Wechseln Sie wiederum nach einigen Atemzügen die Seite, und schütteln Sie die Beine zwischendurch aus, um die Muskeln zu lockern.

●

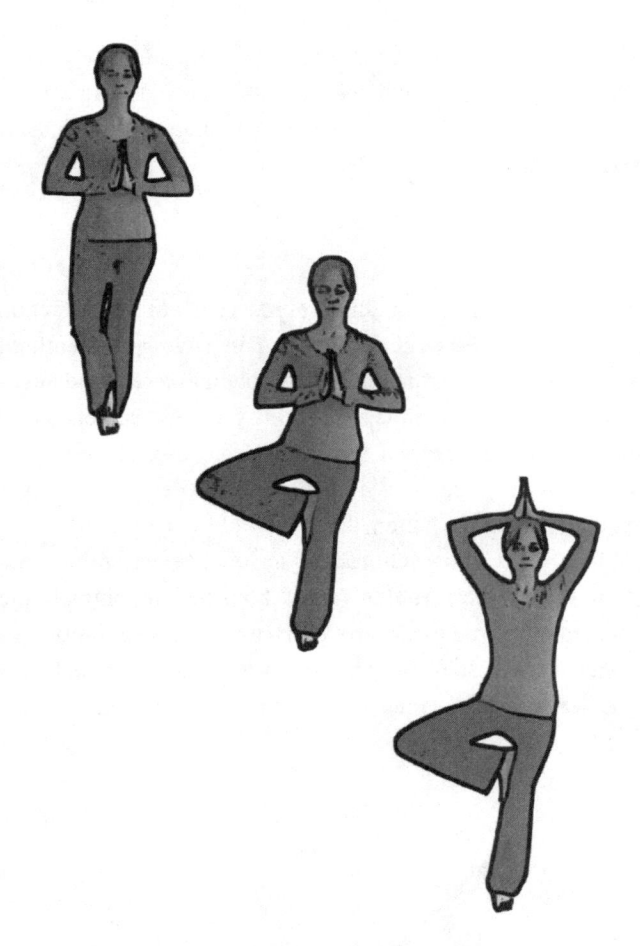

Abb. 5: Der Baum *(vṛkṣāsana)* in drei Stufen

Sobald es Ihnen gelingt, stabil auf einem Bein zu stehen, strecken Sie schließlich die Arme gerade nach oben aus, wie bei Übung 15. Alternativ können Sie die Arme auch anwinkeln, die Handgelenke auf den Scheitelpunkt aufsetzen (die Fingerspitzen zeigen nach oben) und die Ellbogen möglichst weit nach außen drehen (s. Abb. 5), ohne dabei jedoch die Schultern hochzuziehen. Beobachten Sie, wie sich die Anstrengung auf die Atmung auswirkt, und versuchen Sie, einen ruhigen und gleichmäßigen Atemfluss beizubehalten.

●

Wenn Sie den Baum regelmäßig praktizieren, werden Sie schon bald Fortschritte feststellen können. Die Übung verdeutlicht auch sehr gut den Zusammenhang zwischen innerem und äußerem Gleichgewicht, denn wenn Ihnen viele Gedanken durch den Kopf schießen, werden Sie stärker schwanken, und wenn Sie innerlich ausgeglichen sind, bereitet es deutlich weniger Mühe, die Balance zu halten.

Falls Ihnen die Übung schließlich so leichtfallen sollte, dass Sie sich unterfordert fühlen, dann können Sie einfach die Augen schließen, die einen großen Beitrag zur Regulation des Gleichgewichts leisten. Sie sind dann ganz auf die Rückmeldungen der Muskeln, Gelenke und des Gleichgewichtsorgans

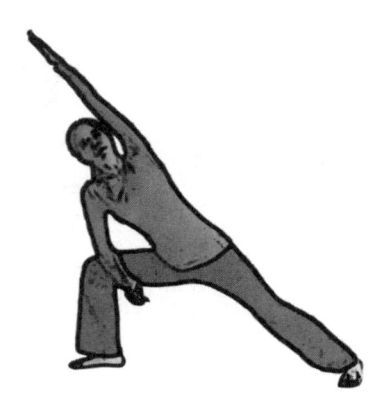

Abb. 6: Variation des Helden *(vīrabhadrāsana)*

angewiesen und werden daher sehr viel stärker schwanken als mit geöffneten Augen.

Die nächste Stellung zielt darauf ab, die Seiten des Oberkörpers zu dehnen und den Bewegungsradius der Hüftgelenke auszuweiten. Es handelt sich um eine Variation des Helden (Friend 1997). Die Positionen des Helden zeichnen sich dadurch aus, dass die Beine relativ weit auseinanderstehen und die Arme horizontal oder vertikal gestreckt werden, was einen Eindruck von (heldenhafter) Stabilität und Stärke vermittelt.

Übung 19: Der Held

Stellen Sie die Füße weit auseinander. Dann drehen Sie einen Fuß nach außen und beugen das zugehörige Knie ungefähr in einen rechten Winkel (s. Abb. 6).
Senken Sie den Oberkörper seitlich in Richtung dieses Knies und stützen Sie sich mit dem Ellbogen ruhig darauf ab (alternativ können Sie sich auch mit gestrecktem Arm am Boden abstützen). Den anderen Arm strecken Sie nun schräg nach oben aus, so dass er eine Verlängerung des gestreckten Beines bildet und Ihre gesamte Flanke langgezogen wird. Setzen Sie nur so viel Muskelkraft ein, wie nötig, und wechseln Sie mehrmals die Seite.

●

Bei Stellungen wie dieser, die viel Kraft beanspruchen, ist es besonders wichtig, die ausgelösten Emotionen und Gedanken zu beobachten. Wenden Sie sich den körperlichen Empfindungen von Anstrengung mit einer positiven, interessierten Haltung zu. Sehen Sie das Āsana als eine Herausforderung, die Grenzen auszuloten, und steigern Sie allmählich die Dauer des

Haltens. Jedes Āsana ist eine Haltung zur Meditation. Nehmen Sie es also so ein, als ob Sie lange darin verweilen wollten: fest, angenehm und völlig entspannt.

Übung 20: Hand-Fuß-Stellung

Die letzte Übung im Stehen kennen Sie vielleicht als Rumpfbeuge aus dem Sportunterricht. Anhand dieser Übung lässt sich sehr gut die besondere Herangehensweise des Yoga illustrieren. Wenn Sie den Rumpf nach vorne beugen und die Hände in Richtung der Füße strecken, um sich danach gleich wieder aufzurichten, dann haben Sie zwar Ihren Körper bewegt, aber die Position nicht wirklich erfahren. Machen Sie zunächst einige sportliche Rumpfbeugen, damit Sie anschließend den Kontrast zur Yoga-Stellung erleben können.

●

Durch die Geschwindigkeit bei der Ausführung der Rumpfbeugen bekommen Sie nur sehr wenig von den Wirkungen der Übung mit. Im Yoga werden die Bewegungen in der Regel langsam ausgeführt und die eingenommenen Positionen für mehrere Atemzüge gehalten. Ausgangspunkt für die Hand-Fuß-Stellung ist der Berg, wobei die Füße unter den Hüftgelenken stehen. Fassen Sie dann mit den Händen in die Hüften und senken Sie behutsam den Oberkörper, indem Sie ihn der Schwerkraft folgen lassen (s. Abb. 7).
Es gibt auch eine Version mit nach vorne ausgestreckten Armen, die jedoch die Lendenwirbelsäule zusätzlich belastet und daher als »Krankmacher-Übung« eingestuft wird (Techniker Krankenkasse, 2012). Lassen Sie zunächst den Oberkörper und dann auch die Arme einfach nach vorne

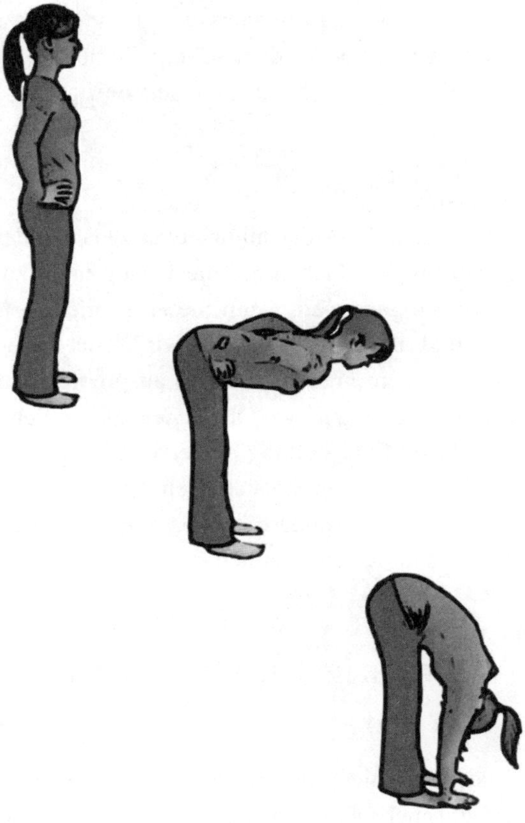

Abb. 7: Hand-Fuß-Stellung *(pādahastasāna)*

hängen, ohne etwa nach den Zehen zu greifen und sich nach unten zu ziehen, falls sich diese außer Reichweite befinden. Sie können die Knie ruhig leicht beugen. Achten Sie darauf, auch den Nacken zu entspannen und den Kopf sinken zu lassen. Beobachten Sie, wie sich der Oberkörper mit der Einatmung etwas hebt und mit der Ausatmung weiter sinken kann. Wo wird der Körper überall gedehnt? Spielen Sie mit Gewichtsverlagerungen und mit der Beugung der

Knie. Entspannen Sie die Haltemuskulatur im Rücken und Becken. Nehmen Sie die Hände wieder in die Hüften, wenn Sie die Übung beenden und sich behutsam aufrichten.

●

Lassen Sie sich nach der Aufrichtung etwas Zeit, um den Wirkungen nachzuspüren. Machen Sie die Übung nicht zu lange oder lassen Sie sie ganz weg, wenn Sie einen niedrigen Blutdruck haben und Ihnen schwindelig wird. Sie können die Übungen auch mit gespreizten Beinen ausprobieren und so eine zusätzliche Dehnung in den Oberschenkeln erreichen.
Wenn Sie die Hand-Fuß-Stellung als letzte Übung im Stehen praktizieren, dann brauchen Sie sich nach der letzten Beugung nicht mehr aufzurichten, sondern können einfach in die Hocke gehen und dann zum Knien kommen.

Übungen im Knien und Sitzen

Auf dem Boden zu knien oder zu sitzen sind viele Menschen heutzutage nicht mehr gewohnt, weil sie meist Sitzmöbel benutzen. Dies führt dazu, dass die Bänder, Sehnen und Muskeln sich verkürzen und die Gelenke nicht mehr so frei bewegt werden können. Beim Knien sind es oft die Fußgelenke, die nicht beweglich genug sind, um die Fußrücken flach auf den Boden aufzulegen. In diesem Fall kann eine gerollte Decke oder ein kleines Kissen unter den Fußgelenken hilfreich sein, um das Knien angenehmer zu gestalten.

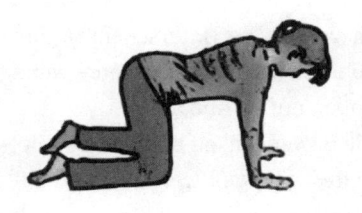

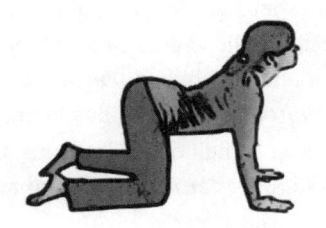

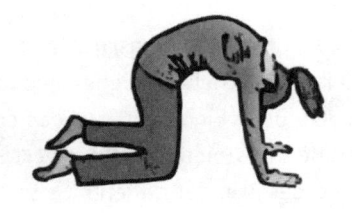

Abb. 8: Die Katze *(mārjāriāsana)*

Übung 21: Die Katze

Ausgangspunkt für die erste Übung ist das aufrechte Knien. Von dort aus begeben Sie sich in den sogenannten »Vierfüßerstand«, bei dem sich die Knie genau unter den Hüftgelenken befinden und die Hände genau unter den Schultergelenken, so dass Sie wie ein Tisch mit vier geraden Beinen stehen. Die Handflächen liegen ganz am Boden auf, die

Fingerspitzen zeigen nach vorne. Die Unterschenkel sind nach hinten ausgestreckt und die Fußrücken liegen – wenn möglich – flach auf dem Boden auf (s. Abb. 8).

Bei der Katze geht es um die Beweglichkeit der Wirbelsäule, die nach oben und nach unten gebogen werden kann. Mit dem Einatmen wird der Kopf angehoben und die Wirbelsäule zum Boden hin gebogen bzw. durchhängen gelassen. Beim Ausatmen wird der Rücken weit nach oben gewölbt, wie dies gelegentlich bei Katzen zu beobachten ist. Dabei sinkt der Kopf nach unten zwischen die Oberarme. Führen Sie die Bewegung zwischen diesen beiden Endpunkten maximaler Biegung geschmeidig und fließend aus. Dabei folgt die Bewegung des Körpers der Atmung – und nicht umgekehrt.

●

Um die Übung zu intensivieren, können Sie beim Ausatmen ein Knie vor die Brust ziehen und die Nasenspitze zum Knie führen. Beim Einatmen wird das entsprechende Bein dann gerade nach hinten ausgestreckt. Zusätzlich kann gleichzeitig der Arm der anderen Seite nach vorne ausgestreckt werden. Probieren Sie auch diese Variante aus, die die Rückenmuskulatur stärkt. Beim Einatmen und Ausstrecken von Arm und gegenüberliegendem Bein können Sie den Rücken gerade lassen und die Position auch einmal statisch für einige Atemzüge halten, bevor Sie zur anderen Seite wechseln.

●

Lassen Sie sich nach der anstrengenden Variation der Katze etwas Zeit zur Erholung. Dazu ist die nachfolgende Übung ideal.

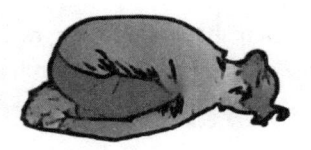

Abb. 9: Stellung des Kindes

Übung 22: Stellung des Kindes

Die nächste Übung im Knien wird »Stellung des Kindes« genannt. Von der aufrecht knienden Haltung wird dabei der Oberkörper nach vorne abgesenkt, so dass er auf den Oberschenkeln zu liegen kommt. Die Stirn liegt auf dem Boden auf und die Arme liegen seitlich neben den Beinen, so dass die Hände nach hinten zeigen (s. Abb. 9).
Sie können die Knie auch etwas spreizen, um Platz für den Bauch zu bekommen und die Innenseiten der Oberschenkel zu dehnen. Entspannen Sie den Oberkörper in dieser zusammengekauerten Haltung, und lassen Sie auch die Schultern nach vorne sinken. Spüren Sie, wie sich bei der Einatmung der Rücken nach oben wölbt.

●

Wenn Sie ausgehend von dieser Haltung die Arme nach vorne gestreckt auf den Boden auflegen, nehmen Sie eine typische Gebetshaltung ein, die Demut und Unterwerfung ausdrückt. Wie geht es Ihnen mit dieser Geste? Fordert sie Ihren Stolz heraus? Gibt es etwas Anbetungswürdiges, demgegenüber Sie diese Haltung einnehmen möchten? Richten Sie sich anschließend wieder langsam auf, um der Welt nun in aufrechter Haltung wieder die Stirn zu bieten.

●

Falls die durch das Knien abgeknickten Beine einschlafen sollten, können Sie diese jederzeit zwischendurch ausstrecken und lockern.

Übung 23: Der Hase

Eine weitere kniende Position, die aus der Stellung des Kindes hervorgeht, ist der Hase. Hierbei fassen sich bei nach vorne abgelegtem Oberkörper die Hände hinter dem Rücken, wie bei Übung 17, so dass die Innenseiten der Hände zum Körper zeigen (s. Abb. 10).
Die Arme werden möglichst durchgedrückt und die Handgelenke im rechten Winkel zueinander gebeugt, so dass die Finger gerade ineinander verschränkt werden. Die Schulterblätter werden zusammengeführt und die Arme so weit wie möglich angehoben bzw. aufgestellt, wie die Ohren eines Hasen.

●

Männer mit muskulösen Schultern bereitet diese Übung oft größere Schwierigkeiten als grazilen Frauen, die ihre Arme

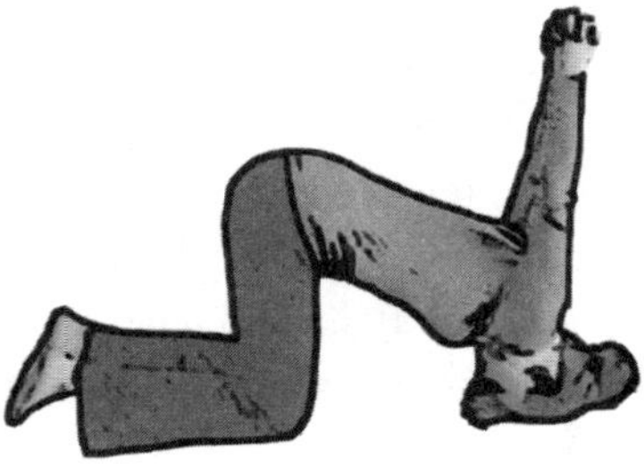

Abb. 10: Der Hase *(śaśankāsana)*

ohne Mühe weit nach oben führen können. Noch deutlicher wird dieser Unterschied bei der vollendeten Form des Hasen, bei der das Gesäß nun von den Beinen abgehoben und der Kopf mit etwas Abstand vor den Knien auf den Boden aufgesetzt wird. Ganz wichtig ist, dass dabei der Hals weder nach hinten noch nach vorne geknickt wird. Der Auflagepunkt ist eine Stelle zwischen Stirn und Scheitel. Geben Sie nicht zu viel Druck auf den Kopf, sondern gehen Sie mit dem Gesäß nur so weit nach vorne, dass der größte Teil des Gewichts des Rumpfes weiterhin von den Beinen getragen wird. Die Arme hinter dem Rücken lassen sich nun weiter nach oben bringen, und bei hinreichender Flexibilität sinken sie sogar völlig entspannt nach vorne. Halten Sie die Stellung anfangs nur für wenige Atemzüge, bis Sie sich daran gewöhnen, und machen Sie längere Pausen in der Stellung des Kindes. Nach dem Anheben der Arme und dem Zusammenführen der Schulterblätter werden Sie feststellen, dass die Schultern beim Entspannen in der Stellung des Kindes nun weiter nach unten sinken.

●

Wir kommen nun zu einigen Übungen im Sitzen. Strecken Sie zunächst die Beine gerade aus, während Sie auf dem Po sitzen. Richten Sie den Oberkörper auf und stützen Sie sich bei Bedarf mit den Armen nach hinten ab. Die nachfolgenden Übungen sind vor allem dazu gedacht, die Beweglichkeit der Hüften zu verbessern, um das Sitzen in der Meditation zu erleichtern. Die entsprechenden Sitzhaltungen werden weiter unten in einem eigenen Abschnitt vorgestellt.

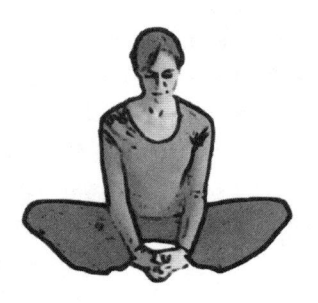

Abb. 11: Der Schmetterling

Übung 24: Der Schmetterling

Eine beliebte Übung, um die traditionellen Haltungen zur Meditation mit gekreuzten Beinen vorzubereiten, ist der Schmetterling, bei dem die Knie angewinkelt werden, so dass die Sohlen der beiden Füße aneinanderliegen (s. Abb. 11).
Der Oberkörper sollte möglichst gerade gehalten werden. Die Hände umfassen die Füße, und die Knie werden nun gleichzeitig auf beiden Seiten in Richtung Boden bewegt. Dies führt zu einer intensiven Dehnung in den Oberschenkeln, die als deutlicher Zug in den Innenseiten zu spüren ist. Dies ist eine der wenigen Übungen im Yoga, wo Sie die Dehnung mit einer leichten, wippenden Bewegung unterstützen – sozusagen der Flügelschlag des Schmetterlings.

Den Schmetterling können Sie auch gut bei anderen Gelegenheiten üben, beispielsweise beim Lesen oder auf dem Fernsehsessel. Um den Fortschritt zu überprüfen, können Sie notieren, wie groß der Abstand zum Boden ist. Aber Achtung: Morgens, wenn Sie kurz nach dem Aufstehen noch relativ steif sind, wird der Abstand deutlich größer sein als beim Üben am Abend.

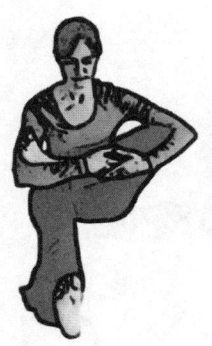

Abb. 12: Mutter-Kind-Stellung

Übung 25: Mutter-Kind-Stellung

Eine weitere Übung zur Steigerung der Hüftbeweglichkeit ist die Mutter-Kind-Stellung, bei der jeweils ein Bein bzw. Knie wie ein Kind »in den Arm genommen« und sanft geschaukelt wird (s. Abb. 12).
Wenn Sie flexibel genug sind, können Sie den Fuß in die Beuge des Ellbogens legen, ansonsten umfassen Sie einfach Schienbein und Knie mit den beiden Armen. Richten Sie sich wiederum gerade auf und ziehen Sie das Bein so weit wie möglich zu sich heran, ohne dass Schmerzen entstehen. Die stärkste Dehnung wird im hinteren Gesäßbereich auftreten. Versuchen Sie dortige Spannungen mit dem Ausatmen zu lösen und wechseln Sie nach einiger Zeit die Seite.

Anschließend können Sie nochmals den Schmetterling üben: Verändert sich das Gefühl der Bewegung, kommen die Knie nun weiter zum Boden?

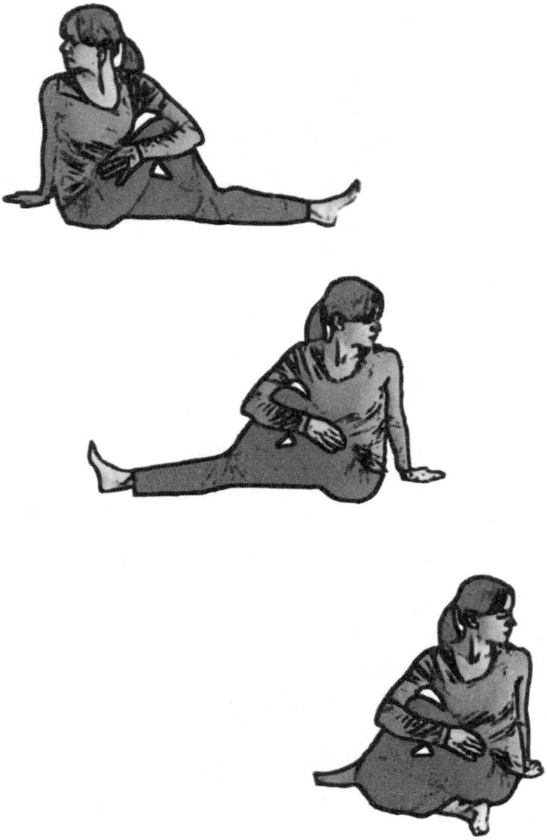

Abb. 13: Der halbe Drehsitz *(ardhamatsyendrāsana)*

Das letzte Āsana im Sitzen ist nach einem berühmten Yogi namens *Matsyendra* benannt und erfordert aufgrund der Schwierigkeit wieder ein abgestuftes Vorgehen.

Übung 26: Drehsitz in drei Stufen

Ausgehend von einer aufrechten Sitzhaltung mit nach vorne gestreckten Beinen winkeln Sie ein Bein an und setzen den Fuß in Höhe des Knies an die Außenseite des anderen Beines (s. Abb. 13).
Der Oberkörper ist nach vorne ausgerichtet, und Sie bewegen das aufgestellte Knie sanft nach innen, also in Richtung der Seite des liegenden Beines. Wiederholen Sie diese Vorstufe zunächst mehrmals auf beiden Seiten.

●

Bei der zweiten Stufe strecken Sie nun den Oberkörper hoch hinaus und drehen ihn dann in Richtung des aufgestellten Beines. Wenn Sie beispielsweise das rechte Knie aufgestellt haben, dann drehen Sie sich nach rechts und führen den linken Ellbogen an die Außenseite des rechten Knies. Bei hinreichender Beweglichkeit können Sie mit der linken Hand auch zum rechten Fuß greifen, wobei dann der linke Ellbogen außen am rechten Knie anliegt.

●

Die dritte Stufe des (halben) Drehsitzes entsteht dadurch, dass das untere Bein nun nicht mehr gestreckt liegt, sondern ebenfalls angewinkelt wird. Der Fuß des anderen Beines wird wiederum an die Außenseite neben das Knie gestellt, wobei das Gesäß nicht einseitig abheben sollte. Die Drehung des Oberkörpers erfolgt dann wie bei Stufe 2.

●

Durch die intensive Streckung und Drehung wird die Beweglichkeit der Wirbelsäule gefördert. Allerdings können Sie nicht so tief einatmen wie sonst, weil der Raum der Lunge eingeschränkt wird. Beim vollen Drehsitz wird der Arm von außen durch das aufgestellte Bein geführt und greift hinter dem Rücken die andere Hand (nicht abgebildet). Das sieht zwar spektakulär aus, bringt aber für die Drehung selbst nichts und gelingt oft nur durch eine Beugung der Wirbelsäule, die in Verbindung mit der Drehung zu einer riskanten Kompression der Bandscheiben führen kann.

Übungen im Liegen

Alle nachfolgenden Übungen im Liegen haben als Ausgangspunkt die Rückenlage. Wenn Sie sich vor einer Yoga-Stunde auf den Rücken legen, werden Sie mehrere Körperstellen wahrnehmen, wo Sie punktuell aufliegen und Druck spüren, z. B. die Schulterblätter oder das Kreuzbein. Am Ende der Stunde wird der Körper demgegenüber so gedehnt und entspannt sein, dass Sie großflächiger auf dem Boden liegen und sich der Druck verteilt. Um dies zu überprüfen, legen Sie sich bitte zunächst hin und spüren Sie, wie sich das anfühlt. Prägen Sie sich die Empfindungen ein, um sie später zum Vergleich heranziehen zu können.

Wir beginnen nun mit einer Reihe von Übungen, die wiederum auf die Flexibilisierung der Wirbelsäule und die Öffnung der Hüften abzielen und so das Sitzen in der Meditation vorbereiten.

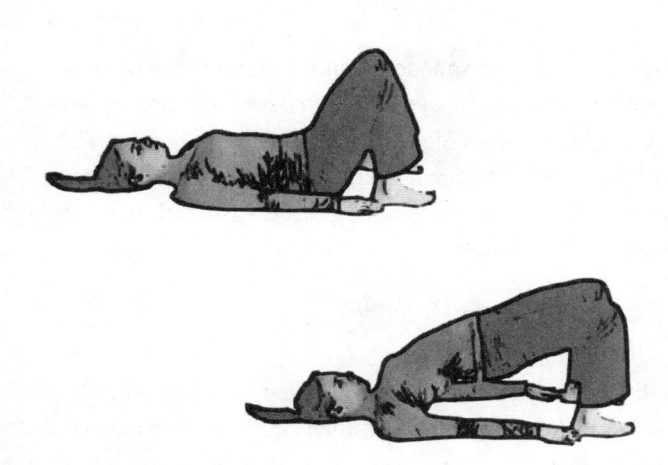

Abb. 14: Dynamische Brücke *(setu-bandhāsana)*

Übung 27: Dynamische Brücke

Für die erste Übung winkeln Sie die Knie an und stellen die Füße mehrere Fuß breit voneinander entfernt vor das Gesäß. Die Arme liegen, mit den Handflächen nach unten, seitlich neben dem Körper (s. Abb. 14).
Mit dem Einatmen heben Sie das Becken vom Boden ab und gehen in eine Brücke, die zwischen Schultern und Füßen aufgespannt wird. Dabei wölbt sich der Rücken weit nach oben. Mit dem Ausatmen lassen Sie den Rumpf dann wieder sinken, wobei Sie die Wirbelsäule vom Nacken her langsam zurück auf den Boden abrollen, bis schließlich die Kreuzbeinplatte wieder aufliegt und Sie die Rücken- und Bauchmuskulatur entspannen können. Folgen Sie mit der Bewegung der Atmung: Der einströmende Atem hebt den Körper wie eine Welle nach oben, und der ausströmende Atem lässt ihn wieder zurück auf den Boden sinken.

Auch diese Übung können Sie in einer statischen Variante probieren, bei der Sie den Körper in der Brücke halten. Achten Sie darauf, dass Sie den Nacken nicht verspannen. Der Kopf sollte locker nach rechts und links rollen können. Zur Kräftigung der Beine können Sie dann zusätzlich noch abwechselnd ein Bein in die Höhe strecken.

●

Es gibt noch weitere statische Varianten, bei denen die Hände die Fußgelenke fassen und eine noch stärkere Wölbung erreicht wird. Das führt jedoch zu einer enormen Belastung der Wirbelsäule und wird daher nicht empfohlen.

Übung 28: Windbefreiende Übung

Die nächste Übung im Liegen trainiert in erster Linie die Beine und massiert die Leistengegend. Den Oberkörper können Sie dabei weitgehend entspannt lassen und benötigen nur etwas Kraft in den Armen. Beide Beine sind zunächst ausgestreckt. Dann heben Sie das rechte Bein gestreckt nach oben und winkeln es an, so dass die beiden Hände es locker am Knie fassen können (s. Abb. 15).
Halten Sie das Knie eine Weile und führen Sie es dann auf demselben Weg, also über eine Streckung nach oben, langsam wieder auf den Boden zurück. Beim Anheben des Beines atmen Sie jeweils ein und beim Anwinkeln und Ablegen aus.

●

Wiederholen Sie diese Übung ein zweites Mal wieder mit dem rechten Bein. Ziehen Sie das Knie diesmal so dicht

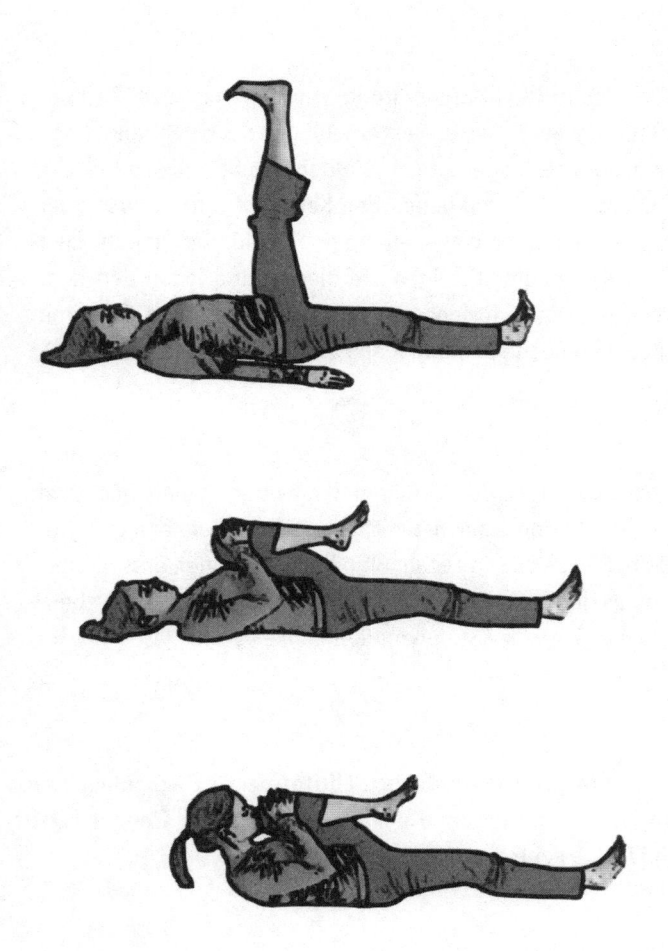

Abb. 15: Windbefreiende Übung *(pawanmuktāsana)*

heran wie möglich, und schieben Sie die Ferse des gestreckten Beines nach vorne, um die Dehnung in der Leiste zu verstärken.

Bei der dritten Durchführung – wieder mit dem rechten Bein – ziehen Sie dieses erneut ganz dicht heran. Nach einigen Atemzügen atmen Sie dann nicht ganz so tief ein, halten die Luft an, heben den Kopf und führen Nase oder Stirn zum angewinkelten Knie. Sobald der Impuls zum Ausatmen kommt, folgen Sie diesem und legen den Kopf zurück. Mit dem nächsten Atemzyklus strecken Sie dann das Bein nach oben und legen es wieder zurück.

●

Vergleichen Sie das Gefühl in den beiden Beinen, nachdem Sie die Übung zunächst mit dem rechten Bein gemacht haben: Fühlt sich das rechte Bein länger, wärmer, entspannter an als das linke Bein? Praktizieren Sie die Übung nun ebenfalls in allen drei Stufen mit dem linken Bein.

●

Die nachfolgenden »einfachen Hüftöffner in Rückenlage« sind dem Buch zur Anatomie des Haṭha-Yoga von Coulter (2010, S. 337–339) entnommen.

Übung 29: Hüftöffner

In der ersten Phase ziehen Sie beide Knie heran und halten Sie zunächst locker vor dem Bauch, wobei die Beine eng aneinanderliegen (s. Abb. 16).
Atmen Sie die ganze Zeit ruhig und gleichmäßig, und spüren Sie, wie die Bauchdecke beim Einatmen die Oberschenkel berührt.

●

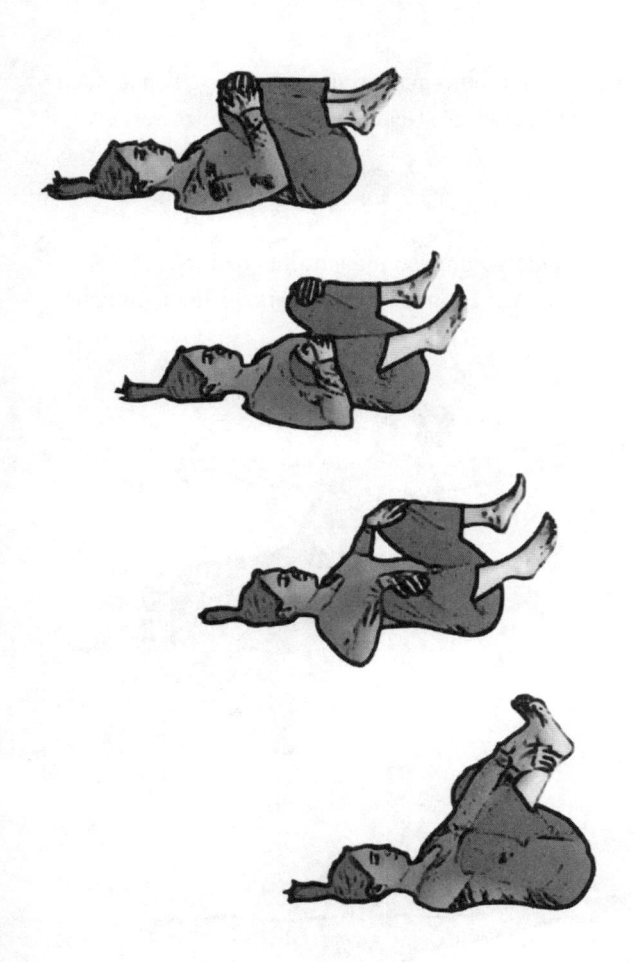

Abb. 16: Hüftöffner

Als Nächstes lassen Sie die beiden Knie nach außen sinken, wobei die Hände nach wie vor außen auf den Knien liegen.

●

Die nächste Vertiefung erreichen Sie dadurch, dass Sie mit den Händen nun die Innenseite der Knie fassen und diese aktiv nach außen bewegen, so dass die Hüftgelenke noch stärker geöffnet und die Oberschenkel gespreizt werden.

Wenn Ihnen die vorangegangenen Übungen leichtgefallen sind, dann können Sie noch drei weitere Vertiefungen aus-

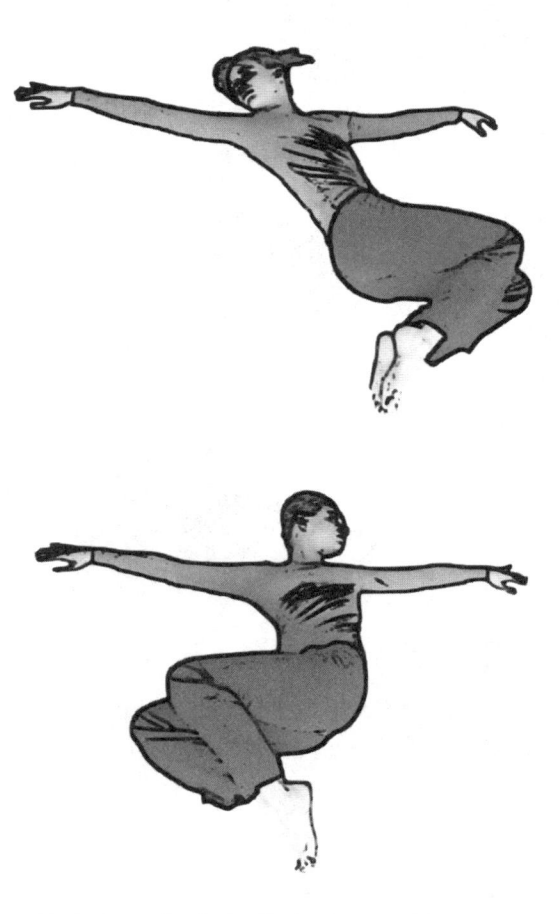

Abb. 17: Variationen des Krokodils *(makarāsana)*

probieren. Die erste besteht darin, dass Sie die Fußsohlen aufeinanderlegen, die Fußgelenke greifen und die Knie ganz nach außen klappen.

Noch intensiver wird die Dehnung, wenn Sie die Füße wie beim Schmetterling nicht am Gelenk, sondern dicht unterhalb der Zehen greifen und mit beiden Händen umschließen. Halten Sie diese Stellung eine Weile, um zu sehen, wie die Knie allmählich weiter nach außen fallen, wenn Sie die Muskeln entspannen.

Bei der letzten Variation (nicht abgebildet) werden die Füße jeweils mit der Hand der gleichen Seite von innen her gefasst und herangezogen, so dass die Knie rechts und links neben den Rumpf gezogen werden. Entwickeln Sie keinen sportlichen Ehrgeiz und setzen Sie nicht zu viel Kraft ein, wenn Sie auch diese Variante testen möchten.

Nach den aktiven und stark beugenden Dehnungen bietet die nachfolgende Übung einen idealen Ausgleich, indem die Wirbelsäule nun wieder passiv gestreckt wird.

Übung 30: Variationen des Krokodils

Die Krokodil-Übungen zeichnen sich dadurch aus, dass mit dem Gewicht der Beine gearbeitet wird, um die Wirbelsäule zu strecken und zu drehen. Winkeln Sie die Beine wiederum an und stellen Sie die Füße diesmal direkt nebeneinander mit etwas Abstand vom Gesäß auf den Boden. Strecken Sie Ihre Arme in Schulterhöhe zu den Seiten aus (s. Abb. 17). Beim Ausatmen lassen Sie nun beide Knie in eine Richtung sinken, während Sie den Kopf zur anderen Seite drehen. Beim Einatmen bewegen Sie die Knie dann wieder in die aufrechte Position und lassen sie beim nächsten Ausatmen zur anderen Seite fallen. Beobachten Sie, wie das Gewicht der Beine das Becken zur Seite kippt und dadurch die Wirbelsäule gezogen und gedreht wird, so dass ein Zug bis hinauf in die gegenüberliegende Schulter entsteht.

●

Diese Yoga-Stellung verdankt ihren Namen dem starken Rückgrat der Krokodile und deren rhythmischen Bewegungen beim Laufen und Schwimmen. Sie können die Übung intensivieren, indem Sie die beiden Füße vom Boden abheben, die Knie an den Bauch heranziehen und sie dann abwechselnd seitlich rechts und links neben dem Körper ablegen.

●

Es existieren außerdem noch etliche weitere Krokodil-Varianten im Sitzen, in Bauchlage oder mit übereinandergeschlagenen Beinen, auf die an dieser Stelle aber nicht näher eingegangen werden soll.

Wir kommen nun zur letzten Position im Liegen, die ein besonders hohes Ansehen genießt und bevorzugt am Ende von Yoga-Stunden zur tiefen Entspannung eingenommen wird.

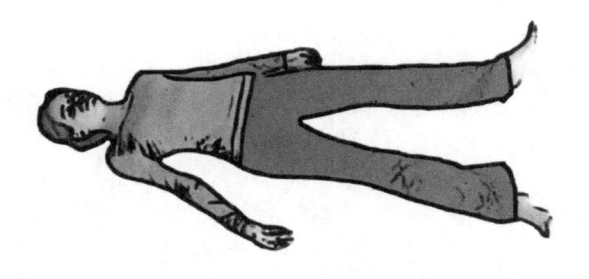

Abb. 18: Toten-Stellung *(śavāsana)*

Übung 31: Toten-Stellung

Die Rückenlage mit ausgestreckten Beinen und Armen ist ein Āsana, das keine Spannung der Haltemuskulatur erfordert und damit der Stellung eines Toten gleicht. Die Beine liegen dabei leicht gespreizt, so dass die Füße mindestens schulterbreit voneinander entfernt sind und locker zu den Seiten fallen. Die Arme liegen auch mindestens eine Handbreit vom Körper entfernt, wobei die Handflächen nach oben gedreht sind, um Schultern und Brustkorb zu öffnen (s. Abb. 18).
Achten Sie darauf, dass die Schulterblätter möglichst flach am Boden liegen und an ihren inneren Kanten kein punktueller Druck entsteht. Führen Sie die Schulterblätter dazu nach innen und unten zueinander – dadurch hebt und weitet sich der Brustkorb noch stärker. Der Kopf wird nach rechts und links gerollt, um dann in der Mittelposition zur Ruhe zu kommen. Falls Sie sich in kühler Umgebung befinden, decken Sie sich am besten mit einer leichten Decke zu. Sobald Sie das Gefühl haben, symmetrisch dazuliegen, sich die Position fest und angenehm anfühlt, lassen Sie alle Anspannungen los und überlassen sich ganz der Schwerkraft. Lassen Sie sich mit jedem Ausatmen etwas tiefer in die Entspannung sinken. Nehmen Sie sich mindestens fünf, besser

zehn bis fünfzehn Minuten Zeit, um sich in dieser Haltung zu erholen. Versuchen Sie geistig hellwach und bewusst zu bleiben, während der Körper in eine Art Schlafzustand *(yoga nidra)* gleitet.

Die Toten-Stellung eignet sich auch als Haltung für Atemübungen und die Meditation, wenn Ihnen das aufrechte Sitzen schwerfallen sollte. Um geistig wach zu bleiben, können Sie beispielsweise mit der Aufmerksamkeit systematisch von den Zehen bis zum Scheitelpunkt durch den Körper wandern, gezielt jede einzelne Region beatmen und gleichsam mit dem Scheinwerfer der Aufmerksamkeit »durchleuchten«. Üben Sie dies zunächst mit einer gesprochenen Anleitung, um ein Einschlafen zu verhindern. Eine geführte Anleitung zu solch einem *Body Scan* steht auf der Website zum Buch als MP3-Datei zum freien Download zur Verfügung.

Vollständige Sequenz

Im vorherigen Abschnitt wurde eine Auswahl repräsentativer Yoga-Stellungen vorgestellt, die zusammen eine ausgewogene Sequenz bilden. Wenn Sie diese vollständige Sequenz üben, sind einige allgemeine Prinzipien zu beachten, die nachfolgend zunächst jeweils aufgelistet und anschließend erläutert werden.

VORBEREITUNG AUF DAS ÜBEN:

- ca. 2 Stunden vorher kein schweres Essen
- ca. ½ Stunde vorher nicht übermäßig trinken

- bequeme Kleidung tragen, Ketten, Ringe etc. ausziehen
- potenzielle Störquellen ausschalten (Telefon etc.)
- Raum gut durchlüften, kein grelles Licht
- rutschfeste Unterlage; Kissen und Decke bereitlegen

Den Fehler, mit vollem Bauch Yoga zu üben, wird jemand in der Regel nur einmal machen, denn spätestens bei den Übungen mit intensiver Beugung nach vorne, wie z. B. der Hand-Fuß-Stellung, oder den Umkehrhaltungen, wie z. B. der Brücke, entsteht dann ein unangenehmer Druck. Üben Sie also möglichst morgens vor dem Frühstück oder ansonsten mit genügend Abstand zur letzten größeren Mahlzeit.

Die Kleidung sollte die Bewegungsfreiheit möglichst wenig einschränken (Jogginghose, Leggings) und vor allem den Bauch nicht einschnüren. Legen Sie beim Üben – wenn möglich – eine etwaige Brille ab und jede Form von Schmuck, um Druckstellen und Verletzungen zu vermeiden.

Schalten Sie Telefon und Handy aus, und informieren Sie etwaige Mitbewohner, dass Sie für einen bestimmten Zeitraum nicht gestört werden möchten. Ein aussagekräftiges Hinweisschild (z. B. mit Stopp-Symbol) kann zur Erinnerung hilfreich sein, vor allem wenn sich Kinder in der Wohnung aufhalten.

Frische Luft und eine dezente, warme Beleuchtung schaffen eine angenehme Atmosphäre für das Üben. Ein muffiger Dachboden oder Kellerraum mit Neonröhren an der Decke ist nicht geeignet! Verwenden Sie anstelle der Deckenbeleuchtung besser eine kleine Stehlampe, damit Sie am Ende in der Rückenlage nicht direkt in die Lichtquelle blicken.

Als Unterlage eignen sich ein dicker Teppichboden oder Teppich, eine rutschfeste Gymnastikmatte oder dezidierte Yoga-Matten, die in vielen Ausführungen im Fachhandel erhältlich sind. Legen Sie eine leichte Baumwolldecke bereit, um sich in der abschließenden Entspannung im Liegen zuzudecken. Bei

Bedarf können Sie auch flache Kissen unter die Fußgelenke oder den Kopf legen.

GRUNDHALTUNG BEIM ÜBEN:

- alle Bewegungen langsam, konzentriert und ruhig ausführen
- Bewusstheit durchgängig aufrechterhalten, auch in den »Pausen« (richtiger: Phasen des Nachspürens) zwischen zwei Āsanas
- eine positive, wohlwollende innere Haltung beim Üben entwickeln
- Respektieren, Erkunden und sanftes Erweitern der eigenen Grenzen
- Prozess auf allen Ebenen (körperlich, emotional und geistig) wahrnehmen und Spannungen lösen
- innere Ruhe entwickeln, nicht unter Leistungsdruck setzen: Die wirklichen Fortschritte treten ein, wenn Sie lernen loszulassen.
- Verweildauer in Stellungen langsam steigern, Anzahl der Atemzüge als Zeitgeber

Beim Yoga ist das Wie des Übens genauso essenziell wie die korrekte Ausführung der Stellungen. Hektik ist fehl am Platz, und wenn wenig Zeit zur Verfügung steht, dann kürzen Sie lieber die Sequenz, anstatt hindurchzuhetzen. Meditative Bewusstheit ist die Haltung, die für die richtige Ausübung entscheidend ist und sich zugleich durch das Üben entwickelt und vertieft. Verstehen und üben Sie jedes Āsana als Meditationshaltung, so, als ob Sie unbegrenzt darin verweilen wollten. Oft braucht es eine Weile, bis chronische Verspannungen bewusst werden und sich lösen. Lassen Sie sich diese Zeit, um tief in jede Yoga-Stellung einzutauchen und ihr spezifisches Wesen zu erfassen.

GESTALTUNG VON SEQUENZEN:

- stehend beginnen, im Liegen oder Sitzen enden
- immer zuerst Übungen zum Lockern und Aufwärmen
- während der Āsanas nicht den Atem anhalten (Überanstrengung!)
- schwierige Übungen durch leichtere Variationen vorbereiten
- Position schrittweise einnehmen, von den Füßen her aufbauen, ausrichten
- nach anstrengender Übung eine Ausgleichs-/Entspannungsübung
- Wechselspiel von Dehnung und Kräftigung, vorwärts- und rückwärtsbeugenden Übungen
- damit Einseitigkeiten nicht verstärkt werden, nicht nur Lieblingsstellungen üben
- genügend Zeit für eine Entspannung am Ende reservieren

Standübungen eignen sich gut zum Aufwärmen und Lockern. Wenn Sie erst einmal gesessen oder gelegen haben, fällt es Ihnen naturgemäß eher schwer, sich wieder in eine stehende Position zu begeben. Zum Aufwärmen eignen sich besonders gut dynamische Bewegungsfolgen wie z. B. der »Sonnengruß«, der sich jedoch in einem Buch nur bedingt vermitteln lässt, weil er aus mehreren Positionen besteht, die zunächst einzeln geübt und dann mit einem bestimmten Atemrhythmus nacheinander ausgeführt werden. Das lässt sich am besten im persönlichen Unterricht oder auch per Video vermitteln. Auf der Website zum Buch finden Sie Hinweise auf empfehlenswerte Medien und Video-Anleitungen im Internet.

Eine einfache Möglichkeit zum Lockern besteht darin, dass Sie im Stehen systematisch alle Gelenke bewegen. Beginnen Sie mit Zehen, Fußgelenk, Knie und Hüftgelenk eines Beines, indem Sie Greif- und Spreizbewegungen (Zehen) und kreisende

Bewegungen (Fußgelenk, Knie, Oberschenkel/Hüftgelenk) in beide Richtungen nacheinander ausführen; das Gleiche mit dem anderen Bein. Dann lassen Sie die Hüfte in beiden Richtungen kreisen, bewegen Finger, Handgelenke, Ellbogen, gestreckte Arme (siehe Übung 15) und Schultern (beide Seiten gleichzeitig synchron) sowie sanft den Kopf und schließlich den Unterkiefer.

Die Auswahl an Yoga-Stellungen ist enorm groß. Für die meisten fortgeschrittenen Positionen empfiehlt sich dringend die Anleitung durch einen Yoga-Lehrer, von denen es in Deutschland immerhin ca. 20 000 gibt. Unter fachkundiger Anleitung können Sie auch schwierigere Positionen wie Kopf-Knie-Stellung und Kobra oder Kerze und Fisch erlernen, die bei falscher Ausführung Risiken beinhalten.

Die Übung der vollständigen Sequenz aller oben vorgestellten einfachen Yoga-Stellungen nimmt inklusive zehn Minuten Entspannung am Ende ungefähr eine Stunde in Anspruch. Alle Abbildungen stehen auf der Website zum Buch zum kostenlosen Download zur Verfügung, damit Sie sich ein eigenes Übungsposter als Erinnerungshilfe zusammenstellen und ausdrucken können.

Die Praxis der Yoga-Stellungen hat für sich genommen schon zahlreiche positive Wirkungen auf die Gesundheit und Fitness:

- Harmonisierung des vegetativen Nervensystems
- Steigerung von Körperbewusstsein und motorischer Koordination
- körperliche Entspannung, emotionale Ausgeglichenheit und Konzentration

Außerdem wird oft berichtet, dass Yoga-Praktizierende jünger und vitaler wirken, als es ihrem biologischen Alter entspricht; dass sie sich (auch noch in hohem Alter) sicher, anmutig und geschmeidig bewegen sowie eine klare, volltönende Stimme haben. Diese Wirkungen auf Ausstrahlung und stimmlichen Ausdruck dürften für viele prominente SchauspielerInnen und MusikerInnen, die Yoga praktizieren (z. B. Angelina Jolie, Daniel Craig, Madonna, Sting), ein wichtiges Motiv darstellen. Es existieren dazu jedoch bislang keine wissenschaftlichen Studien.

Im vorliegenden Buch ist die Praxis der vorgestellten Yoga-Stellungen eingebunden in das Gesamtsystem des achtgliedrigen Yoga und dient vorrangig der Vorbereitung einer aufrechten und entspannten Sitzhaltung für Meditation und Atemübungen. Für Letztere ist es außerdem von Bedeutung, dass der Brustraum frei beweglich ist, so dass die volle Kapazität der Lungen genutzt werden kann.

Die optimale Sitzhaltung

Im letzten Abschnitt dieses Kapitels geht es um das, was das Glied Āsana im klassischen Yoga nach Patañjali ursprünglich bezeichnet, nämlich die Sitzhaltung für die Meditation. Es spricht nichts dagegen, eine feste, angenehme und völlig entspannte Sitzhaltung auf einem Stuhl einzunehmen, und wir beginnen zunächst mit dieser Variante, um eine Vergleichsbasis für die spezifischen Yoga-Sitzhaltungen zu erhalten, die im Anschluss vorgestellt werden.

Übung 32: Meditation auf einem Stuhl

Wählen Sie einen Stuhl in der richtigen Höhe aus, so dass Ihre Füße – mit Strümpfen oder barfuß – vollen Bodenkontakt haben. Bei Bedarf können Sie eine gefaltete Decke oder ein flaches, festes Kissen unter die Füße oder das Gesäß legen, um die Höhe zu justieren bzw. die Sitzfläche zu polstern. Stellen Sie die Füße einige Fuß breit auseinander. Bei senkrecht stehenden Unterschenkeln sollten die Oberschenkel ungefähr waagrecht sein (rechter Winkel im Knie). Setzen Sie sich am besten auf die vordere Hälfte der Sitzfläche, damit die Vorderkante des Stuhls nicht in die Oberschenkel einschneidet (s. Abb. 19). Lehnen Sie sich mit dem Rücken nur an, wenn Sie ansonsten Schmerzen bekommen. Ein Sitzkeil aus Schaumstoff, durch den die Sitzfläche nach vorne etwas abfällt, erleichtert die Aufrichtung, weil der Winkel zwischen Oberschenkeln und Rumpf dadurch etwas weiter geöffnet wird. Es gibt auch spezielle Stühle für die Meditation mit leicht abfallender Sitzfläche (siehe Links auf der Website zum Buch).

Um die ideale, lotrechte Position zu finden, richten Sie den Körper auf, lassen die Arme rechts und links locker herunterhängen und pendeln dann mit dem gesamten Rumpf leicht nach rechts und links, so dass Sie genau spüren können, wie sich die Druckbelastung durch das Gewicht zwischen dem linken und rechten Sitzbeinhöcker hin und her verschiebt. Lassen Sie die Pendelbewegungen kleiner werden, bis Sie sich genau in der Mittelposition befinden und sich das Gewicht gleichmäßig verteilt. Dann wiederholen Sie dieses Auspendeln auch nach vorne und hinten und legen schließlich die Hände auf die Oberschenkel.

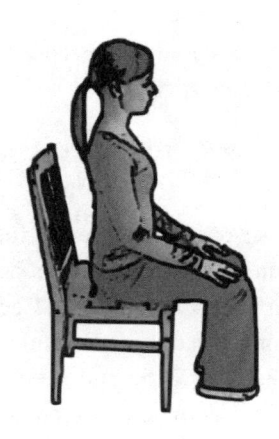

Abb. 19: Optimale Sitzhaltung auf einem Stuhl

Wie fest und angenehm fühlt sich diese Sitzhaltung an? Bleiben Sie mindestens fünf Minuten in dieser Haltung, ohne sich größer zu bewegen. Richten Sie sich mit dem Einatmen auf und entspannen Sie sich mit dem Ausatmen, ohne jedoch den Rücken in eine Krümmung sinken oder den Kopf nach vorne kippen zu lassen. Spüren Sie die vertikale Achse vom Gesäß bis zum Scheitelpunkt. Können Sie sich in dieser Haltung ungestört nach innen wenden?

●

Menschen, die es von Kindesbeinen an gewohnt sind, auf Stühlen zu sitzen, dürfte diese Sitzhaltung wenig Mühe bereiten. Demgegenüber sind Sitzhaltungen auf dem Boden für sie ungewohnt und schwieriger einzunehmen, weil die Bänder, Sehen und Muskeln verkürzt sind. Während es z. B. für Kinder noch kein Problem ist, längere Zeit in die Hocke zu gehen, wenn sie mit etwas auf dem Boden spielen, gelingt es vielen Erwachsenen nicht mehr, in der Hocke die

Fußsohlen flach auf den Boden zu bekommen. Probieren Sie aus, wie gut Ihnen dies noch gelingt.

●

In vielen Ländern ist das Hocken auch für Erwachsene eine ganz normale Haltung, beispielsweise bei der Arbeit oder beim Warten an Haltestellen, an denen in der Regel keine Sitzbänke zu finden sind. Auch die traditionellen Haltungen für die Meditation – das Knien und das Sitzen mit gekreuzten Beinen – sind dort alltäglich und erfordern kein besonderes Training. Abhängig davon, wie Ihre alltäglichen Sitzgewohnheiten aussehen, bedarf es einiger Vorbereitungen und Hilfsmittel, um diese Haltungen für längere Zeit einzunehmen.

Übung 33: Knien ohne / mit Hilfsmitteln

Bei einer knienden Haltung ohne Hilfsmittel ruht das gesamte Gewicht des Körpers auf den Unterschenkeln. Im Yoga trägt diese Haltung den Namen »Diamant- oder Fersensitz« (s. Abb. 20).

Wenn die Fußgelenke steif sind, gelingt es eventuell nicht, die Fußrücken flach auf den Boden zu legen. Und durch das Abknicken in den Knien besteht ein erhöhtes Risiko, dass die Beine unterhalb nicht ausreichend durchblutet werden und »einschlafen«. Machen Sie wiederum einen kurzen Test, wie gut Sie ohne Hilfsmittel auf einer weichen Unterlage knien können.

●

Der Druck auf den Unterschenkeln und die maximale Beugung der Knie unter Belastung lassen es wenig ratsam erscheinen,

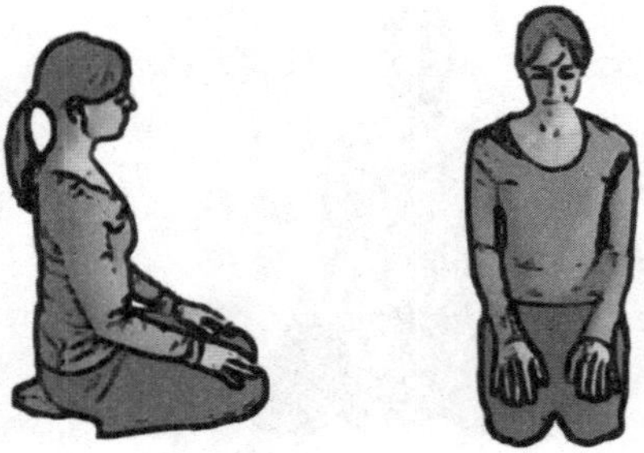

Abb. 20: Fersensitz *(vajrāsana)*

diese Haltung für längere Zeit einzunehmen. Die kniende Haltung wird daher für die Meditation meist in Verbindung mit einem Bänkchen genutzt, auf dem das Gesäß ruht, so dass der Druck von den Knien und Unterschenkeln genommen wird. Auf der Website zum Buch finden Sie die Bauanleitung für ein einfaches Bänkchen und Links zu Fachhändlern, die unterschiedliche Varianten, z. B. auch zum Zusammenklappen, anbieten.

Übung 34: Sitzen mit gekreuzten Beinen

Die bekannteste Sitzhaltung für die Meditation dürfte der Lotossitz sein, in dem auch der Buddha typischerweise abgebildet wird. Dabei kreuzen sich die angewinkelten Beine vor dem Körper in der Weise, dass die Füße jeweils mit der Fußsohle nach oben auf dem Oberschenkel des anderen Beines ruhen. Beim halben Lotossitz liegt nur ein Fuß auf dem Oberschenkel und der andere auf dem Boden (s. Abb. 21).

Für jemanden, der den vollen Lotossitz beherrscht, handelt es sich tatsächlich um eine ausgezeichnete Haltung für die

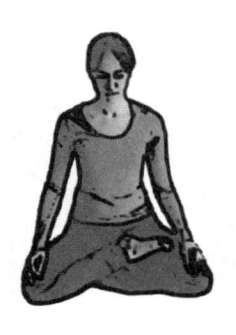

Abb. 21: Der halbe Lotossitz *(ardhapadmāsana)*

Meditation, die keinerlei Muskelanspannung in den Beinen erfordert und durch die drei Stützpunkte (Gesäß und beide Knie) ausgesprochen stabil ist (Ebert, 1986, S. 50). Wenn die Hüftgelenke jedoch nicht hinreichend beweglich sind, dann wird eine erhebliche Spannung in den Knien erzeugt, die zudem verdreht werden, obwohl es sich eigentlich um Scharniergelenke handelt. So finden sich im Internet unzählige Berichte von Menschen, bei denen durch langes Sitzen in diesen Haltungen Schäden an den Kniegelenken hervorgerufen wurden. Wenn Sie nun also selbst versuchen, die Beine in diese Stellung zu bringen, dann achten Sie bitte unbedingt darauf, Ihre Knie nicht zu stark zu belasten, und praktizieren Sie vorher die zahlreichen Übungen zur Flexibilisierung der Hüftgelenke, die im vorherigen Abschnitt vorgestellt wurden.

●

Könnten Sie im vollen oder halben Lotossitz so angenehm und entspannt sitzen wie auf einem Stuhl? Oder wären Sie die meiste Zeit durch Druckempfindungen und Schmerzen in den Knien abgelenkt? Können Sie sich vom Becken her aufrichten, oder sackt die Lendenwirbelsäule nach hinten, wenn Sie die Beine vor dem Körper ineinander verschränken? Falls dies der Fall sein sollte, können Sie diese Problematik etwas abmildern, indem Sie sich auf den vorderen Rand eines hohen, festen Kissens setzen.

Um sich langsam an diese Sitzposition zu gewöhnen, empfiehlt es sich, einige Zeit im einfachen Schneidersitz zu sitzen, bei dem die Füße jeweils unter dem Knie des anderen Beines zu liegen kommen. Hierbei werden die Knie geschont, und wenn Sie sich vornüber und zu den Seiten hin beugen, werden die Hüftgelenke und die Muskeln von Gesäß und Rücken gedehnt, so dass Sie Spielraum für eine entspannte Aufrichtung gewinnen.

Eine andere Haltung, die in den Schriften des Haṭha-Yoga nachdrücklich empfohlen, ja in den höchsten Tönen gepriesen wird, ist der sogenannte »vollkommene Sitz«, bei dem

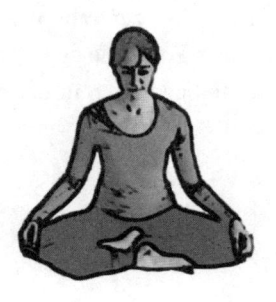

Abb. 22: Vollkommener Sitz *(siddhasāna)*

die Fußgelenke vor dem Schambein aufeinander oder voreinander liegen (s. Abb. 22). Der untere bzw. hintere Fuß kann dabei so weit herangezogen werden, dass die Ferse den Damm berührt. Auch hier bilden das Gesäß und die beiden Knie eine dreieckige Auflagefläche. Wenn zusätzlich die gestreckten Arme mit den Händen auf den Knien ruhen, entsteht die besonders stabile geometrische Form eines Tetraeders (Coulter, 2010, S. 525).

Probieren Sie auch diese Haltung direkt auf dem Boden und mit einem Sitzkissen aus und vergleichen Sie wiederum die Stabilität und Entspannung mit der in den anderen Sitzpositionen.

●

Protokollieren Sie die Ergebnisse Ihrer Versuche in Ihrem Yoga-Tagebuch, indem Sie die Qualität aller vorgestellten Sitzhaltungen mit Schulnoten beurteilen (Kriterien: fest, angenehm, entspannt). Entscheidend ist, dass die Wirbelsäule mühelos gerade und aufrecht gehalten werden kann und keine andauernden Spannungen im Schultergürtel, im Beckenbereich oder in den Beinen bestehen. Vergleichen Sie die Qualität und Leichtigkeit der Haltungen vor und nach der Übung der vollständigen Yoga-Sequenz. Eine individuell optimal geeignete Sitzhaltung zu finden ist eine zentrale Voraussetzung für die nachfolgenden Glieder des Yoga, die es erfordern, für eine längere Zeitspanne relativ unbeweglich in der gewählten Sitzhaltung zu verharren.

Atemübungen

Das vierte Glied des klassischen Yoga nach Patañjali trägt den Namen »prāṇāyāma«, ein Wort, das sich zusammensetzt aus »prāṇā« und »āyāma«. Prāṇā wird im Folgenden als »Atem« übersetzt, die Bedeutung des Begriffes geht über die physiologische Funktion des Gasaustausches über die Lungen jedoch weit hinaus. Eine häufig anzutreffende Übersetzung lautet »Lebensenergie« (Trökes, 1997, S. 4). Iyengar (1992) spricht vom »Lebenshauch aller Lebewesen« (S. 37) und allgemein von »Schwingungsenergien«, wobei er neben seelischer, geistiger, sexueller, spiritueller und kosmischer Energie auch alle Formen physikalischer Energie (Wärme, Licht, Schwerkraft, Magnetismus, Elektrizität) einbezieht.

Āyāma bedeutet »strecken, ausdehnen, ausweiten, aber auch Regelung und Zügelung« (Trökes, 1997, S. 5). Es geht beim Prāṇāyāma also um die Ausdehnung und Regelung des Atems, wie auch die Erläuterungen des Yogasūtra zeigen:

II.49 Wenn man darin [in der Sitzhaltung] feststeht, folgt die Atemregelung, die ein Innehalten im Rhythmus von Ein- und Ausatmen ist.

II.50 (Die Atemregelung) besteht aus den Vorgängen des Ausatmens, Einatmens und Anhaltens, und sie ist lang oder subtil, wenn Ort, Dauer und Zählung beobachtet werden.

II.51 Die vierte Form (der Atemregelung) übersteigt die äußeren und inneren Gegenstände.

II.52 Dadurch wird der Schleier, der die innere Erleuchtung bedeckt, entfernt.

II.53 Es entsteht eine Fähigkeit zur Konzentration des Denkens.

Der Atemvorgang wird im Yogasūtra zunächst in drei Vorgänge unterteilt: Einatmen, Ausatmen und Anhalten des Atems. Daraus ergeben sich vier zeitliche Phasen, denn das Anhalten kann nach der Einatmung und nach der Ausatmung erfolgen. Die Regelung der Atmung bedeutet, dass für jede der vier Phasen eine bestimmte Dauer eingehalten wird. Diese Dauern werden durch Angabe von Takten *(mātrās)* festgelegt, wobei ein Takt etwas länger als eine Sekunde ist. Die Vorgabe »4 – 2 – 8 – 2« würde also zum Beispiel bedeuten: 4 Takte einatmen, 2 Takte anhalten, 8 Takte ausatmen und 2 Takte anhalten, bevor wieder eingeatmet wird. Probieren Sie das aber jetzt noch nicht aus – eine schrittweise Hinführung zu dieser Art des Prāṇāyāma folgt weiter unten.

Im Yogasūtra wird noch eine weitere, vierte Form des Prāṇāyāma erwähnt, die innen und außen übersteige. Dabei handelt es sich um ein spontanes Aussetzen der Atmung (Palm, 2010), das auch in der empirischen Forschung beschrieben und mit Erfahrungen der Transzendenz in Verbindung gebracht wurde (Farrow & Hebert, 1982). In der Haṭha-Yoga-Pradīpikā wird ein enger Zusammenhang zwischen der Atmung und den Bewegungen des Geistes hergestellt. Es heißt dort im zweiten Lehrsatz von Kapitel 2 (Svātmarāmā, 2009): »Ist der Atem tätig, so ist auch der Geist tätig; ist der Atem untätig, so ist auch der Geist untätig. Der Yogin sucht vollkommene Ruhe zu erlangen, daher halte er seinen Atem an.« (S. 48) Durch die Praxis der verschiedenen Techniken des Prāṇāyāma werde es dem Yogin schließlich mühelos gelingen, »nach Belieben den Atem anzuhalten« (S. 58), so dass er sicher zum Ziel des Raja-Yoga gelange.

Der Prāṇāyāma beschränkt sich nicht alleine auf die Regelung der Dauer und Tiefe der vier Atemphasen. Er beinhaltet darüber hinaus spezielle Techniken, bei denen in besonderer Weise durch den Mund oder durch einzelne Nasenlöcher geatmet wird (Telles & Naveen, 2008; Trökes, 1997). In physiologischen Studien konnte gezeigt werden, dass z. B. die Atmung durch das rechte Nasenloch, die laut Yoga eine aktivierende Wirkung haben soll, den Blutdruck tatsächlich ansteigen lässt (Raghuraj & Telles, 2008), wohingegen der Blutdruck durch linksseitige und wechselseitige Atmung gesenkt wird. Die Ursachen dieser Effekte sind bisher unbekannt, und es ist auch unklar, wodurch spontane Wechsel im Luftstrom durch die einzelnen Nasenlöcher entstehen, die als »nasaler Zyklus« bekannt sind (Flanagan & Eccles, 1997). Es ist Ihnen wahrscheinlich selbst bei einer Erkältung schon einmal aufgefallen, dass abwechselnd immer eines der beiden Nasenlöcher offener ist. Die Wechsel treten rhythmisch auf, wobei sich die Dauer der Zyklen zwischen 30 Minuten und 2,5 Stunden bewegt (Tahamiler et al., 2009).

Von den insgesamt acht klassischen Techniken des Prāṇāyāma, die die Haṭha-Yoga-Pradīpikā beschreibt, werden im vorliegenden Buch die drei wichtigsten vorgestellt, die auch am häufigsten Gegenstand wissenschaftlicher Untersuchungen waren. Für eine ausführlichere Darstellung wird auf Iyengar (1992) verwiesen, dessen Lehrbuch *Licht auf Pranayama* ein intensives Schulungsprogramm vorschlägt, das sich über 200 Wochen, also nahezu vier Jahre erstreckt.

Wir beginnen mit der sogenannten Yoga-Vollatmung, die dazu dient, die einzelnen Atemräume zu spüren und das volle Lungenvolumen zu nutzen. Anschließend folgen Übungen zu den vier Atemphasen sowie zur wechselseitigen Nasenatmung und zur kontrollierten Hyperventilation. Die Analyse neurophysiologischer Effekte wird ergänzt durch kurze Erfahrungsberichte, die mögliche subjektive Wirkungen der Übungen illustrieren.

Übung 35: Yoga-Vollatmung

Diese Übung wird am besten in liegender Position (Toten-Stellung, siehe Übung 31) ausgeführt, und es bietet sich an, sie immer am Anfang der abschließenden Entspannung nach einer Yoga-Sequenz zu praktizieren. Wir bauen die Übung schrittweise auf, indem die drei Atembereiche – Bauch/Zwerchfell, Brustraum, Lungenspitzen – zunächst einzeln verstärkt beatmet werden, bevor sie dann bei der Yoga-Vollatmung allesamt mit Atemluft gefüllt werden.

Sobald Sie die liegende Position eingenommen haben, legen Sie die beiden Hände auf Ihren Unterbauch, ohne dass die Fingerspitzen sich berühren. Die Arme ruhen entspannt mit den Ellbogen auf dem Boden. Spüren Sie für einige Atemzüge, wie sich die Bauchdecke beim Atmen ganz von selbst hebt und senkt, und verstärken Sie dann diese Bewegung durch tiefes Atmen in den Bauch. Legen Sie dabei den Schwerpunkt auf eine tiefe Ausatmung und blähen Sie den Bauch beim Einatmen nicht krampfhaft auf. Falls Ihnen durch das vertiefte Atmen schwindelig werden sollte, dann verlangsamen Sie die Atmung.

●

Legen Sie als Nächstes die Hände etwas höher auf den Brustkorb bzw. seitlich auf die Flanken, so dass sie auf den Rippen zu liegen kommen. Beobachten Sie zunächst erst wieder die spontanen Atembewegungen und steigern Sie diese dann willentlich, ohne sich zu sehr anzustrengen. Gehen Sie dabei behutsam vor, so, als ob Sie einer Schaukel, die bereits hin und her schwingt, einen sanften zusätzlichen Schub geben, also das natürliche Ein- und Ausatmen lediglich etwas verstärken, so dass die Brustwand sich etwas stärker weitet und zusammenzieht.

●

Bei der dritten Stufe legen Sie Ihre Fingerspitzen nun auf den oberen Brustraum in Höhe des Schlüsselbeins. Die Ellbogen heben dabei vom Boden ab und können an den Körper angelegt werden. Ist auch dort oben noch eine Atembewegung zu spüren? Versuchen Sie, auch in diesen Bereich verstärkt hineinzuatmen.

●

In der Yoga-Vollatmung werden diese drei Bereiche nacheinander mit Luft befüllt, wobei die Übergänge fließend sind. Wenn Sie möchten, können Sie eine Hand auf den Bauch und eine auf den Brustkorb legen, um die Atembewegungen besser zu spüren. Lassen Sie beim Einatmen die Luft zunächst langsam in den Bauchraum strömen. Wenn sich das Zwerchfell ganz geweitet hat, lassen Sie die Atemluft weiter auch in den Brustkorb fließen, bis sie schließlich drittens auch die oberen Lungenspitzen ausfüllt.
Bei der anschließenden Ausatmung ist keine Reihenfolge zu beachten, lediglich ganz am Ende wird der untere Bauch noch etwas eingezogen, um die restliche Atemluft aus der Lunge zu befördern. Wiederum liegt der Schwerpunkt auf der vertieften Ausatmung. Wie bei einer Schwingtür oder einem Pendel verstärkt sich dadurch automatisch auch die Einatmung. Praktizieren Sie für mindestens fünf, besser für zehn oder zwanzig Atemzüge die Yoga-Vollatmung, bevor Sie zur natürlichen, spontanen Atmung zurückkehren.

●

Bei der normalen Atmung wird ungefähr ein halber Liter Atemluft ausgetauscht. Durch die Yoga-Vollatmung wird das Volumen auf ein Vielfaches gesteigert – die sogenannte Vitalkapazität beträgt nämlich ungefähr 3,5 Liter. Durch die Vertiefung der Atmung verlangsamt sich automatisch der Atemrhythmus. Einen »langen Atem« zu haben ist aus Sicht des Yoga erstrebenswert, denn es wird angenommen, dass die Zahl der Atemzüge eines Menschen festgelegt sei: Wer langsamer atmet, lebt folglich länger. Auch wenn die genannte Annahme einer rationalen Grundlage entbehrt, ist die abgeleitete Regel insofern plausibel, dass flaches und hastiges Atmen als Zeichen starker vegetativer Erregung unter Stress durchaus die Lebenserwartung reduzieren könnte.

Die beruhigende Wirkung einer langsamen und vertieften Atmung ist jedenfalls unstrittig, und sie ist ein wichtiges Element der meisten Entspannungsverfahren wie beispielsweise des Autogenen Trainings. Im Yoga wird besonderes Augenmerk darauf gerichtet, dass die Ausatmung länger ist als die Einatmung, wobei ein Verhältnis von 1 zu 2 (Einatmung zu Ausatmung) als ideal angesehen wird (Telles & Naveen, 2008). Ein Grund für diese Betonung der Ausatmung könnte darin liegen, dass bei der Einatmung der beruhigende Einfluss des Parasympathikus auf das Herz gehemmt wird, so dass die Herzfrequenz ansteigt. Bei der nachfolgenden Ausatmung nimmt die Herzfrequenz dann wieder ab. Diese sogenannte »respiratorische Sinusarrhythmie« ist bei vielen Menschen so groß, dass sie unmittelbar wahrnehmbar ist.

Wenn Sie mit Ihren Fingern den Puls am Handgelenk fühlen, können Sie vielleicht bemerken, wie sich der Herzschlag bei einer tiefen Einatmung beschleunigt und bei der Ausatmung – vor allem zu Beginn – deutlich verlangsamt.

Durch die Praxis der Körperstellungen werden die Atemräume erweitert, z. B. durch die Dehnung der Muskeln zwischen den Rippen. Die Vitalkapazität der Lunge kann dadurch ohne große Mühe ausgeschöpft werden und steht für die Atemübungen in vollem Umfang zur Verfügung. Die normale Atemfrequenz liegt bei einem gesunden Erwachsenen im Durchschnitt bei ca. 15 Atemzügen pro Minute, ein Atemzug dauert also ungefähr vier Sekunden. Wenn Sie die Yoga-Vollatmung praktizieren, werden die Atemzüge deutlich länger, so dass die Atemfrequenz stark abnimmt.

Praktizieren Sie nochmals die Yoga-Vollatmung für zehn Atemzüge und stoppen Sie diesmal die Zeitspanne, die Sie dafür benötigen. Notieren Sie die Zeit in Sekunden in Ihrem Yoga-Tagebuch und berechnen Sie die Dauer eines Atemzugs. Wie viele Atemzüge pro Minute ergeben sich daraus?

●

Die Gesamtdauer eines Atemzugs verteilt sich auf die vier Atemphasen, wobei Sie bisher den Atem noch nicht angehalten haben, sondern sich Einatmung und Ausatmung immer unmittelbar aneinander anschlossen. Bei der nächsten Übung werden nun schrittweise Pausen eingeführt, in denen der Atem angehalten wird.

Übung 36: Atemphasen zählen

Diese Übung können Sie ebenfalls in liegender Position praktizieren, solange Sie dabei nicht einschlafen. Um dieses Risiko zu reduzieren, wird beispielsweise empfohlen, den Rücken mit gefalteten Decken so zu unterfüttern, dass eine Schräge entsteht und der Kopf etwas höher zu liegen kommt. Alternativ können Sie auch im Sitzen üben.

Beginnen Sie zunächst damit, den natürlichen Atem zu beobachten und die Dauer der Einatmung und Ausatmung zu bestimmen. Dazu können Sie z. B. ein Metronom oder eine laut tickende Uhr verwenden, oder Sie zählen innerlich in einem gleichförmigen Rhythmus 1, 2, 3 usw. Wie lange dauert die Einatmung? Wie lange dauert die Ausatmung? Wie ist das Verhältnis zwischen beiden?

●

Vertiefen Sie nun Ihre Atmung in Richtung der Yoga-Vollatmung, gehen Sie jedoch nur so weit, dass Sie problemlos für längere Zeit mit dieser Tiefe atmen können, ohne dass es anstrengend wird. Die genaue Beobachtung der Atemphasen ist wichtiger als ein maximaler Atemhub. Beginnen Sie damit, dass Sie die Dauer von Einatmung und Ausatmung aneinander angleichen. Wenn Sie also bei der Einatmung z. B. bis 6 zählen, dann atmen Sie so aus, dass Sie am Ende der Ausatmung wiederum bei 6 ankommen. Praktizieren Sie dies für mindestens fünf Atemzüge.

●

Versuchen Sie im nächsten Schritt, die Ausatmung gegenüber der Einatmung zu verlängern. Steigern Sie die Dauer in kleinen Schritten (nur jeweils eine Zahl länger) und setzen Sie sich dabei nicht unter Druck. Vermeiden Sie es unbedingt, in Atemnot zu geraten oder schneller zu zählen, um ein gestecktes Ziel noch zu erreichen.
Ebenso wie bei den Körperstellungen geht es darum, die Grenzen auszuloten und zu respektieren. Halten Sie fest, in welchem Ausmaß Sie die Ausatmung gegenüber der Einatmung verlängern können, indem Sie die jeweiligen Taktzahlen als Verhältnis protokollieren. Atmen Sie nach jeder

Übung erst einige Zeit normal, bevor Sie sich wieder aufrichten.

●

Die Atemübungen mögen Ihnen vielleicht zunächst mechanisch und monoton vorkommen, aber ihre Wirkung ist nicht zu unterschätzen. So berichtet ein angehender Yoga-Lehrer Folgendes von einem Wochenendseminar:

»Ich hatte große Erwartungen an diesen Kurs, denn es sollte am ganzen Wochenende nur um Prāṇāyāma gehen. Was dann kam, war aber sehr unspektakulär. Wir lagen alle auf unseren Decken, in einer leichten Schräglage, und atmeten nach Ansage des Ausbilders in verschiedenen Verhältnissen ein und aus. Das war furchtbar langweilig, und ich bin nach einiger Zeit so weggedöst, dass ich nur noch ab und zu die nächste Anweisung mitbekommen habe. Den anderen ging es, glaube ich, genauso, jedenfalls hat jemand nicht weit neben mir deutlich vernehmbar geschnarcht. Das ging fast den ganzen Tag so, und abends war ich total abgeschlafft und ziemlich enttäuscht. Als ich dann in der U-Bahn-Station saß, fiel mein Blick auf den Müll im Schotter zwischen den Gleisen, wo eine Maus hin und her flitzte, und auf die schmutzigen grauen Betonwände. Und auf einmal, völlig unerwartet, kam mir die Einsicht: Das alles ist Gott. Das war nicht so ein normaler Gedanke, sondern der Satz stieg einfach in mir auf, während ich so schaute. Und gleichzeitig wallte ein Gefühl von Freude in mir auf, und ich war ganz wach und bei mir und zugleich eins mit dem Ganzen um mich herum. Und das in dieser Umgebung! Mir läuft jetzt noch ein Schauer den Rücken herunter, wenn ich daran denke. Die Welt war auf einmal völlig verändert. Seitdem habe ich großen Respekt vor den Atemübungen, denn mit so einer heftigen Nachwirkung hätte ich nie gerechnet.«

Dieses Beispiel zeigt eindrücklich, dass sich Auswirkungen der Atemübungen eventuell auch erst mit einer zeitlichen Verzögerung einstellen können. Außerdem wird deutlich, dass die Ausführung ein hohes Maß an Konzentration erfordert. Der letzte Lehrsatz im Yogasūtra zu Prāṇāyāma (siehe oben) weist explizit darauf hin, dass dieser die Fähigkeit zur Konzentration entstehen lasse, die beim sechsten Glied des Yoga gefordert ist. Der Prāṇāyāma ist also nicht nur Atemübung, sondern zugleich wichtige Vorbereitung für die Meditation.

Auf der nächsten Stufe dieser Atemübung beginnen wir nun mit dem Anhalten des Atems. Dazu wird üblicherweise der sogenannte Kinnverschluss *(jālandhara bandha)* benutzt, der darin besteht, dass das Kinn herunter auf die Brust gezogen wird. Dies erleichtert das Anhalten des Atems nach der Einatmung und wird für die vorschriftsmäßige Ausführung als »unerlässlich« angesehen (Iyengar, 1992, S. 146). Auch zwei andere Verschlüsse können beim Anhalten des Atems zur Anwendung kommen, Anfänger brauchen sich jedoch noch nicht mit ihnen »abzugeben« (Iyengar, 1992, S. 149). Ein weiterer Vorteil des Kinnverschlusses ist die damit verbundene Bewegungsaktivität, die die Gefahr des Einschlafens reduziert.

> Beginnen Sie in liegender oder sitzender Position damit, zunächst den natürlichen Atem zu beobachten. Dann verlängern Sie wiederum die Ausatmung, so dass diese mindestens zwei Zähltakte länger ist als die Einatmung, also z. B. 4 - 0 - 6 - 0. Wenn Ihnen das gelingt, dann passen Sie die Ausatmung an die Dauer der Einatmung an und verwandeln Sie die zusätzlichen Takte in Pausen: 4 - 1 - 4 - 1 oder 4 - 2 - 4 - 0. Praktizieren Sie den Kinnverschluss immer dann, wenn Sie nach der Einatmung den Atem anhalten, im letzten Beispiel also für zwei Takte. Atmen Sie nicht zu tief ein, damit der Druck beim Anhalten nicht so groß wird. Die

Übung sollte die ganze Zeit über angenehm bleiben und keine Atemnot entstehen lassen.

●

Durch unterschiedliche Verhältnisse der vier Atemphasen zueinander lassen sich sehr anspruchsvolle Übungen konstruieren, bei denen die Phasen des Anhaltens teilweise ein Vielfaches der Einatmung dauern. Anfängern wird von solchen Übungen jedoch dringend abgeraten. Stattdessen wird empfohlen, ausgehend vom natürlichen Atem, bei gleichen Verhältnissen der Atemphasen zueinander, die Dauern zu steigern, bis sich ein kompletter Atemvorgang schließlich »idealerweise« über eine ganze Minute erstreckt (Trökes, 1997, S. 20):

- 4 – 2 – 6 – 2
- 6 – 3 – 9 – 3
- 8 – 4 – 12 – 4
- 14 – 6 – 20 – 6 (46 mātrās ≈ 1 Minute)

Gehen Sie auf jeden Fall behutsam vor und steigern Sie die Dauern allmählich. Protokollieren Sie den Fortschritt und die Auswirkungen der Praxis in Ihrem Yoga-Tagebuch.

Übung 37: Wechselseitige Nasenatmung

Die nächste Atemübung wird üblicherweise in einer aufrechten Sitzposition praktiziert und erfordert eine bestimmte Handhaltung, um die Nasenlöcher einzeln zu verschließen. Dazu werden der Zeigefinger und der Mittelfinger der rechten Hand eingeklappt, so dass sie auf dem Handballen liegen. Der Daumen und der Ringfinger werden dann dazu benutzt, das rechte oder das linke Nasenloch zu verschließen, indem jeweils von einer Seite gegen den Nasenflügel gedrückt wird (s. Abb. 23).

Sie können diese Übung nur durchführen, wenn keines der beiden Nasenlöcher verstopft ist. Zuerst verschließen Sie mit dem Daumen das rechte Nasenloch und atmen durch das linke Nasenloch ein. Sobald Sie eingeatmet haben, verschließen Sie das linke Nasenloch und geben das rechte frei, um dort auszuatmen. Dann atmen Sie rechts ein und links aus, so dass der Zyklus mit der nächsten Einatmung (links) von neuem beginnen kann. Wenn Sie durcheinanderkommen, dann merken Sie sich einfach, dass Sie immer nach dem Einatmen das jeweilige Nasenloch verschließen und zur anderen Seite wechseln. Praktizieren Sie zunächst fünf Zyklen und steigern Sie die Anzahl dann allmählich bis auf zwanzig. Zum Zählen können Sie die Finger der anderen Hand oder eine Perlenkette verwenden.

●

Entspannen Sie nach dieser Übung für einige Minuten in der Toten-Stellung.

Wie oben bereits erwähnt, ist bisher nicht klar, auf welche Weise die wechselseitige Nasenatmung eine Wirkung auf das Nervensystem entfaltet. Bei der nächsten Übung ist der Wirkmechanismus hingegen bekannt, denn es handelt sich um eine Form der Hyperventilation, und es ist gut erforscht, was geschieht, wenn ein Mensch deutlich schneller und tiefer atmet als nötig. Es wird dadurch über die Lungen vermehrt Kohlendioxid abgegeben, so dass der entsprechende Partialdruck (pCO_2) im Blut sinkt. In einer eigenen Studie, bei der die Probanden über einen Zeitraum von 30 Minuten so schnell und so tief wie möglich atmen, sank der entsprechende Blutgas-

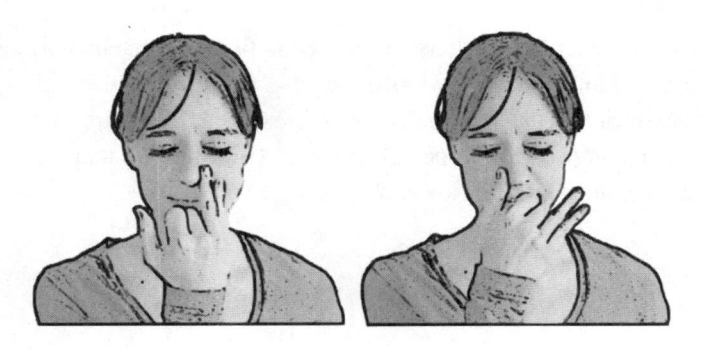

Abb. 23: Handhaltung zum Verschließen der Nasenlöcher

Parameter von einem Wert um die 40 Millimeter-Quecksilbersäule [mmHg] auf Werte zwischen 10 und 15 mmHg (Sassinek, 2010). Der pH-Wert des Blutes, der normalerweise sehr stabil zwischen 7,36 und 7,44 liegt, stieg parallel dazu bis auf Werte über 7,7 an, was erhebliche – aber reversible – Auswirkungen auf den gesamten Organismus hat.

Eine der Wirkungen von Hyperventilation besteht darin, dass im Anschluss daran der Atemantrieb deutlich reduziert ist. Die Regulation der Atmung erfolgt nämlich vornehmlich über Sensoren, die den Partialdruck des Kohlendioxids im Blut messen. Wenn dieser steigt, nimmt der Atemantrieb zu, damit das überschüssige CO_2 ausgeatmet wird. Wenn der Partialdruck durch Hyperventilation sinkt, setzt der Atemantrieb für eine Weile aus, bis sich durch den Stoffwechsel wieder so viel CO_2 im Blut anreichert, dass die kritische Schwelle überschritten wird und die Sensoren ansprechen.

Eine andere Wirkung von Hyperventilation ist eine Zunahme der Erregbarkeit im Zentralnervensystem. Daher kann Hyperventilation dazu genutzt werden, bei Patienten, die an Epilepsie leiden, zu diagnostischen Zwecken Krampfanfälle zu provozieren. Falls Sie an Epilepsie leiden sollten, ist dies also eine Kontraindikation für die nachfolgende Übung!

Ein dritter Effekt intensiver Hyperventilation besteht darin, dass damit starke Emotionen freigesetzt und veränderte Bewusstseinszustände ausgelöst werden können. Dies wird in der sogenannten »Holotropen Atemarbeit« nach Grof therapeutisch genutzt (Rhinewine & Williams, 2007).

Übung 38: Kontrollierte Hyperventilation

Die milde Form einer kontrollierten Hyperventilation während der nachfolgenden »Blasebalg-Atmung« *(bhastrikā)* zielt in erster Linie auf den Atemantrieb ab und soll ein längeres Anhalten des Atems ermöglichen (vgl. Trökes, 1997, S. 29). Die originale Bhastrikā-Technik, wie sie in der Haṭha-Yoga-Pradīpikā beschrieben wird, ist etwas komplizierter, weil sie das Atmen durch einzelne Nasenlöcher beinhaltet und sowohl die Einatmung als auch die Ausatmung forciert. Daher wird hier auf eine einfachere Variante zurückgegriffen, die den Namen »leuchtender Schädel« *(kapālabhāti)* trägt und eigentlich den Reinigungsübungen zugerechnet wird.

> Setzen Sie sich dazu in den Fersensitz oder mit gekreuzten Beinen aufrecht hin. Beginnen Sie nach einiger Zeit die Atemluft in einem schnellen Rhythmus (eine Ein- und Ausatmung pro Sekunde) ruckartig auszustoßen, indem Sie den Unterbauch wie bei einen Blasebalg einziehen. Die Einatmung erfolgt ganz von allein, wenn Sie den Unterbauch wieder entspannen. Steigern Sie die Anzahl der schnellen Ein- und Ausatmungen allmählich von zehn auf zwanzig. Nach dem letzten Ausatmen wird tief eingeatmet, die Luft einen Moment lang gehalten und dann langsam ausgeatmet. Der nächste Atemzug folgt dann nicht unmittelbar, sondern erst, wenn der Atemantrieb wieder einsetzt. Die Pause kann am Anfang nur wenige Sekunden betragen,

wird sich mit zunehmender Übung und Anzahl jedoch verlängern. Genießen Sie die Ruhe, die sich nach dem relativ hektischen Atmen in der anschließenden Atempause einstellt.

●

Entspannen Sie nach dieser Übung wiederum für einige Minuten in der Toten-Stellung. Notieren Sie dann die Wirkungen der Übung in Ihrem Tagebuch. Ein leichtes Kribbeln in den Fingern oder im Gesicht ist ein typischer Effekt der Hyperventilation, der von selbst verschwindet, wenn Sie wieder normal atmen. Als im Rahmen meiner Ausbildung zum Yoga-Lehrer nach den Wirkungen der Übung gefragt wurde, antwortete ein Teilnehmer: »Es wird hell im Kopf.«

Tatsächlich gibt es zahlreiche Berichte, die Lichtwahrnehmungen im Kopfbereich im Zusammenhang mit Atemübungen und Meditation schildern, und in religiösen Traditionen werden Heilige häufig mit dem nach ihnen benannten Lichtschein um den Kopf herum dargestellt. Ernstzunehmende wissenschaftliche Untersuchungen zu diesem Phänomen existieren meines Wissens bisher wohl auch deshalb nicht, weil keine Messgeräte zur Verfügung stehen, die in der Lage sind, diese Ausstrahlung objektiv zu erfassen (Aufnahmen mit Hilfe der Kirlianfotografie beruhen auf bekannten physikalischen Effekten und geben keine besondere »Aura« wieder.)

Falls Sie selbst im Zuge der Yoga-Praxis Lichterfahrungen machen sollten, dann schicken Sie bitte einen möglichst ausführlichen Bericht an den Verfasser (Kontaktdaten auf der Website zum Buch), damit Häufigkeit und Begleitumstände solcher Erfahrungen näher bestimmt werden können.

Anhand der vier beschriebenen grundlegenden Übungen können Sie erste Versuche mit Prāṇāyāma unternehmen und eigene Erfahrungen sammeln. Für eine weitergehende Praxis wird die persönliche Unterweisung in einer Yoga-Schule empfohlen.

Es existieren auch Programme, in denen Atemtechniken eine herausragende Rolle spielen. Hier ist z. B. das *Sudarshan Kriya Yoga* nach Sri Sri Ravi Shankar zu nennen, das von der *Art of Living Foundation* auch in einigen Städten im deutschsprachigen Raum angeboten wird (http://www.artofliving.org/; siehe auch Links zu kritischen Berichten und Einschätzungen auf der Website zum Buch).
Eine Trainingseinheit geht über 45 Minuten, verbindet mehrere Prāṇāyāma-Techniken miteinander und wird erfolgreich klinisch eingesetzt (Brown & Gerbarg, 2005 a, 2005 b, 2009; Kjellgren et al., 2007). Die ausgelösten Erfahrungen spannen nach Auskunft von Gerbarg, einer Professorin für Psychiatrie, die nach eigenen Angaben Tausende Teilnehmer in Kursen begleitet hat, ein weites Spektrum auf, das von keinerlei Erfahrungen und Einschlafen über Entspannung und Veränderungen der sensorischen Wahrnehmung bis hin zur Auflösung von früheren Traumata, tiefen Einsichten und orgiastischen Erfahrungen reicht (persönliche Mitteilung, E-Mail vom 7. Oktober 2005).

Welche Wirkungen die Atemübungen des Yoga auf ein Individuum haben, ist also offenbar sehr unterschiedlich. Da teilweise auch sehr starke Effekte auftreten können, ist eine behutsame Vorgehensweise nachdrücklich zu empfehlen. Beginnen Sie also mit kurzen Übungen und steigern Sie die Dauer in kleinen Schritten.

Wendung nach innen

Der letzte Schritt auf dem Weg des Yoga, bevor wir zu den drei Kernelementen Konzentration, Meditation und Versenkung kommen, besteht darin, die Sinne von den Außenreizen abzuziehen. Im Yogasūtra wird das fünfte Glied wie folgt erläutert:

II.54 Wenn die Sinne sich von ihren Objekten zurückziehen und sozusagen in das Eigenwesen des Geistes eingehen, so heißt dieser Zustand das »Zurückhalten der Sinne« (pratyāhāra).
II.55 Daraus entsteht eine vollkommene Beherrschung der Sinne.

Für die fünf Sinne – Sehen, Hören, Riechen, Schmecken, Tasten – bedeutet das, keine Verbindung mit den jeweiligen Sinnesobjekten herzustellen. Dies geschieht, indem die Augen geschlossen werden und eine besonders reizarme, z. B. völlig stille Umgebung aufgesucht wird. Berührungsreize können dadurch vermieden werden, dass eine gewählte Körperhaltung so bewegungslos wie möglich beibehalten wird. Durch den ausbleibenden Zustrom an sensorischen Empfindungen verlieren die neuronalen Repräsentationen des eigenen Körpers nach einiger Zeit an Schärfe oder verblassen vorübergehend sogar vollständig: Wenn Sie einige Zeit reglos in einer Haltung verharren, werden Sie vielleicht selbst bemerken, dass Sie beispielsweise nicht mehr spüren können, ob Ihre Hände mit den Handflächen nach oben oder nach unten liegen.

Bei längerer Bewegungslosigkeit kann auch der Eindruck entstehen, dass sich der Körper gänzlich auflöst. Derartige Phänomene wurden in zahlreichen Experimenten zur sogenannten »sensorischen Deprivation« ausführlich studiert. Dabei ging es einerseits darum, besser zu verstehen, was mit Menschen geschieht, die in der Wüste, auf Polarexpeditionen, im Weltraum oder auch in Einzelhaft einer besonders reizarmen Umgebung ausgesetzt sind. Andererseits ging es um mögliche therapeutische Anwendungen der sogenannten »Restricted Environmental Stimulation Technique/Therapy« (REST).

Bei der therapeutischen Anwendung kommen zwei Varianten zum Einsatz: (1) der Aufenthalt in einem abgedunkelten und schallgedämmten Raum, in dem der Patient über einen Zeitraum von typischerweise 24 Stunden ruhig auf einem Bett liegt, sowie (2) *Flotation REST* in einem geschlossenen, belüfteten Behälter (»Samadhi Tank«) mit einer speziellen Satzlösung, in der der Patient mühelos schwebt (Suedfeld & Borrie, 1999). Die guten Erfolge dieser Methode bei der Behandlung von Stresserkrankungen werden darauf zurückgeführt, dass Ablenkungen und externe Anforderungen für eine Weile drastisch reduziert werden. Dies äußert sich in positiven Veränderungen physiologischer Maße (Blutdruck, Niveau von Kortisol und Adrenalin im Blut) und gesteigertem Wohlbefinden (Dierendonck & Nijenhuis, 2005). Die Kombination von Flotation REST (20 Sitzungen verteilt über zehn Wochen) mit Psychotherapie (10 Sitzungen) erwies sich in einer Pilotstudie bei der Behandlung des Burn-out-Syndroms als sehr erfolgreich (Kjellgren et al., 2010).

In der letztgenannten Studie wurden ausführliche Erfahrungsberichte der Patienten erhoben und verschiedenen Kategorien zugeordnet. Nachfolgend sind ausgewählte Aussagen wiedergegeben, die darauf hinweisen, dass die Abschottung von Außenreizen für sich bereits bemerkenswerte Einsichten und Bewusstseinsveränderungen auslösen kann (Kjellgren et al., 2010, S. 1251 ff.; Übersetzung durch den Verfasser):

- **Gesteigerte Bewusstheit der Bedeutsamkeit der Atmung:** »Atmung und Gedanken sind verbunden«/»Ich bin mir be-

wusster geworden, wie ich entspanne und wie diese Entspannung meine Atmung beeinflusst«.
- **Veränderte Bewusstseinszustände:** »Ich ... flog einfach weg ins Nichts ... mein ganzer Körper flog«/»Es war sehr schön, so entspannt zu sein und ins Nichts zu verschwinden«/»Es ist nur mein Kopf und mein Bewusstsein da, der Rest meines Körpers war nicht hier, und alles hat sich auf das Bewusstsein konzentriert«/»Und gleichzeitig war es sehr angenehm, in einen anderen Zustand wegzusegeln«/»Ich hatte ein intensives Gefühl von Freiheit«.
- **Reduzierte Gedankentätigkeit, gesteigerte Selbstkontrolle:** »Ich kann mich auf einen Gedanken und seine Lösung fokussieren. Sonst denke ich, dass ich 47 Gedanken gleichzeitig in meinem Kopf habe«/»Was faszinierend ist, ist, dass die Gedankentätigkeit von selbst abschaltet«/»Es ist diese Einsicht, dass ich eine Menge Macht habe und kontrollieren kann, anstatt einfach dem Strom [der Gedanken] zu folgen«/»Es ist so gut für mich, am Ende in der Lage zu sein, meine Gedanken zu kontrollieren«.
- **Einfluss auf Träume:** »Seit ich mit Flotation begonnen habe, erinnere ich mich an meine Träume. Außerdem sind meine Träume jetzt relevanter für mich«.
- **Verständnis der Beziehung zwischen Körper und Bewusstsein:** »Ich übernehme zu viel Verantwortung und Kontrolle. Ich fühle, wo das im Körper ist, diese Muskeln, mehr und mehr, und dann werde ich stärker in mir selbst geerdet«/»Ich bin achtsamer dafür geworden, wann ich angespannt werde, und bemerke, dass sich meine Atmung dann verändert. Daher kann ich jetzt entscheiden, ruhiger zu atmen, und werde dann entspannter«.
- **Neuer Lebensstil, Unabhängigkeit von der Meinung anderer:** »Jetzt konzentriere ich mich einfach auf die wichtigen Dinge im Leben, anstatt zu kontrollieren und mich von anderen Leuten verwirren zu lassen«/»Bei vielen unwichtigen

Dingen winke ich jetzt einfach ab«/»Aber am wichtigsten ist, dass ich jetzt einfach lächle, wenn Leute mich kritisieren«.

In einer vorherigen Studie (Kjellgren et al., 2008, S. 643) hatten die Probanden außerdem von visuellen und akustischen Phänomenen berichtet (traumartige Sequenzen, innere Stimmen oder Musik, Lichtphänomene wie Funken und verschiedene Farben), was darauf hinweist, dass durch den geringen sensorischen Zustrom offenbar die Schwelle für das spontane Feuern von Neuronen gesenkt wurde.

In vielen mystischen Traditionen begeben sich die Praktizierenden zur Meditation in Klausur, ziehen sich in Höhlen oder Klosterzellen zurück. Alleine der Aufenthalt in einer solchen Umgebung kann zu größerer innerer Ruhe und neuen Einsichten führen.

Übung 39: Reizvolle Stille – sensorische Deprivation

Hierzu können Sie selbst ein Experiment machen, indem Sie sich für einige Zeit aus dem geschäftigen Alltag zurückziehen. Gehören Sie zu den Menschen, die permanent auf der Suche nach Reizen und Ablenkung sind? Falls ja, dann stellt diese Übung eine besondere Herausforderung dar, denn sie dient dazu, dieses gewohnte Muster zu durchbrechen. Begeben Sie sich dazu in einer möglichst ruhigen Umgebung in eine aufrechte Sitzhaltung, um ein Einschlafen zu vermeiden. Schließen Sie die Augen und tun Sie wirklich für mindestens 15 Minuten nichts aktiv! Beobachten Sie lediglich passiv, was geschieht, wenn Sie sich ganz in Ihre innere Welt zurückziehen.

Welche Wirkung hat es, wenn Sie sich ganz auf sich besinnen? Konnten Sie Veränderungen bemerken? Hatten Sie nach einiger Zeit das Gefühl, bei sich selbst angekommen zu sein? Hat sich die Stille der Umgebung auch im Innern ausgebreitet?
Im weiteren Verlauf werden Sie eine Reihe von Meditationstechniken kennenlernen, die zu einer Beruhigung des Geistes führen sollen. Bevor Sie sich in die Praxis »stürzen«, nehmen Sie sich zunächst stets einige Minuten Zeit, um zunächst einfach nur nach innen zu lauschen und zu sich zu kommen.

Konzentration, Meditation, Versenkung

Wir kommen nun zu den drei letzten Gliedern des Yoga, die gemeinsam in diesem Kapitel besprochen werden, weil sie eng miteinander verwoben sind. Ihre Zusammengehörigkeit wird im Yogasūtra dadurch unterstrichen, dass sie als »innerer Kern« des Yoga bezeichnet werden und dass direkt nach ihrer Definition ein eigener Begriff eingeführt wird, der alle drei zusammenfasst:

III.1 Die Verbundenheit des Bewusstseins mit dem Betrachtungsgegenstand ist Konzentration (dhāraṇā).
III.2 Dort (in dieser Konzentration) ist das Einstimmen in einen einzigen Erfahrungsakt Meditation (dhyāna).
III.3 Nur die Meditation, die den Gegenstand allein zum Leuchten bringt und wobei man sozusagen der eigenen Identität entblößt ist, ist Versenkung (samādhi).
III.4 Diese drei (dhāraṇā, dhyāna, samādhi) werden zusammen als »Sammlung« (saṃyama) bezeichnet.
III.5 Deren Meisterung führt zur Weisheitsschau.
III.6 Sie wird auf die verschiedenen Bereiche (der Meditation) angewendet.

III.7 Diese drei (dhāraṇā, dhyāna, samādhi) sind der innere Kern der früheren Aspekte des Yoga (d. h. yama, niyama, Āsana, prāṇāyāma und pratyāhāra).
III.8 Selbst diese drei sind nur die äußeren Aspekte der »keimlosen Versenkung« (nirbīja).

Hier wird nochmals deutlich gemacht: Der Schulungsweg des Yoga ist kein linearer Anstieg, die Glieder sind keine Stufen einer Leiter, sondern der Weg geht von außen nach innen. Den Regeln der äußeren Disziplin, die in erster Linie das Verhalten gegenüber der Umwelt betreffen, folgt die innere Disziplin. Stellungen, Sitzhaltung und Atmung, die den Körper und seine vegetativen Funktionen beeinflussen, zielen darauf ab, die äußerlich sichtbaren Bewegungen so weit wie möglich zu reduzieren. Am Ende werden schließlich alle äußeren Reizquellen weitgehend ausgeschaltet, um die Wendung nach innen zu erleichtern.

Wir sind auf dem Weg des Yoga nun also im Bewusstsein selbst, auf einer subtileren Ebene angekommen, wo es nicht mehr um grobe Bewegungen geht, sondern darum, die seelisch-geistigen Vorgänge zur Ruhe kommen zu lassen bzw. stillzulegen. Im vorangegangenen Kapitel haben Sie bei der Übung zur sensorischen Deprivation höchstwahrscheinlich festgestellt, dass auch bei Bewegungslosigkeit und trotz der Ausblendung von externen Reizen im Innern zahlreiche geistige Vorgänge ablaufen. In meinen Kursen an der Universität Gießen mit Studierenden der Psychologie waren diese oft geradezu entsetzt, was für ein Chaos in ihrem Innern herrschte und wie wenig sie in der Lage waren, es zu kontrollieren.

Übung 40: Das innere Chaos beobachten

Bei genauerer Betrachtung und psychologischer Analyse zeigt sich allerdings, dass dieses wilde Durcheinander gar nicht so chaotisch ist, wie es auf den ersten Blick erscheint, sondern dass es durchaus gewissen Gesetzmäßigkeiten folgt, ja sogar ein Grundprinzip der Steuerung unseres Verhaltens darstellt. Bevor dies näher erläutert wird, machen Sie bitte zunächst einen Selbstversuch, um zu erkunden, was in Ihnen vorgeht, wenn Sie ruhig atmend, mit geschlossenen Augen, einfach nur aufrecht dasitzen und nach innen schauen bzw. lauschen. Welche Empfindungen, Gefühle und Gedanken tauchen auf? Womit beschäftigen sich diese Gedanken? Nehmen Sie sich bitte einige Minuten Zeit, um zu beobachten, was in Ihrem Innern geschieht. Wenn Sie jetzt gleich die Augen schließen, wird der Lesefluss unterbrochen, und Sie können die spontanen Abläufe im inneren Raum studieren, dem »Labor«, in dem auch die nachfolgenden »Experimente« stattfinden werden.

●

Solange Sie damit beschäftigt sind, die Zeilen in diesem Buch zu lesen, ist Ihr Bewusstsein damit gänzlich ausgefüllt – zumindest, wenn die Inhalte Ihre volle Aufmerksamkeit erfordern. Sobald Sie die Augen schließen, fällt diese äußere Reizquelle weg. Das Lesen stoppt, und Sie wechseln zur Übung: Sie beobachten eine Weile, was sich im Innern tut, und kehren dann wieder zum Text zurück.

Anhand dieses Beispiels lässt sich gut zeigen, wie unser Verhalten im Alltag gesteuert wird: Einer Tätigkeit folgt die nächste, wobei der Wechsel von außen (z. B. Anweisung im Text, Signal der Stoppuhr) oder von innen (»Jetzt habe ich genug beobachtet«) getriggert werden kann. Bei jeder Tätigkeit werden Sie außerdem angeben können, aus welchem Grund, mit welchem Ziel Sie diese ausüben. Sie lesen, um sich zu informieren, neue Einsichten zu gewinnen, etwas zu lernen, was Sie in Ihrem Leben nutzen können. Sie machen die Übung, um der Anweisung Folge zu leisten, Ihr Innenleben zu erforschen – oder überspringen sie vielleicht auch, weil Sie die Unterbrechung als Störung empfinden und lieber weiter dem Text folgen möchten.

Der entscheidende Punkt ist, dass ständig eine Vielzahl von Motiven und möglichen Handlungsalternativen besteht, die im Wettstreit miteinander stehen. Das momentan stärkste Motiv setzt sich zwar durch, die anderen sind jedoch nur vorübergehend unterdrückt und warten sozusagen im Hintergrund, bis sie zum Zuge kommen. Die Psychologie hat sich ausführlich mit der Hierarchie der Bedürfnisse und Motive des Menschen beschäftigt, die von physiologischen Grundbedürfnissen über soziale Anerkennung bis hin zur spiritueller Selbstverwirklichung und Transzendenz reichen (Maslow et al., 1971).

Für den Yoga sind diese Betrachtungen insofern relevant, als es die Bedürfnisse und Motive sind, die zu seelisch-geistigen Bewegungen führen. Die wichtigste Methode des Yoga zur Stilllegung dieser Bewegungen besteht darin, sich von Motiven zu lösen, indem eine Haltung der Loslösung bzw. des Nicht-Begehrens eingeübt wird. Bevor wir im Detail auf diese Art der Meditation eingehen, werden wir die seelisch-geistigen Bewegungen jedoch zunächst noch etwas eingehender untersuchen, um besser zu verstehen, wie sie zustande kommen.

Wiederholen Sie die letzte Übung noch einmal, und achten Sie diesmal darauf, woher die Gedanken kommen, die auf der inneren Bühne auftauchen. Können Sie die Bedürfnisse und Motive erkennen, die ihnen jeweils zugrunde liegen? Aber Achtung: Konzentrieren Sie sich nicht zu sehr darauf, einen Gedanken zu erwischen und festzunageln, sonst kann es leicht passieren, dass partout keiner auftauchen will! Im Bild von der Bühne gesprochen wäre das so, als ob Sie als Polizist mitten auf der Bühne stehen und nach allen Seiten spähen, um eines Gedankens habhaft zu werden, der sich aus dem Hintergrund auf die Bühne traut. Stattdessen lehnen Sie sich sozusagen innerlich zurück und begeben sich in die Position eines Zuschauers, der dem Geschehen auf der Bühne freien Lauf lässt und es lediglich aufmerksam verfolgt. Erfassen Sie die Motive der Gedanken, ohne sich viele Gedanken dazu zu machen, sonst sind Sie selbst es wieder, der auf der inneren Bühne agiert.

●

Ist es Ihnen gelungen, Ihre Gedanken auf bestimmte Motive zurückzuführen? Sind Ihnen bestimmte Bedürfnisse bewusst geworden und in den Vordergrund getreten? Mit auftauchenden Gedanken werden Sie sich bei der Praxis des Yoga, vor allem während der Meditation, immer wieder auseinandersetzen.

Ein Gedankentypus, der bei solchen Übungen sehr häufig auftaucht, kreist um Dinge, die noch zu erledigen sind. Insbesondere wenn Sie zu den Menschen gehören, die unter chronischem Zeitmangel leiden, weil es immer mehr zu tun gibt, als sie schaffen können, dann sind derartige Übungen, bei denen augenscheinlich ja nichts getan wird, eine große Herausforderung. So empfinden vielbeschäftigte Manager laut Paul Kohtes, einem Zen-Lehrer, das ruhige Stillsitzen oft geradezu als »Höchststrafe«. Auch Studierenden in Prüfungsphasen fällt es in der Regel sehr schwer, sich eine Auszeit zu nehmen, weil sie permanent an das Lernpensum denken müssen, das sie noch zu bewältigen haben.

Wahrscheinlich haben auch Sie eine Liste von Aufgaben, die Sie noch zu erledigen haben, vielleicht sogar – mit unterschiedlichen Prioritäten und Fristen versehen – in Ihrem elektronischen Terminplaner festgehalten. Ein Teil der Gedanken, die in der Meditation häufig auftauchen, beschäftigt sich mit der Planung der nächsten Zukunft, z. B. den Einkäufen, die noch zu machen sind, oder anderen Dinge, die einem oft gerade dann siedend heiß einfallen, wenn man sich gerade in der Sitzhaltung eingerichtet hat.

Eine zweite Gruppe von Gedanken ist auf die Vergangenheit gerichtet. So werden Sie sich bei einer Übung beispielsweise meist noch mehrmals die Anleitung in Erinnerung rufen, wenn Sie zwischendurch abgedriftet sein sollten. Daneben tauchen eventuell noch andere Erinnerungen auf, Dinge aus der Vergangenheit, die Sie noch weiterhin beschäftigen. Sie versetzen sich dann innerlich noch einmal in eine angenehme oder unangenehme Situation und vollziehen nach, was da geschehen ist. Ihre Wichtigkeit beziehen solche Erinnerungen aus ihrer emotionalen Wertigkeit und aus den sich ergebenden Konsequenzen für zukünftiges Verhalten, das Angenehmes zu wiederholen und Unangenehmes zu vermeiden sucht.

Eine dritte Gruppe von Gedanken schließlich ist auf die Gegenwart gerichtet. Was aktuell geschieht, wird gedanklich begleitet und eingeordnet (»Ich spüre die Atembewegung im Bauch«) und häufig auch positiv oder negativ bewertet (»Ich habe schon wieder zu viel gegessen!«).

> Beobachten Sie erneut Ihre Gedanken, und achten Sie diesmal darauf, ob diese sich auf die Vergangenheit, Gegenwart

oder Zukunft richten. Erinnern Sie sich an etwas Zurückliegendes, beschreiben und beurteilen Sie etwas Gegenwärtiges, oder handelt es sich um Vorstellungen, Phantasien oder Pläne für die Zukunft?

●

Ganz gleich, was Ihnen durch den Kopf gehen mag – es handelt sich in jedem Fall um seelisch-geistige Vorgänge, die stillgelegt werden sollen. Das Yogasūtra liefert uns folgende Aufzählung:

I.5 Es gibt fünferlei seelisch-geistige Vorgänge, (und sie sind entweder) leidvoll oder leidlos.
I.6 (Und zwar die folgenden:) Gültiges Wissen, Irrtum, Vorstellung, Schlafbewusstsein und Erinnerung.
I.7 Das gültige Wissen besteht aus direkter Wahrnehmung, Schlussfolgerung und Überlieferung (das ist Erkenntnis, die auf der Autorität heiliger Schriften beruht).
I.8 Irrtum ist eine verkehrte Erkenntnis, die sich auf etwas gründet, was dem Wesen der Sache nicht entspricht.
I.9 Vorstellung (vikalpa) ist eine Erkenntnis, die bloß auf Worten beruht, die bar jeder Wirklichkeit sind.
I.10 Der Schlaf ist ein Bewusstseinszustand (vṛtti), in dem der Gegenstand der Wahrnehmung abwesend ist.
I.11 Die Erinnerung ist das Nicht-Abhandenkommen von (früher) erfahrenen (Sinnes-)Gegenständen.

Vorstellungen und Erinnerungen zählen also ausdrücklich zu den seelisch-geistigen Bewegungen, die stillgelegt werden sollen. Außerdem alle richtigen und irrtümlichen Erkenntnisse, die durch Wahrnehmung, Schlussfolgerung oder Mitteilung gewonnen werden. Und schließlich ist auch der Tiefschlaf in der Liste enthalten, der also trotz Abwesenheit von Gegenständen der Wahrnehmung nicht mit dem Zustand der Transzendenz gleichgesetzt werden darf.

Solange Sie wahrnehmen, nachdenken, sich etwas vorstellen oder an etwas erinnern, sind Sie nach der Lehre des Yoga mit diesen seelisch-geistigen Vorgängen identifiziert, und die Geistseele kann sich daher nicht selbst erkennen. Die Frage lautet also, wie diese Vorgänge zur Ruhe gebracht werden können.

Das Yogasūtra zählt eine ganze Reihe von Methoden auf, wie dies erreicht werden kann. Die beiden ersten werden wie folgt beschrieben:

I.12 Das Zur-Ruhe-Kommen der seelisch-geistigen Vorgänge erlangt man durch Übung (abhyāsa) und Loslösung (vairāgya).
...
I.23 Oder durch Hingabe an Gott (kommen die seelisch-geistigen Vorgänge zur Ruhe).

Die Methode der theistischen Meditation mit dem Mantra OM haben Sie bereits kennengelernt. Die erstgenannte (atheistische) Methode der Übung und Loslösung wird gleich im Anschluss in einem eigenen Unterkapitel ausführlich behandelt. Zuvor wird noch kurz auf die weiteren Methoden zur Festigung des Geistes eingegangen, die das Yogasūtra nennt.

Festigung des Geistes

Neben den beiden Hauptmethoden, die aufgrund ihrer Wichtigkeit am Anfang stehen und jeweils mit mehreren Lehrsätzen erläutert werden, zählt das Yogasūtra der Vollständigkeit halber noch einige weitere Methoden auf, die Bäumer unter der Überschrift »Die alternativen Wege« gruppiert:

I.34 Oder (Meditation mit Hilfe) des Ausstoßens und Anhaltens des Atems (führt zur Ruhe des Geistes).
I.35 Oder (Meditation über) das Entstehen einer intensiven Beschäftigung in Bezug auf einen Gegenstand führt zur Festigkeit des Geistes.
I.36 Oder (Meditation über) einen Zustand der Leidlosigkeit, der die Eigenschaft der Erleuchtung hat (führt zur Festigung des Geistes).
I.37 Oder (Meditation über) einen Geisteszustand, der frei ist von der Begierde nach den Sinnesgegenständen (führt zur Festigung des Geistes).
I.38 Oder (Meditation über) die Erfahrung, die im Traum oder im Schlaf gewonnen wurde (führt zur Festigung des Geistes).
I.39 Oder durch Meditation über einen geliebten Gegenstand (erlangt man die Ruhe des Geistes).

Der erste (und damit wiederum wichtigste) alternative Ansatz nutzt zur Unterstützung der Meditation die Atemregelung.

Übung 41: Mit dem Atem den Geist anhalten?

Dass der Prāṇāyāma die Konzentration fördert, wurde bereits beschrieben und auch die Annahme eines engen Zusammenhangs zwischen Atmung und Geistestätigkeit. Wenn Sie den Atem bereits ohne große Mühe für einige Takte anhalten können, dann überprüfen Sie an dieser Stelle, ob die Gedankentätigkeit während des Anhaltens tatsächlich abnimmt.

Der nächste Ansatz ist allein aufgrund des Lehrsatzes kaum nachvollziehbar. Erst der Kommentar von Vyāsa, auf den auch Palm (2010) zurückgreift, macht deutlich, dass es hier um die Fokussierung auf konkrete Objekte wie z. B. die Nasenspitze oder die Zungenwurzel geht, durch die Geruchswahrnehmungen und Klangwahrnehmungen hervorgerufen werden könnten (Maas, 1997).

Der dritte alternative Ansatz erscheint mindestens ebenso abstrakt, so dass sich daraus zunächst keine konkrete Übung ableiten lässt. Palm (2010) spekuliert, das mit der Erleuchtung eine konkrete Lichtquelle angesprochen sein könnte, und bei Trökes (2004, S. 185) wird zu diesem Lehrsatz tatsächlich eine Lichtmeditation auf eine Kerzenflamme beschrieben. Vyāsa beschreibt eine Konzentration auf den Herzlotos, durch die eine »Wahrnehmung des Bewusstseins« (Maas, 1997, S. 85) entstehe. Es handelt sich hier offenbar um einen Vorgriff, denn dieser Gedanke taucht identisch später im Zusammenhang mit den übernatürlichen Kräften noch einmal auf (Lehrsatz III.34; siehe Kapitel »Außergewöhnliche Erfahrungen« im dritten Teil).

Die nachfolgende Meditation richtet sich auf einen Zustand, der frei ist von der Begierde nach den Sinnesgegenständen. Dass Begierde Leiden hervorruft, wurde als theoretische Grundannahme des Yoga bereits ausführlich besprochen. Im nächsten Unterkapitel *Übung und Loslösung* werden dazu konkrete Übungen vorgestellt.

Die fünfte Methode sticht dadurch aus der Reihe hervor, dass hier (und auch nur an dieser Stelle) auf Erfahrungen bzw. »Erkenntnisse« (Palm, 2010) Bezug genommen wird, die im Traum und Schlaf gewonnen wurden und nun als Objekt der Meditation herangezogen werden können. Eine nähere Erläuterung liefert der Kommentar von Vyāsa nicht. Dass Patañjali diese Variante erwähnt, ist vor dem Hintergrund plausibel, dass durch Meditation die Intensität und Bedeutsamkeit der Träume zunehmen kann oder diese jedenfalls besser erinnert werden. Profunde Einsichten, die im Rahmen von Träumen erlangt werden, sind ein häufiges Thema in biographischen Berichten von Yogis. Wenn Träume einen nachhaltigen Eindruck hinterlassen, eignen sie sich offenbar gut zur vertiefenden Betrachtung in der Meditation.

Der sechste Ansatz zur Meditation empfiehlt zu guter Letzt irgendein geliebtes oder bevorzugtes Objekt. Sie können im Prinzip also jeden Gegenstand auswählen, um Beständigkeit in der Konzentration und Meditation zu erlangen. Bei Vyāsa heißt es, dass diese Beständigkeit dann auch bei anderen Gegenständen erreicht werden könne, dass es also – modern gesprochen – zu einem Lerntransfer kommt. Im Unterkapitel *Läuterung der Wahrnehmung,* das sich mit der objektbezogenen Meditation beschäftigt, werden wir auf diese Empfehlung zurückkommen.

Übung und Loslösung

Wir kommen nun zur wichtigsten Form der Meditation im Yoga nach Patañjali, die er gleich im Anschluss an die Definition der seelisch-geistigen Bewegungen als Methode zu deren Beruhigung vorstellt:

I.12 Das Zur-Ruhe-Kommen der seelisch-geistigen Vorgänge erlangt man durch Übung (abhyāsa) und Loslösung (vairāgya).
I.13 Die intensive Bemühung um diesen Ruhezustand ist die Übung.
I.14 Wenn diese Übung eine lange Zeit ununterbrochen und mit

einer Haltung der Hingabe vollzogen wird, bereitet sie eine feste Grundlage.

I.15 Das Nicht-Begehren nach allen gesehenen und gehörten Gegenständen ist die Loslösung, die auch Selbstbeherrschung (vaśīkara) genannt wird.

I.16 Das Nicht-Begehren nach den Grundelementen (der Erscheinungswelt), das zu der Schau des ursprünglichen Menschen (puruṣa) führt, ist die höchste Form der Loslösung.

Übung und Loslösung – das sind die Bestandteile der wichtigsten (atheistischen) Meditation des Yoga. Daneben existieren die theistische Form mit dem Mantra OM (»Hingabe an Gott«), die objektbezogene Meditation *(samāpatti)* und die meditative Konzentration oder Sammlung *(saṃyama)*, die auf bestimmte Objekte gerichtet wird, um übernatürliche Kräfte zu erlangen.

Zusammen mit den oben genannten sechs »alternativen Wegen« besteht also kein Mangel an Meditationsmethoden im klassischen Yoga nach Patañjali. Der Schwerpunkt der meisten Publikationen mit praktischen Anleitungen liegt jedoch auf Körperstellungen und Atemtechniken. Es existieren nur vergleichsweise wenige Bücher, die sich vorrangig mit der Yoga-Meditation befassen. Ein frühes Werk, das hier Abhilfe schaffen wollte, stammt von Swami Sivananda Sarasvati (1993). Es handelt sich dabei um die Übersetzung einer französischen Ausgabe aus dem Jahr 1950. Das Buch beschreibt eine große Anzahl von Techniken, ist jedoch stark religiös eingefärbt und geht nicht näher auf die oben zitierten Lehrsätze von Patañjali ein.

Ein aktuelleres und modernes Buch von Trökes (2004) geht stärker auf das Yogasūtra ein. (Die entsprechenden Abschnitte wurden von Helga Simon-Wagenbach verfasst.) Die zugehörige Praxisanleitung umfasst allerdings lediglich acht Seiten.

Neben der erwähnten Meditation auf eine Kerzenflamme geht es dort noch um die Entwicklung von Liebe, Mitgefühl und Freude sowie die meditative Konzentration auf drei Punkte (Quelle des inneren Lichts, Licht im Scheitelpunkt, Licht im Herzen).

Die bis dato gründlichste und differenzierteste Darstellung der *Strukturen yogischer Meditation* (so der Titel) auf Deutsch hat der Indologe Gerhard Oberhammer (1977) vorgelegt. Zusammen mit aktuellen Publikationen von Maas (2006, 2009) und dessen Übersetzung des Yogasūtra nebst Kommentar von Vyāsa (1997) wird sie als Grundlage für die nachfolgende psychologische Analyse und Ableitung von konkreten Übungen herangezogen.

Den Ausgangspunkt liefert uns die Unterscheidung von fünf Arten der Beziehung zwischen Geist und Außenreizen im Kommentar von Vyāsa (Übersetzung nach Maas, 1997):

- Der »anhaftende« Geist ist starr mit einem nicht intendierten Objekt verbunden.
- Der »benommene« Geist ist nur schwach mit einem Gegenstand verbunden, so dass der Erkenntnisvorgang beeinträchtigt ist.
- Der »den Objekten verhaftete« Geist wechselt unwillkürlich zwischen verschiedenen Gegenständen.
- Der »auf ein Objekt gerichtete« Geist ruht dauerhaft auf einem bewusst gewählten Gegenstand.
- Der »stillgelegte« Geist hat schließlich keinen Gegenstand mehr, so dass die Geistseele erfahren wird bzw. sich selbst erkennen kann.

Im dritten Teil seiner Magisterarbeit, die sich mit den »Grundlagen der Yoga-Psychologie« befasst, beschreibt Maas (1997,

S. 97–114) diese fünf mentalen Zustände eingehend. Mit den beiden ersten Zuständen brauchen wir uns nicht weiter zu befassen, denn es dürfte klar sein, dass ein starr anhaftender oder benommener Geist keine Grundlage für die Praxis des Yoga sein kann.

Ausgangspunkt für die Schulung und Weiterentwicklung des Geistes im Yoga ist der dritte Zustand, bei dem der Geist die meiste Zeit über unbewusst und unfreiwillig Bindungen mit Gegenständen eingeht, die ihn emotional ansprechen. Der Geist hat hier zwar die Möglichkeit und Fähigkeit, sich von Objekten zu lösen, gerät aber immer wieder erneut in unfreiwillige Bindungen. Hier setzt nun die Schulung des Geistes ein, um zur vierten Stufe zu gelangen: Die Konzentration wird zur Meditation, sobald es gelingt, einen einzigen Erfahrungsakt aufrechtzuerhalten.

Genau dieser Vorgang ist gemeint, wenn in Lehrsatz I.13 »Übung« definiert wird als intensive Bemühung um Beruhigung bzw. als ein »Streben nach Beständigkeit« (Maas, 1997). In seinem Kommentar verwendet Vyāsa hierfür die Metapher eines Flusses, der gleichförmig – ohne Strudel und Verwirbelungen – dahinströmt.

Bei den Übungen zur Beobachtung des inneren Chaos haben Sie bereits Erfahrungen mit der unsteten Natur des Geistes gemacht. Wahrscheinlich ist Ihnen auch zuvor schon bei den Atemübungen aufgefallen, dass Sie zwischendurch immer wieder abgeschweift sind. Um zu verhindern, dass unbewusste Automatismen den Geist von einem Gegenstand zum nächsten springen lassen, ist Übung erforderlich, die »lange Zeit ununterbrochen und mit einer Haltung der Hingabe« zu vollziehen ist (I.14).

Was bei diesem Üben im Gehirn geschieht, kann inzwischen mit bildgebenden Verfahren sehr gut untersucht und dargestellt werden. In einer aktuellen Studie gelang es Hasenkamp et al. (2012), mit funktioneller Magnetresonanztomographie sichtbar zu machen, welche Netzwerke im Gehirn während verschiedener Phasen der Meditation aktiv sind. Es wurden vier Phasen unterschieden:

1. fokussierte Aufmerksamkeit (auf dem gewählten Objekt)
2. Abdriften in Gedanken (»mind wandering«)
3. Bewusstheit des Abdriftens
4. Neuausrichtung der Aufmerksamkeit auf das gewählte Objekt (und somit Übergang zu Phase 1)

Meditation kann als ein Übungsprozess verstanden werden, in dem diese vier Phasen immer wieder durchlaufen werden. Zunehmende Übung äußert sich darin, dass die Phasen der Fokussierung länger werden und die Phasen des Abdriftens kürzer, weil der Übende früher bemerkt, dass er nicht mehr »bei der Sache« ist.

In der Studie waren die Meditierenden aufgefordert, per Knopfdruck den Zeitpunkt zu signalisieren, an dem sie das Abdriften bemerkten. Ein Zeitfenster rund um diesen Tastendruck konnte so der Phase 3 zugeordnet werden. Zwei unmittelbar anschließende Zeitfenster wurden als Phase 4 (Neuausrichtung) und Phase 1 (Fokussierung) definiert. Ein Zeitfenster unmittelbar *vor* dem Tastendruck wurde verwendet, um neuronale Korrelate von Phase 2 (Abdriften) zu bestimmen.

Durch den Vergleich der Aktivierung zwischen den vier Phasen (über die Bildung von sogenannten Kontrasten) konnten die Autoren zeigen, welche Hirnregionen und Netzwerke in welchen Phasen aktiv waren. So war in den Phasen der Fokussierung, der Bewusstheit des Abdriftens und der Neuausrichtung ein Aufmerksamkeitsnetzwerk aktiv, das generell für die Ausführung von Aufgaben benötigt wird. Demgegenüber waren während des Abdriftens zentrale Knoten des sogenannten »Default-Mode«-Netzwerks (DMN) aktiv. Bei Probanden mit langjähriger Übungspraxis war die Verbindungsstärke im Aufmerksamkeitsnetzwerk erhöht (Hasenkamp & Barsalou, 2012). Außerdem fanden sich Hinweise auf ein effizienteres Umschalten zwischen DMN und Kontrollnetzwerken sowie auf einen besseren Zugang zu körperlichen Empfindungen im Alltagsbewusstsein.

In den Strukturen des DMN nimmt die Aktivität immer dann zu, wenn Probanden in einem Versuch keine konkreten Aufgaben zu erledigen und sozusagen »Pause« haben. In solchen Phasen wird das Bewusstsein keineswegs abgeschaltet, sondern die Zeit wird genutzt, um über alles Mögliche nachzudenken, über Vergangenes, Zukünftiges oder über die gegenwärtige Situation. Es handelt sich also um genau jene seelisch-geistigen Vorgänge der Erinnerung, Vorstellung und selbstbezogenen Gedanken, die Sie bereits in den Übungen zur Beobachtung des inneren Chaos untersucht haben.

Um diese Vorgänge zu beruhigen, kommt zum Bemühen um Beständigkeit der Fokussierung – also zur Übung – ein zweiter wesentlicher Bestandteil der Meditation hinzu: Loslösung. Die seelisch-geistigen Vorgänge kreisen um Gegenstände, deren Bedeutsamkeit auf ihrer Wertigkeit basiert. Es geht also um Bedürfnisse, Wünsche, Ängste etc., die die Gedankenaktivität befeuern. Loslösung bedeutet nun laut Vyāsa, eine Haltung des Nicht-Begehrens zu entwickeln gegenüber »Dingen, die [es] anzustreben und zu vermeiden [sucht]« (Oberhammer, 1977, S. 139).

Im Kommentar zu Lehrsatz I.15 gibt Vyāsa einige konkrete Beispiele für die »gesehenen Gegenstände«, für die kein Verlangen gehegt werden solle: »Frauen, Speise und Trank [und]

Macht« (Mass, 1997, S. 69). Die »gehörten Gegenstände« beziehen sich dagegen auf Überlieferungen, die vom »Erwerb des Himmels, Göttlichkeit« und besonderen Seinszuständen künden – auch diesbezüglich solle kein Verlangen, sondern Gleichmut gehegt werden! Oberhammer (1977) beschreibt, wie im Verlauf der Praxis die Haltung des Nichtbegehrens »ihre innere Motivation und damit ihre spirituelle Wertigkeit« ändert:

»Sie geht aus von der Einsicht in das Ungenügen und die Leidhaftigkeit der welthaften Güter, schlägt aber dann in dem Maße, als das Bewusstsein im Verlauf des Meditationsweges zu einer immer klareren Erfahrung der Geistseele kommt, in eine ›heitere Abgeklärtheit‹ des Erkennens um, wo das ›Nicht-Begehren‹ nur noch positiv aus der Geisterfahrung motivierte, souveräne Freiheit der gesamten ›geist-fremden‹ Dimension der Urmaterie gegenüber ist.« (S. 140)

Die höchste Form der Loslösung bedeutet schließlich eine zeitweilige völlige Abkehr von allen Erscheinungen der Welt, einschließlich des eigenen Ich-Bewusstseins. Erst dann wird der Übergang zum fünften Zustand des stillgelegten Geistes möglich. Die Entwicklung hin zu diesem Zielzustand durch Übung und Loslösung vollzieht sich über mehrere Stufen und ist an bestimmte Voraussetzungen geknüpft, wie die nachfolgenden Lehrsätze verdeutlichen:

I.17 Wenn (das Zur-Ruhe-Kommen) mit Hilfe von logischem Denken, prüfender Überlegung, Seligkeit oder Ich-Bewusstsein erlangt wird, führt es zu (verschiedenen Arten) der Versenkung (samādhi), die mit Erkenntnis verbunden ist (saṃprajñāta).
I.18 Eine andere Art (von Versenkung) entsteht als Ergebnis der Übung, die zur Erfahrung des Stillstandes führt, wobei nur ein Rest der vergangenen psychischen Eindrücke bleibt.
I.19 Der Zustand der körperlosen Wesen, die sich in der Ur-

natur auflösen, ist (eine Art von samādhi, der) auf der Erfahrung des Daseins beruht.
I.20 Die anderen (verkörperten) Wesen erreichen eine Art von Versenkung (samādhi) durch Glauben, Mut, Erinnerung, Sammlung und Weisheit.

Patañjali unterscheidet fünf verschiedene Arten der Versenkung, die als aufeinanderfolgende Stufen zu verstehen sind. Die ersten vier, die in Lehrsatz I.17 aufgezählt werden, sind »mit Erkenntnis« verbunden *(samprajñāta samādhi)*. In Lehrsatz I.18 wird dann die fünfte Art der Versenkung »ohne Erkenntnis« *(asamprajñāta samādhi)* erläutert.

Bevor wir diese Stufen der Versenkung nacheinander besprechen und mit praktischen Übungen angehen, betrachten wir zunächst noch die Voraussetzungen, die in den weiteren Lehrsätzen genannt werden. In I.19 geht Patañjali auf die Versenkung von körperlosen Wesen ein und jenen, die in die Urmaterie eingegangen sind. In der Übersetzung von Maas (1997): »Die Körperlosen und die in der Urmaterie Ausgelösten besitzen die aus ihrer Existenz resultierende [keimlose Versenkung].« Diese körperlosen Geistwesen seien wohl entweder noch nicht in einen Körper eingegangen oder hätten die Welt bereits erfahren und sich dann mit dem Tod wieder in die Urmaterie aufgelöst (Palm, 2010).

Als verkörperte Skeptiker können wir diese Ausführungen getrost beiseitelassen und gleich zum nächsten Lehrsatz gehen, der auf die Voraussetzungen der Versenkung für leibhaftige Yogis eingeht. Hier werden, wie so oft im Yogasūtra, fünf Aspekte aufgezählt, die Oberhammer (1977, S. 141–148) ausführlich analysiert, um daraus den konkreten Vollzug des Meditationsweges abzuleiten. In einer Fußnote weist er darauf hin, dass hier offenkundig ein Bezug zu den fünf spirituellen Fähigkeiten bzw. Vermögen besteht, die in buddhistischen Schriften beschrieben werden, und vermutet, dass »sowohl die buddhistische wie die yogische Tradition auf eine gemeinsame Wurzel zurückgehen, die auf Seiten des Buddhismus lediglich in älteren Schichten bezeugt ist ...« (Fußnote 36, S. 141).

Die erste Voraussetzung übersetzt Bäumer mit »Glaube« und im Glossar, ebenso wie Oberhammer, mit »Vertrauen«. Das Vertrauen auf die Sinnhaftigkeit und den Erfolg des eigenen Tuns führt direkt zur zweiten Voraussetzung: Mut bzw. Tatkraft (Oberhammer). Umgekehrt werden Zweifel, Unsicherheit und Ängstlichkeit als Hindernisse für die Meditation angesehen. Religiöser Glaube an in heiligen Schriften überlieferte absolute Wahrheiten und Gottvertrauen scheiden für uns als Skeptiker zwar aus, stattdessen können wir unsere Zuversicht und Tatkraft jedoch auf rationale Argumente, plausible Hypothesen und Selbstvertrauen stützen.

Die dritte Voraussetzung »Erinnerung« ist auf den ersten Blick irritierend, denn Erinnerung zählt schließlich zu den Vorgängen, die zur Ruhe gebracht werden sollen. Es geht hier jedoch nicht um beliebige Gedächtnisinhalte, sondern um eine Form der Wachsamkeit bzw. Achtsamkeit, die auf zwei Ebenen von Bedeutung ist: Zum einen erinnert sich der Übende an die überlieferte Lehre, zum anderen daran, seine Aufmerksamkeit gemäß dieser Lehre immer wieder auf das eigene psychische Geschehen auszurichten (Oberhammer, 1977, S. 144). Ohne Erinnerung an die Instruktion zur Meditation ist die Übung derselben ja schlechterdings nicht möglich.

Das Vertrauen stärkt die Tatkraft und diese wiederum die Wachsamkeit, die benötigt wird, um bei der Sache zu bleiben. Die beiden weiteren Aspekte »Sammlung« und »Weisheit« bezieht Oberhammer (1977) zum einen auf die Beständigkeit durch

Übung und zum anderen auf das »Durchschauen« und »Übersteigen« aller vorliegenden Erkenntnisse im »Nichtbegehren«, um schließlich die Versenkung ohne Erkenntnis erreichen zu können (S. 147f.).

Wie sieht nun aber der konkrete Meditationsweg aus, der sich an diesen Voraussetzungen orientiert und über die oben genannten fünf Stufen der Versenkung entfaltet? Und was ist überhaupt das Objekt, auf das die Aufmerksamkeit gerichtet wird?

Im Yogasūtra wird zum Gegenstand der Meditation keine Angabe gemacht, Oberhammer (1977) kommt bei seiner Erörterung dieser Frage jedoch zu einem eindeutigen Ergebnis (S. 155f.): Es könne sich »nicht um einen beliebigen, banalen Gegenstand [handeln]«, sondern der Gegenstand der erkenntnishaften Versenkung müsse die Geistseele selbst sein. Der Meditierende müsse seine eigene Erfahrung als Subjekt begrifflich analysieren und auflösen, um am Ende schließlich das »ewig unveränderliche Zeugenbewusstsein der transzendenten Geistseele« zu realisieren.

Wir kommen hier also wieder ganz an den Anfang zurück und zu den beiden Eingangsübungen mit den Fragen: »Wer bin ich?« und »Wer schaut?«. Anders als zuvor bieten uns nun die Stufen der Versenkung jedoch eine Orientierung, welche seelisch-geistigen Vorgänge jeweils zur Ruhe gebracht werden, und wir wissen auch, mit welchen Mitteln dies bewerkstelligt werden kann: mit Übung in Beständigkeit und Loslösung.

Übung 42: Mit Denken verbundene Versenkung

Die erste Stufe der Versenkung ist mit logischem Denken *(vitarka)* verbunden; im Glossar gibt Bäumer als weitere Wortbedeutungen noch »Nachdenken« und »Reflektieren«

an. Wenn Sie über sich selbst nachdenken und überlegen, wer Sie im Kern eigentlich sind, und wenn Sie sich in diese Selbstreflexion so sehr vertiefen, dass nur noch diese Frage in Ihnen »aufleuchtet« und nichts anderes sonst, dann haben Sie diese erste Stufe der Versenkung bereits erreicht. Die Meditation stützt sich dabei auf begriffliches Denken, auf eine Art internen Dialog, bei dem Sie zugleich fragen und auch derjenige sind, der sich um eine Beantwortung bemüht. Halten Sie alle Antworten, zu denen Sie kommen, in Ihrem Yoga-Tagebuch fest, und auch, inwieweit Sie diese als befriedigend empfinden.

●

Inzwischen sind Sie bereits so gut mit der Philosophie des Yoga vertraut, dass Sie mit einer Antwort, die sich in Worten formulieren lässt, wahrscheinlich kaum zufrieden sein werden. Schließlich sind Begriffe seelisch-geistige Vorgänge, die stillgelegt werden sollen; jede Identifikation mit Namen, bestimmten Eigenschaften, Rollen, dem eigenen Leib wäre eine Bindung an Vergängliches und Illusion. Schreiten wir also weiter zur nächsten Stufe der Versenkung mit »prüfender Überlegung« *(vicāra)*.

Übung 43: Versenkung mit prüfender Überlegung

Wiederum ist es hilfreich, die weiteren Wortbedeutungen im Glossar von Bäumer heranzuziehen, um zu verstehen, was mit »vicāra« gemeint ist: »eine Art der subtilen Überlegung, Erwägung, des inneren Forschens«. Gegenüber dem begrifflichen Denken, das als vergleichsweise grob bezeichnet wird, geht es bei der prüfenden Überlegung um das Erfassen eines Sachverhalts.

Oberhammer (1977, S. 150) zitiert ein Beispiel, um den Unterschied zu verdeutlichen: Wenn jemand mit der Faust gegen Krüge schlage, um herauszufinden, welche härter und weicher seien, dann wäre das mit begrifflichem Denken vergleichbar, wohingegen die Feststellung am Ende der prüfenden Überlegung bzw. Erwägung gleiche.

Beim begrifflichen Denken verbinden Sie Worte zu Aussagen, die Sie nacheinander auf ihre Stimmigkeit hin »abklopfen«. Am Ende dieses sequenziellen, etwas holprigen Vorgehens, das mit einigem Hin und Her verbunden ist, steht die prüfende Überlegung, die feiner in die Problemstellung eindringt, so dass als Ergebnis eine ausgewogene Bewertung heranreifen kann, die mehrere Aspekte einbezieht.

Machen Sie einen weiteren Versuch, bei dem Sie sich in der beschriebenen Weise zunehmend vom groben begrifflichen Denken und inneren Dialog lösen und innerlich nachforschen, auf welche subtileren Aspekte die Frage nach der eigenen Identität abzielt. Können Sie erfassen, was hinter den Begriffen steht? Richten Sie den Blick prüfend auf sich selbst nach innen, und notieren Sie wiederum in Stichworten, zu welchen Einsichten Sie bei dieser Form der Versenkung kommen.

Beim tieferen Eindringen in die eigene Subjektivität und Identität bemerken Sie vielleicht, dass der innere Dialog langsam verstummt und stattdessen ein feinfühliges Lauschen und wortloses Reflektieren Raum greift. Sie sind mit sich allein, kommen allmählich sich selbst immer näher und können schließlich eins mit sich werden. Wenn Sie die Ebene des Denkens und Überlegens hinter sich lassen, können Sie die nächste Stufe der Versenkung erreichen, die durch Seligkeit, Wonne oder schlichtweg innere Freude *(ānanda)* gekennzeichnet ist.

Übung 44: Versenkung mit innerer Freude

Die Erklärung für das Auftreten eines freudvollen Gefühlszustandes bei fortschreitender Versenkung leitet Oberhammer (1997) aus der Anschauung des Yoga ab, dass die unmittelbare Begegnung mit der Geistseele als besonders wertvoll erfahren werde. Der Meditierende habe nun die Ebene des sprachlich-begrifflichen Denkens und der feinen Erwägung hinter sich gelassen und erfahre die eigene Geistseele erstmals unmittelbar. Diese direkte innere Begegnung und Betroffenheit würde als äußerst wertvoll erfahren und spontane Gefühle der Freude und Wonne hervorrufen, sofern der Meditierende bereit sei, »die begriffliche Dimension entgleiten zu lassen und sich der konkreten Erfahrung allein zu überlassen« (S. 158).

Ein neurowissenschaftlicher Erklärungsversuch wird erst an späterer Stelle erfolgen, wenn auch die objektbezogene Meditation vorgestellt wurde, bei der eine ähnliche Stufenfolge durchlaufen wird und noch andere Auswirkungen beschrieben werden.

Bei der nachfolgenden Übung besteht Ihre Aufgabe, in den Worten von Oberhammer, nun also darin, »die begriffliche Dimension entgleiten zu lassen und sich der konkreten Erfahrung allein zu überlassen«. Falls Ihnen das gelingt, können Sie beobachten, ob es tatsächlich ein Gefühl der Freude in Ihnen auslöst. Nutzen Sie das begriffliche Nachdenken als Einstieg, um Ihre Aufmerksamkeit auszurichten; lassen Sie die Selbstreflexion subtiler werden und schließlich ganz fallen, um sich einer unmittelbaren Selbst-Erfahrung zu öffnen.

●

Starke positive Emotionen wurden in der Studie von Piron (2003) dem vierten Tiefenbereich der Meditation (»Essenzielle Qualitäten«) zugeordnet, und eines der zugehörigen Items lautet: »Ich empfand grenzenlose Freude.« Derartige Erfahrungen werden also in der Regel nicht gleich bei der ersten Sitzung auftreten, sondern erst nach einiger Zeit, wenn die Gedankenaktivität durch Übung und Loslösung allmählich zur Ruhe gebracht wurde. Angesichts der positiven Wertigkeit solcher Erfahrungen besteht das Risiko, ein Verlangen danach zu entwickeln und auf dieser Stufe der Versenkung hängenzubleiben. Es bedarf also erneut der Loslösung, um zur nächsten Stufe voranzuschreiten.

Was bleibt übrig, wenn es durch Loslösung gelingt, die freudvolle Versenkung hinter sich zu lassen? Auf der letzten Stufe der erkenntnishaften Versenkung verbleibt nur noch die Erfahrung eines reinen, bloßen, nackten »Ich bin«.
Das Vordringen bis zu dieser Stufe der Versenkung stellt hohe Anforderungen an den Praktizierenden und dessen Bereitschaft, seine vertraute Identität und Persönlichkeit – zumindest vorübergehend – hinter sich zu lassen. Dieses auf sich selbst Zurückgeworfenwerden könne laut Oberhammer (1977, S. 159) als »Bedrohung der personalen Integrität und Identitätsverlust« empfunden werden. Die vertraute Ich-Identität und Erfahrung der Welt müsse aufgegeben werden, um das Zeugenbewusstsein der Geistseele realisieren zu können.
Wir bewegen uns bei dieser Stufe der Versenkung in einen Bereich hinein, der durchaus »mit Vorsicht zu genießen« ist, einer gründlichen Vorbereitung und eines geeigneten Umfelds be-

darf, um Risiken zu reduzieren (siehe dazu auch die Kapitel *Intensives Training* und *Risiken und Nebenwirkungen*).

Übung 45: Versenkung in das reine »Ich bin«

Wenn Sie mit dieser Stufe der Versenkung experimentieren möchten, dann seien Sie sich bitte darüber im Klaren, dass es sich um eine sehr fortgeschrittene Übung handelt, die eine gewisse Erfahrung mit den vorhergehenden Stufen voraussetzt:

»Was die Praxis dieses Meditationsweges betrifft, muss man sich diese wohl so vorstellen, dass jede Stufe so lange ›geübt‹ wurde, bis sie mühelos verwirklicht wurde, und dass zwischen den einzelnen Meditationen die durch die Lehre des (…) Yoga geprägte ›Erinnerung‹ als Sinnstruktur der meditativen Erfahrung weiter verfestigt werden konnte.« (Oberhammer, 1977, S. 159)

Wenn Sie über keine Vorerfahrungen verfügen und das vorliegende Buch mehr oder weniger in einem Rutsch heruntergelesen haben, sind Sie nicht ausreichend vorbereitet, und daher empfehle ich Ihnen, die nachfolgenden Übungen zu überspringen. Sie vermeiden damit auch eine etwaige Frustration, dass die beschriebenen Erfahrungen sich nicht auf Anhieb einstellen.

Die Übung besteht im Wesentlichen darin, dass Sie auftauchenden Bewusstseinsinhalten jedweder Art mit einer Haltung des Gleichmuts und Gelassenheit begegnen. Betrachten Sie sie als bloße Erscheinungen, die entstehen und wieder vergehen, ohne Sie wirklich zu tangieren. Richten Sie Ihre Aufmerksamkeit stattdessen immer wieder auf sich selbst, auf die Erfahrung, ein Subjekt zu sein und nichts

sonst. Nutzen Sie die Worte »Ich bin« als Einstieg, indem
Sie sie im Rhythmus der Atmung wiederholen.

●

Diese vierte Stufe der Versenkung mit Erkenntnis hat nur noch
das erfahrende Subjekt selbst zum Gegenstand. Bei der Versenkung ohne Erkenntnis wird nun auch noch dieses Subjekt aufgelöst.

Übung 46: Versenkung ohne Erkenntnis

Logischerweise kann es für diese Stufe der Versenkung keinen
Gegenstand der Meditation geben. Darauf weist auch Vyāsa in
seinem Kommentar ausdrücklich hin:
»Die Technik für diese [nicht erkenntnishafte Versenkung] ist
der höhere Gleichmut. Denn eine mit Objektstütze versehene
Übung gereicht nicht dazu, ein Mittel zu dieser [Versenkung]
zu sein, so dass die Erfahrung des Aufhörens, obwohl sie undinglich ist, zur Objektstütze gemacht wird. Und die [Übung]
ist leer an Objekten. Der diese Übung voraussetzende Geist,
der ohne Objektstütze ist, wird zu einem, der gleichsam Nichtvorhandensein erlangt hat. Eben diese keimlose Versenkung ist
nicht erkenntnishaft.« (Maas, 1997, S. 71)

Damit das Zeugenbewusstsein der transzendenten Geistseele in
Erscheinung treten könne, müsse jedes Vorstellen – einschließlich der eigenen Subjektivität! – zum Aufhören gebracht werden (Oberhammer, 1997, S. 160). Die Meditation richtet sich
nunmehr nicht mehr auf ein Objekt, sondern auf den Vorgang
des Aufhörens, der sich auf alles – auch die eigene Subjektivität – bezieht, so dass das Ich-Bewusstsein sich schließlich in
eine unpersönliche Bewusstseinsweite auflöst. Somit wird der

fünfte Tiefenbereich nach Piron (2003) erreicht, der durch die Erfahrung von Stille, Leerheit und Transzendenz gekennzeichnet ist.

Wenn Sie möchten, können Sie mit der von Vyāsa oben beschriebenen Technik experimentieren und auf den Vorgang des Aufhörens in Bezug auf alles meditieren. Fragen Sie sich dabei auch, wer eigentlich meditiert. Hört die Meditation schließlich ebenfalls auf, weil niemand mehr da ist, der meditiert, wenn das Ich aufhört zu sein?

●

Das Erleben dieser letzten Stufe der Versenkung in der Meditation wird in Erfahrungsberichten oft als »Sterben des Ich« oder als »Ego-Tod« bezeichnet. Wenn Menschen, nachdem sie diese Erfahrung gemacht haben, darüber berichten, dann sind ihre Ich-Funktionen offenbar wiederhergestellt. Allerdings lautet eine typische Aussage in solchen Berichten, dass sich die besondere Qualität der Erfahrung nicht mit Worten ausdrücken lasse.

Außerdem ist zu beobachten, dass die betreffenden Personen oft dazu neigen, Ich-Aussagen zu vermeiden. So spricht beispielsweise **Jiddu Krishnamurti** (1895–1986), einer der großen spirituellen Lehrer des 20. Jahrhunderts, in seinen Vorträgen von sich selbst in der dritten Person (»The speaker«). Während meiner Forschungstätigkeit bin ich schon des Öfteren Personen begegnet, die bei der Schilderung ihrer Erfahrungen das Wort »ich« vermieden und stattdessen Formulierungen mit »es« vorzogen (»Es nimmt wahr, schaut, erkennt …«).

Sich derartige ich-lose Erfahrungen vorzustellen, ist besonders schwierig, weil das Ich-Bewusstsein normalerweise elementarer Grundbestandteil unserer Erfahrung im Alltag ist, der sich deshalb nicht so einfach »wegdenken« lässt. Andererseits existieren neben tiefer Meditation noch weitere Ausnahmezustände (z. B. sogenannte Flow-Erlebnisse bei Kunstschaffenden, im Sport oder bei Liebenden sowie durch psychedelische Drogen ausgelöste Erfahrungen), in denen das Ego vorübergehend in den Hintergrund tritt, was es erleichtern kann, solche Schilderungen nachzuvollziehen.

Wenn Oberhammer von einem Akt der Selbstaufgabe spricht, von der Bedrohung der persönlichen Integrität und einem Identitätsverlust, dann verdeutlicht dies das Abgründige dieser Erfahrungen. So enthält ein einschlägiger Fragebogen neben einer Skala der »ozeanischen Selbstentgrenzung« auch eine der »angstvollen Ichauflösung« (Dittrich, 1998). Das eigene Ich aufzugeben und sich in das »Meer des Bewusstseins« aufzulösen, um den Urgrund des Seins zu erreichen, erfordert Mut und Ausdauer.

Übung und Loslösung sind die primäre und zentrale Methode des Yoga, wie er im Yogasūtra von Patañjali vorgestellt wird. Auf das eigene Selbst gerichtet, führt die meditative Versenkung schließlich zur Geistseele, der letzten und innersten Instanz des Bewusstseins.

Der zweite, theistische Ansatz erfordert die Ausrichtung auf Gott mit Hilfe des Mantras OM. Auf die spezielle Konzeption von Gott und ihre psychische Funktion (Projektion, Identifikation) wurde bereits eingegangen: »In einer pointierten Verkürzung kann man vielleicht sagen, dass Gott für den Yogi nicht an sich interessant ist, sondern weil er Lehrer des meditativen Heilswegs ist – den der Yogi, wenn auch von ihm geholfen, im Wesentlichen selbst gehen muss ...« (Oberhammer, 1977, S. 163).

Hier kommt es zu einem analogen meditativen Vorgang der Reduktion, bei dem das begrifflich vermittelte Wissen von Gott in den Hintergrund tritt und der Meditierende schließlich »mehr und mehr von dem als transzendente Geistseele in den Blick genommenen Gott allein erfüllt ist ...« (S. 174). Die Vorstellung des göttlichen Eigenwesens dient hier als Meditationsobjekt und »durch das ›Auf-eins-Gerichtetsein‹ des psychischen Organs auf die göttliche Geistseele wird die Vorstellung von der göttlichen Eigennatur, auf die der Yogi im Sinne eines ›so ... wie‹ verwiesen ist, um sein eigenes Selbst zu erkennen, jenes ›Spiegelbild‹, in welchem er die eigene Geistseele erkennt« (S. 176).

Zur Erkenntnis der eigenen Geistseele wird die Meditation also entweder direkt auf diese selbst, nach innen, gerichtet oder aber auf die Vorstellung eines externalisierten Urbilds der Geistseele, sprich Gott. Der dritte Ansatz zur Meditation, zu dem wir nun kommen, nimmt ein Objekt der Außenwelt zum Gegenstand.

Läuterung der Wahrnehmung

In der objektbezogenen Meditation *(samāpatti)* werden die erreichten Stufen der Erkenntnis als »Zusammenfallen«, wörtlich »In-Eins-Fallen« (Glossar von Bäumer in Patañjali, 2010) bezeichnet. Ausgangspunkt ist hier die Unterscheidung zwischen dem erkennenden Subjekt, dem erkannten Objekt und dem Vorgang des Erkennens, nachdem die Hindernisse beseitigt wurden und dadurch bereits eine gewisse Ruhe eingetreten ist:

I.41 Wenn die seelisch-geistigen Vorgänge zur Ruhe gekommen sind, wird der Geist (transparent) wie ein Kristall, (der die Beziehung von) Erkenner, Erkennen und Erkanntem widerspiegelt. Diese Einheit und dieses Durchdringen wird samāpatti (betrachtende Vereinigung) genannt.

I.42 Wenn diese Betrachtung (samāpatti) eine Mischung der Vorstellungen von Wort, Sinn und Erkenntnis enthält, ist sie eine mit dem Denken verbundene Meditation (savitarkā).
I.43 Wenn (der Geist) von Eindrücken der Erinnerung völlig gereinigt ist, wird er wie entleert von seiner eigenen Form, und es leuchtet nur die Wirklichkeit allein. Diese Betrachtung wird eine vom Denken freie (nirvitarkā) genannt.
I.44 Damit ist auch die Unterscheidung zwischen der mit Erwägung verbundenen (savicārā) und der von Erwägung freien Betrachtung erklärt sowie deren feine Gegenstände.
I.45 Die Feinheit der Gegenstände führt zu einem Zustand ohne charakteristische Merkmale (an denen sie unterschieden werden können).
I.46 Diese (vier Arten der Betrachtung) werden als »keimhafte Versenkung« (sabīja-samādhi) bezeichnet.

Die Begriffe *vitarka* und *vicāra* sind uns bereits im vorhergehenden Unterkapitel begegnet. Die entsprechenden geistigen Prozesse des (groben) begrifflichen Denkens und (feineren) Erwägens werden nun auf Objekte bezogen, die Gegenstand der Meditation sind. Konzentration, Meditation und Versenkung sind hier auf das Einswerden von Subjekt und Objekt gerichtet, wodurch Letzteres geistig durchdrungen werden soll. Dieser Prozess entwickelt sich über vier Stufen; darin schließt sich dann wiederum noch eine fünfte Stufe an, auf die anschließend eingegangen wird.

Übung 47: Meditation mit einem Objekt

Wählen Sie einen beliebigen Gegenstand aus, der Ihnen für die Meditation geeignet erscheint. Zum Einstieg empfiehlt sich ein Objekt, das positiv besetzt ist, so dass es Ihnen leichtfällt, die Aufmerksamkeit darauf zu richten und zu halten. Experimentieren Sie am besten mit verschiedenen Dingen wie beispielsweise einem Stein, einer Blume, einem Bild (Mandala, Fotografie einer Person) oder sonstigen Objekten, bis Sie etwas gefunden haben, auf das Sie sich gerne fokussieren möchten. Nehmen Sie Ihre Sitzhaltung ein und richten Sie Ihre Aufmerksamkeit auf das Objekt. Beobachten Sie alle Gedanken, die bei der Betrachtung des Objekts auftauchen: Wie heißt das Objekt? Woher kommt es? Woraus besteht es? Wozu dient es?

●

Es ist offenkundig, dass alle auftauchenden Gedanken *Ihre* Gedanken sind; es sind Gedanken *über* das Objekt, die auf Ihrem Wissen basieren und nicht dem Objekt selbst zugehörig sind. Welche gedanklichen Assoziationen auftauchen, ist abhängig von Ihren bisherigen konkreten Erfahrungen mit dem Objekt, von darüber erworbenem Sachwissen und Ihren Schlussfolgerungen (vgl. die Darstellung von Wissensformen in Trökes, 2004, S. 96).

Übung 48: Reine Spiegelung des Objekts an sich

Die zweite Stufe erfordert, begriffliche Denkprozesse und dem Objekt übergestülpte Konzepte, Bedeutungen und Bewertungen fallenzulassen und sich stattdessen ganz auf das Objekt »an sich« zu konzentrieren. Versuchen Sie alles zu vergessen, was Sie über das Objekt zu wissen meinen. Diese Übung entspricht der Methode der Reduktion in der Phänomenologie, die ebenfalls darauf abzielt, zu einer reinen Wahrnehmung der »Dinge an sich« zu gelangen (Castillo, 1985, S. 409). Was ist das »Wesen« des gewählten Gegenstandes? Wechseln Sie von einem instrumentellen

Modus der gedanklichen Bearbeitung und Analyse zu einem rezeptiven Modus der Anschauung, bei der nur der Gegenstand selbst im Bewusstsein aufleuchtet.

●

Verändert sich die Beziehung zwischen Ihnen und dem Gegenstand durch diese Art der Versenkung? Sind Sie dem Objekt nähergekommen und damit der angestrebten Einheit? Die sprachliche Strukturierung von Gedanken – mit Subjekt, Prädikat und Objekt – zementiert die Aufspaltung und Abgrenzung und schafft so Distanz. Wie sehr sind Sie noch bei sich? Können Sie ganz im Gegenstand aufgehen, einen Zustand tiefer Absorption und Selbstvergessenheit erreichen? Castillo (1985) spricht in diesem Zusammenhang von »totaler Aufmerksamkeit« und »reiner Wahrnehmung« sowie davon, dass sich »das Subjekt im Objekt verliert« (S. 411).

Die Fähigkeit, sich in dieser intensiven Weise zu versenken – die Absorptionsfähigkeit –, ist individuell sehr variabel und zu etwa 40 Prozent erblich bedingt (Ott, 2007). Menschen mit einer hohen Ausprägung haben einen dickeren Kortex in jenen Regionen zur Regulation der Aufmerksamkeit, in denen Patienten mit Aufmerksamkeitsdefizit einen Mangel aufweisen (Grant et al., 2012).

Versuchen Sie bei der dritten Stufe, vom begrifflichen Denken zu einer subtileren Erfassung Ihres Gegenstandes vorzudringen, so dass sich »immer feinere innere Zusammenhänge zwischen dem vordergründig rationalen Wissen, den Schlussfolgerungen und Vorstellungen offenbaren« (Trökes, 2004, S. 96). Richten Sie Ihre Aufmerksamkeit dazu nun (1) auf das Beziehungsgeflecht, in das Sie und Ihr Meditationsgegenstand eingebunden und durch das Sie beide miteinander verbunden sind, sowie (2) auf die elementarste Ebene der Wahrnehmung: Aus welchem »Stoff« besteht eigentlich das Objekt – nicht in Ihrer Vorstellung einer materiellen Außenwelt, sondern als gegenwärtige, konkrete Erfahrung der Wirklichkeit in Ihrem Bewusstsein, in Ihrer Innenwelt?

Die alltägliche, oberflächliche Bezugnahme zu Objekten in der Außenwelt wird im Lauf der Meditation hinterfragt und aufgelöst. Auf der vierten Stufe versuchen Sie nun schließlich die »letzte und eigentliche Tiefendimension des Objektphänomens« (Oberhammer, 1977, S. 203) in den Blick zu nehmen: die Urmaterie *(prakṛti)* selbst, aus der alle Elemente der Natur gebildet werden (siehe *Das Welt- und Menschenbild des Yoga*). Zunächst sind allerdings noch einige weitere Vorstellungen aufzulösen, die den Blick auf die Wirklichkeit verstellen.

Übung 49: Das Objekt jenseits von Raum und Zeit

Im Zuge Ihrer bisherigen Übungspraxis ist Ihnen wahrscheinlich bereits das Phänomen begegnet, dass sich Ihre Zeitwahrnehmung verändert hat. Das Verstreichen der Zeit kann während der Meditation stark verlangsamt oder beschleunigt sein, und gelegentlich wird auch berichtet, dass die Zeit stehenzubleiben scheint oder das Zeitgefühl völlig abhandenkommt (Ott, 2013 c). Das ist aus Sicht des Yoga nicht weiter verwunderlich, denn nach dem Verständnis des Sāṃkhya hat Zeit »als solche keine Realität (...), sondern [ist] lediglich eine Vorstellung des psychischen Organs, die sich auf die Veränderungen von wirklichen Gegebenheiten stützt« (Oberhammer, 1977, S. 196). Bei der stillen Meditation auf ein Objekt fallen Veränderungen weitgehend weg, die der Zeitwahrnehmung als Stütze dienen könnten.

Nicht nur das begriffliche Denken und alle Erkenntnisse auf der Basis feiner Erwägungen gelten als Vorstellungen, die den Gegenstand der Meditation überlagern und eliminiert werden sollen. Das Gleiche gilt auch für die zeitliche und räumliche Bestimmung des Gegenstands, dem vom Subjekt ein Ort im dreidimensionalen Raum zugewiesen wird, den er aus seiner Perspektive einnimmt. Eine Aussage wie »Der Gegenstand liegt in diesem Moment vor mir« beschreibt eine Beziehung zwischen Subjekt und Objekt, stellt einen raumzeitlichen Kontext her, der für den Gegenstand an sich ohne Bedeutung ist.

Zeit und Ort sind als Elemente des Erkennens, die im Bewusstsein konstruiert werden, auf der vierten Stufe ebenfalls aufzugeben sowie alle weiteren Vorstellungen, die an den Gegenstand geknüpft werden, also z.B., dass er sich in einem bestimmten Zustand befindet oder Annahmen über mögliche Wirkungen, die er hervorrufen könnte (vgl. Oberhammer, 1977, S. 197).

> Das gesamte konstruierte Gefüge, in das der Akt der Wahrnehmung des Gegenstandes eingebettet ist, soll auf dieser Stufe nunmehr aufgelöst werden. Versuchen Sie, in diese tiefere Dimension des Seins, der Existenz des Gegenstandes vorzudringen, indem Sie diesen unverzerrt spiegeln, wie dies mit dem Bild vom transparenten Kristall bzw. edlen Juwel (Palm, 2010) im Yogasūtra beschrieben ist.

●

Wie bei den anderen Methoden gilt auch hier, dass die tiefen Stufen der Versenkung am Ende eines langen Übungsprozesses stehen. Die Konstruktion der Wirklichkeit durch die Wahrnehmung von Objekten in einem raumzeitlichen Bezugsrahmen ist sehr stabil, zur erfolgreichen Navigation in der Umwelt überlebenswichtig und lässt sich nicht »mal eben so« komplett auflösen! Allerdings verspricht Patañjali, dass durch diese Befreiung von Konditionierungen jedweder Art eine besondere Form der Weisheit erlangt werde:

I.47 Erfahrung in dem Zustand der von der Erwägung freien Betrachtung (nirvicāra) führt zur inneren Abgeklärtheit.
I.48 Dort findet man Weisheit, die der ewigen Ordnung voll ist.
I.49 Diese Weisheit unterscheidet sich von der Intelligenz der Worte und Schlussfolgerungen, denn sie hat eine besondere Bedeutung.
I.50 Die aus dieser Weisheit entsprungenen (unterbewussten) Eindrücke verdrängen die anderen (unterbewussten) Eindrücke.
I.51 Wenn selbst diese (neuen unterbewussten Eindrücke) zur Ruhe kommen, kommt alles zur Ruhe, (und daraus entsteht) die »keimlose Versenkung« (nirbīja samādhi).

Am Ende führt auch der Weg der objektbezogenen Meditation zwangsläufig zur Schau der Geistseele. Der Gegenstand der Meditation wird schrittweise reduziert bis auf die Ebene der Urmaterie. An diesem Punkt erkenne der Meditierende dann »die radikale Verschiedenheit der Urmaterie vom Licht des Zeugenbewusstseins der Geistseele« (Oberhammer, 1977, S. 200). Damit ist das Ziel der »Schau der Unterscheidung« erreicht. Das Nichtwissen ist beendet.
Unbewusste Eindrücke, die bisher das Verhalten steuerten, werden von den Eindrücken verdrängt, die aus der neu gewonnenen Weisheit entstehen. Letztendlich sollen dann auch diese Eindrücke zur Ruhe gebracht werden, so dass auf der tiefsten Stufe der Versenkung keine Keime mehr existieren, die weitere seelisch-geistige Vorgänge initiieren.
Der erreichte Zustand des Verlöschens *(nirvana)* bezieht sich also auf die Eindrücke und Prägungen, die in ihrer Gesamtheit die Persönlichkeit mit all ihren Motiven und Handlungstenden-

zen ausmachen. Aus dieser Erfahrung einer tiefgründigen Läuterung resultieren innerer Friede, geistige Freiheit und Glückseligkeit, die eine starke Wirkung auf Mitmenschen ausüben können. Es gibt zahlreiche Berichte über eine besondere Ausstrahlung verwirklichter Yogis. Aufgrund der erlangten Einsicht und Weisheit können erleuchtete Menschen sich offenbar besonders gut in andere einfühlen und ihnen Möglichkeiten der Selbstverwirklichung jenseits der Begrenztheit des eigenen Bewusstseins vor Augen führen.

Intuitive Erkenntnis

Konzentration, Meditation und Versenkung zielen darauf ab, Denkvorgänge, Konditionierungen und Konzepte in den Hintergrund treten zu lassen und einen Gegenstand unmittelbar zu erfassen. Daraus entsteht eine tiefgründige Erkenntnis nicht nur der eigenen Geistseele, sondern beliebiger Objekte, auf die die Aufmerksamkeit gerichtet wird. Im Yogasūtra wird von einer Weisheit gesprochen, die der »ewigen Ordnung voll« sei und über die Intelligenz der Worte und Schlussfolgerungen hinausgehe. Dies ist ein charakteristisches Merkmal mystischer Erfahrungen, das Marshall (2005) unter der Rubrik »Wissen« wie folgt beschreibt:
»Intuitives, allumfassendes Wissen (›wusste alles‹); (...) Einsichten in die Ordnung, Harmonie und Perfektion der Welt, die Bedeutung des Leidens, die evolutionäre Entwicklung, die Richtigkeit der Dinge (›alles wird gut‹); Gefühl ›zu Hause angekommen‹ zu sein« (S. 27; Übersetzung des Verfassers).

Vivekananda (2011) spricht davon, dass durch das tiefe Eindringen in die Natur quasi der Baustoff erkannt werde, aus dem die gesamte Wirklichkeit bestehe: »Die höchste Stufe des

Samādhi ist jene, auf der wir das Wirkliche schauen und des Baustoffes gewahr werden, aus dem das ganze dieser Hierarchie von Wesen gebildet ist. Wenn wir den einen Tonklumpen kennen, kennen wir allen Ton im Weltall.« (S. 40)

Übung 50: Erkenntnis durch Einssein

Überprüfen Sie, inwiefern sich die meditative Versenkung in Objekte auf andere Bereiche Ihres Lebens auswirkt und anwenden lässt. Verändert sich Ihre Erfahrung der Natur beispielsweise bei einem Waldspaziergang, am Meer oder beim Blick in den Sternenhimmel? Personen mit hoher Absorptionsfähigkeit werden durch die Schönheit in der Natur und Kunst (Bilder, Musik etc.) stark angesprochen. Versenken Sie sich in Naturerscheinungen und Kunstobjekte, um ganz eins mit ihnen zu werden und sie tiefer zu erfahren.

●

Besondere Orte, wie z. B. Berggipfel mit weitem Ausblick oder sakrale Bauten, und Naturereignisse, wie z. B. ein Sonnenuntergang oder ein flackerndes Lagerfeuer, versetzen viele Menschen in einen rezeptiven Modus der Anschauung, einen meditativen Zustand. Wenn Ihre Absorptionsfähigkeit zunimmt, werden Sie vermutlich empfänglicher für solche Reize.

Verändert sich im Anschluss an die Meditation Ihre Wahrnehmung anderer Menschen? Wenn Sie ansonsten die meiste Zeit stark mit sich selbst und Ihren Vorhaben beschäftigt sind, werden Sie durch die Meditation vielleicht offener gegenüber Ihren Mitmenschen. Durch die Meditation lernen Sie, nach innen zu lauschen. Experimentieren Sie damit, dieselbe Aufmerksamkeit und Offenheit gegenüber anderen Menschen zu kultivieren. Wie verändert sich dadurch der Kontakt und die Fähigkeit, das Gegenüber zu erkennen?

●

Sammlung *(saṃyama)* ist eine allgemeine Fähigkeit, die prinzipiell auf jeden Gegenstand angewandt werden kann. Es gibt allerdings eine Reihe von besonderen Gegenständen, bei denen die Anwendung der meditativen Sammlung außergewöhnliche Effekte hervorrufen soll. Das dritte Kapitel des Yogasūtra behandelt diese übernatürlichen Kräfte, auf die im dritten Teil des vorliegenden Buches noch ausführlich eingegangen wird.

Wir begegnen hier den magischen Anschauungen des Yoga über Wunderkräfte, »deren Erwerb wohl zum alten Glaubensbestand des hier beschriebenen Yogaweges gehört. Bemerkenswert ist, dass die ganze Kommentartradition (…) gerade zu diesen Wunderkräften nahezu nichts zu bemerken hat und hinsichtlich ihrer eher in Verlegenheit zu sein scheint. Diese Wunderkräfte stammen offenbar aus jener Zeit, in der das mythisch-magische Denken des Yoga noch nicht durch die Reflexion etwa des … [Sāṃkhya] oder auch des Buddhismus ›humanisiert‹ worden war.« (Oberhammer, 1977, S. 223)
Die magischen Ansätze sind für eine wissenschaftlich fundierte Yoga-Praxis, wie sie in diesem Buch vorgestellt wird, von untergeordneter Bedeutung, könnten der parapsychologischen Forschung jedoch wichtige Impulse geben (siehe Kapitel *Außergewöhnliche Erfahrungen* im dritten Teil des Buches).

Im Yogasūtra hat Patañjali den Versuch unternommen, mehrere unterschiedliche Strömungen des Yoga zu berücksichtigen. Für eine wissenschaftlich fundierte Yoga-Praxis können wir uns auf die atheistischen Methoden der Versenkung konzentrieren.

Yoga wird hier also nicht als religiöse Heilslehre propagiert, die ein Ende der Wiedergeburten anstrebt, und auch der Erwerb von magischen Wunderkräften spielt keine Rolle. Stattdessen geht es um die Selbsterkenntnis und geistige Befreiung des Individuums und die Möglichkeit, das eigene Bewusstsein mit Hilfe des Yoga zu erforschen, um schließlich das Ich aufzulösen. Erst die ich-losen Zustände ermöglichen es, das Ich als solches zu erkennen und – zumindest vorübergehend – aus dem »Ego-Tunnel« (Metzinger, 2009) auszubrechen, die Modelle von uns selbst und von der Welt als Konstrukte unseres eigenen Geistes zu erkennen und zu transzendieren.

Erleuchtung und Befreiung

Was die Techniken des Yoga anbelangt, ist die Darstellung nunmehr vollständig und abgeschlossen. Wie lässt sich dieser Schulungsweg des Yoga vor dem Hintergrund unseres heutigen Wissens über Psyche und Gehirn verstehen? Auf zahlreiche Aspekte wurde bei den einzelnen Gliedern bereits eingegangen, doch wie stellt sich das Ganze in der Gesamtschau dar?

Eine Grundannahme der neurowissenschaftlichen Bewusstseinsforschung lautet, dass ein enger Zusammenhang zwischen unserem bewussten Erleben und Prozessen im Gehirn besteht. Hinzu kommt die Einsicht, dass nicht nur das Gehirn, sondern der Körper insgesamt eine enorme Bedeutung für das (Selbst-)Bewusstsein hat (Stichwort »Embodiment«, siehe auch Metzinger, 2008, 2011). Durch die Praxis der Yoga-Stellungen und Atemübungen wird die Bewusstheit des Körpers zwar erhöht, bei der bewegungslosen Sitzmeditation tritt die Körperwahrnehmung dann aber in den Hintergrund bis hin zu einer völligen Ausblendung bzw. Auflösung, wodurch der Körper als ein wichtiger Ankerpunkt des normalen Alltagsbewusstseins entfällt.

Die Transzendenz-Erfahrung als übergeordnetes Ziel wird als ein Bewusstseinszustand beschrieben, der sich von anderen Zuständen wie dem Wachen, Träumen und Schlafen deutlich abhebt. Auf der Basis der obigen Grundannahme folgt daraus, dass sich auch auf neuronaler Ebene ein deutlicher Unterschied zeigen sollte, so wie das der Fall ist, wenn die rhythmischen Wechsel zwischen den oben genannten Bewusstseinszuständen auftreten.

Das Gehirn als komplexes Gebilde unzähliger nichtlinear miteinander gekoppelter Elemente (Nervenzellen) kann als ein dynamisches System verstanden werden, das sich in einem Zustandsraum bewegt und dessen Verhalten von sogenannten Ordnungsparametern bestimmt wird. Im Fall des Gehirns spielt vor allem das jeweilige Niveau der Neurotransmitter (*Acetylcholin, Dopamin, Glutamat, Noradrenalin, Serotonin* etc.) eine zentrale Rolle für die Steuerung der Aktivität. Bei einer bestimmten Konstellation kann die Dynamik – und damit das Bewusstsein – sich stark verändern, wie dies z. B. beim Einschlafen, Aufwachen oder bei einem epileptischen Anfall geschieht. Hier wird von einem Phasenübergang gesprochen.

Die Erfahrung der Transzendenz wird oft als ein »Erwachen« beschrieben, eine plötzlich aufleuchtende Erkenntnis, gegenüber der das Alltagsbewusstsein wie ein traumartiger Bewusstseinszustand erscheint. Die Tatsache, dass eine Vielzahl sogenannter veränderter Bewusstseinszustände existiert, die mit unterschiedlichen Methoden induziert werden können (Ott, 2012; Vaitl et al., 2005; Vaitl, 2012), macht deutlich, dass die Hirndynamik viele Freiheitsgrade aufweist.

In Yoga-Büchern (z. B. bei Vivekananda, 2011, oder Bäumer in Patañjali, 2010) ist immer wieder davon die Rede, dass durch die Praxis das Nervensystem umgestaltet werde. Und ein neueres Werk widmet sich sogar ausschließlich dem Thema »Yoga und Gehirn« (Trökes & Knothe, 2010). Darin wird vor allem auf die sogenannte Neuroplastizität abgehoben, die besagt, dass das Nervensystem formbar ist und intensives Üben die Aktivität und Struktur des Gehirns nachhaltig verändern kann. Bezogen auf die Transzendenz-Erfahrung liegt die Vermutung nahe, dass durch die Übungen des Yoga die Hirndynamik an einen kritischen Punkt herangeführt wird, an dem ein Phasenübergang zu einem völlig neuen Aktivitätsmuster stattfinden kann. Der Umstand, dass derartige Erfahrungen auch durch die Einnahme von psychedelischen Drogen und existenzielle Bedrohungen (Nahtod-Erfahrungen; siehe Ott, 2013 b) ausgelöst werden können, spricht dafür, dass es sich um einen sogenannten *Attraktor* handelt, also einen Bereich des Zustandsraumes, in den sich die Hirndynamik unter spezifischen Bedingungen bevorzugt hineinbewegt und eine Weile aufhält.

Ein Modell, das die Dynamik der Hirnaktivität in umschriebenen Bereichen eines Zustandsraumes als neuronales Korrelat von Bewusstseinszuständen konzipiert, hat Fell entworfen (2004). Unser normales Wachbewusstsein bewegt sich danach nur in einem kleinen Bereich eines Zustandsraumes, der alle möglichen Bewusstseinszustände umfasst, darunter auch jene, die durch Meditation erreicht werden. Letztere spannen ein Spektrum auf, das von Entspannung bis zu Konzentration und Versenkung reicht und sich in unterschiedlichen Mustern elektrischer Hirnaktivität widerspiegelt (Fell et al., 2010).

Die Methoden des Yoga sind darauf ausgerichtet, mittels Versenkung den alltäglichen Bewusstseinszustand zu verlassen, wobei die Erfahrung der Transzendenz selbst nicht willentlich herbeigeführt werden kann, da der Wille eine Funktion des Ich darstellt, das es ja gerade zu überwinden gilt. Hierfür sprechen auch die passive Formulierung »erleuchtet werden« sowie die Betonung der Hingabe und des Loslassens.

Zentrale Merkmale mystischer Erfahrungen (Einheit, Erwachen, Zeitlosigkeit) könnten mit einer großflächigen Synchronisierung schneller elektrischer Aktivität (Gammawellen, mehr als 30 Schwingungen pro Sekunde) im Elektroenzephalogramm erklärt werden (Ott, 2000). Vereinzelte Studien berichten über eine erhöhte Gamma-Aktivität bei Meditierenden und nach Einnahme von psychedelischen Drogen (Cahn et al., 2010; Lutz et al., 2004; Stuckey et al., 2005).

Aus Sicht dieser Hypothese dienen die Methoden des Yoga dazu, den Zustrom von Reizen von außen über die Sinne und aus dem Inneren des Körpers (Bewegungen, Atmung) so weit wie möglich zu reduzieren. Außerdem werden alle seelisch-geistigen Vorgänge (Gedanken, Erinnerungen, Vorstellungen) stillgelegt, die mit selektiver Aufmerksamkeit und Informationsverarbeitung verbunden sind; auf neuronaler Ebene werden somit Quellen für Perturbationen (Verwirbelungen) der Hirndynamik ausgeschaltet, die eine großflächige Synchronisierung der elektrischen Hirnaktivität verhindern. Ohne Stimulation von außen und innen wird die Gehirnaktivität sich selbst überlassen. Es ist gut vorstellbar, dass sich in dieser Situation die Aktivität in neuronalen Resonanzschleifen zwischen Thalamus und Kortex zunehmend synchronisiert und von den üblichen Alphawellen (ca. 10 Schwingungen pro Sekunde) bei gewöhnlicher entspannter Wachheit auf höhere Frequenzen springen könnte.
Im technischen Sinne könnte es sich bei Transzendenz-Erfahrungen um eine Art »hochfrequenten Resonanzeffekt« der Hirndynamik handeln, der durch die verschiedenen Techniken des Yoga systematisch vorbereitet wird. Eine großflächige Synchronisierung der EEG-Aktivität im Gammabereich könnte mehrere Merkmale solcher Erfahrungen (siehe Ott, 2010, 2013c) und deren plötzliches Auftreten erklären (siehe Erfahrungsberichte z. B. in Kapleau, 1987; Seggelke, 2012; Kornfield, 2013).

Mystische Erfahrungen bieten ein enormes Potenzial der Selbsterkenntnis für das Individuum. Die nachhaltige positive Wirkung auf das Verhalten und Erleben (Gefühl »wie neu geboren« zu sein, Frische der Wahrnehmung) weist auf die Möglichkeit einer De-Konditionierung hin, bei der tiefsitzende emotionale Traumata und starre Gedankenmuster zugunsten größerer geistiger Freiheit aufgelöst werden.

Für die wissenschaftliche Forschung ist es von entscheidender Bedeutung, die entsprechenden Schilderungen ernst zu nehmen, als Hinweise auf neurophysiologische Vorgänge zu nutzen und nicht als phantastische Spinnereien abzutun. Allerdings kann es auch fatale Folgen haben, die Risiken auf diesem Weg geistiger Schulung zu verharmlosen. In denselben Berichten ist oft von Halluzinationen, Ängsten, Depressionen und existenziellen Sinnkrisen die Rede, die im Vorfeld solcher Erfahrungen auftreten können. Wer sich auf ein intensives Training einlassen möchte, ist also gut beraten, dies in einem geeigneten Umfeld zu tun.

Intensives Training

Der Fortschritt in der Yoga-Praxis hängt davon ab, wie viel Zeit und Energie Sie investieren. Und dies hängt wiederum davon ab, mit welcher Zielsetzung Sie Yoga praktizieren möchten. Geht es Ihnen vorrangig um Entspannung und Stressbewältigung oder um körperliche Beweglichkeit und Fitness? Dann reicht eine halbe Stunde täglich schon aus, um deutlich wahrnehmbare Effekte zu erzielen. Wenn Sie den geistigen Schulungsweg des Yoga gehen und tiefe Zustände der Versenkung erreichen möchten, dann ist ein höherer Einsatz erforderlich:

I.21 Den intensiv Strebenden ist (die Versenkung) nahe.
I.22 Aufgrund einer schwachen, mittleren oder höchsten Intensität ergeben sich Unterschiede (in der Versenkung).

Nicht umsonst suchen Menschen für die intensive Praxis der Meditation besondere Orte auf, an die sie sich für eine längere Zeit zurückziehen (Retreat). Inzwischen bieten viele Klöster, Ashrams und buddhistische Zentren die Möglichkeit, sich für einige Tage oder Wochen aus dem hektischen Alltagsleben auszuklinken und zur Besinnung zu kommen. Auf der Website zum Buch finden Sie einige empfehlenswerte Einrichtungen dieser Art im deutschsprachigen Raum.
Während des Aufenthalts in einem solchen Zentrum können Sie das Potenzial der Veränderungen durch Yoga-Stellungen, Atemübungen und Meditation für Veränderungen des eigenen Bewusstseins in einem geschützten Rahmen unter kompetenter Anleitung ausloten. Dadurch wird die Übungspraxis zu Hause beflügelt: Im Vorfeld steigt die Motivation, sich auf die längeren Sitzzeiten entsprechend vorzubereiten, und im Anschluss an das Retreat werden Sie auch zu Hause tiefere Zustände erreichen, weil die Wege dorthin gebahnt wurden.

Der Übungsweg des Yoga erstreckt sich üblicherweise über längere Zeiträume (mehrere Jahre); er erfordert Ausdauer und Beharrlichkeit, weil auch Phasen auftreten können, in denen anscheinend keinerlei Fortschritt zu verzeichnen ist und unangenehme Erfahrungen auftreten. Eine Gruppe kann eine große Hilfe dabei sein, solche Phasen zu überstehen, was sich z. B. darin äußert, dass im Buddhismus dem Sangha, der Gemeinschaft der Praktizierenden, ein großer Stellenwert beigemessen wird. Wenn Sie intensiver in die Yoga-Praxis einsteigen möchten, ist es ratsam, in einer Gruppe von Gleichgesinnten unter Anleitung eines erfahrenen Lehrers regelmäßig zu praktizieren (siehe Links zu etablierten Schulen auf der Website zum Buch).

TEIL III
Wissenschaftliche Vertiefung

In Büchern über den Yoga wird häufig davon gesprochen, dass es sich um eine »Wissenschaft« handele. Diese Einschätzung beruht zum einen darauf, dass der Yoga auf Erfahrungen gründet, die über viele Jahrhunderte im Zuge der Selbstbeobachtung gemacht wurden und als empirische Basis angesehen werden. Zum anderen ist es die systematische Ausarbeitung, der Stil der Definition von Begriffen und Methoden, die vor allem beim klassischen Yoga nach Patañjali dem typischen wissenschaftlichen Vorgehen entspricht.

Als Teil der indischen Ideengeschichte und Philosophie ist der Yoga zwar Gegenstand der indologischen Forschung, aber die in den Lehren des Yoga beschriebenen Phänomene der Meditation und Versenkung sind in erster Linie psychologischer Natur, und so stellt sich die Frage, welchem Teilgebiet der heutigen akademischen Psychologie sie zuzuordnen sind. In einem aktuellen Lehrbuch zur Einführung in die Psychologie (Smith et al., 2007) wird Meditation im Kapitel »Bewusstsein« behandelt, zusammen mit den alltäglichen Zuständen des Wachens, Träumens und Tiefschlafs sowie mit veränderten Bewusstseinszuständen, die durch Hypnose und psychoaktive Substanzen ausgelöst werden, und zusammen mit den sogenannten Psi-Phänomenen, die Gegenstand der Parapsychologie sind.

Meditation und die durch ihre Praxis hervorgerufenen veränderten Bewusstseinszustände werden also im Kanon der akademischen Psychologie berücksichtigt, wenngleich meist nur in bescheidenem Umfang (eineinhalb Seiten im genannten Lehrbuch).

Einzelne Teilgebiete der Psychologie widmen sich ausführlicher den Methoden des Yoga unter verschiedenen Perspektiven:

- als religiöse und spirituelle Praxis in der Religionspsychologie, der Psychologie der Spiritualität (Bucher, 2007) und der Transpersonalen Psychologie (Walch, 2011)
- als Entspannungsverfahren und therapeutische Intervention in der Klinischen Psychologie (Ott, 2009; Büssing et al., 2012 a)
- als Möglichkeit, das Auftreten von Psi-Phänomenen zu begünstigen, in der Parapsychologie (Braud, 2008; Radin, 2013 a; Rao, 2011)

In den nachfolgenden Kapiteln wird deutlich werden, dass sich diese Bereiche wissenschaftlicher Erforschung und Anwendung des Yoga zwar durchweg noch in einem sehr frühen Stadium der Entwicklung befinden, dass sich jedoch in den letzten Jahren ein zunehmendes Interesse an diesen Grenzgebieten der Psychologie abzeichnet.

Als Erstes geht es um außergewöhnliche Erfahrungen, die durch meditative Sammlung gezielt auslösbar sein sollen. Im Mittelpunkt stehen hier übernatürliche Erkenntnismöglichkeiten und Kräfte, die im Yogasūtra aufgezählt werden und ein breites Spektrum paranormaler Phänomene umfassen, wie z. B.:

- **Telepathie** – die außersinnliche Wahrnehmung von Gefühlen oder Gedanken anderer Personen
- **Hellsehen** – die außersinnliche Wahrnehmung von Gegenständen oder Ereignissen
- **Präkognition** – das Vorauswissen zukünftiger Ereignisse
- **Psychokinese** – die direkte Wirkung der Psyche auf Materie, etwa in Form der *Levitation* (Abheben vom Boden, Schweben)

Der Begriff »außergewöhnliche Erfahrungen« wurde als Sammelbezeichnung gewählt, weil er wertfrei und weltanschaulich neutral ist (Belz, 2008) und neben den klassischen paranormalen Phänomenen auch spirituelle und existenzielle Erfahrungen einschließt (z. B. mystische Erlebnisse, Transzendenz, außerkörperliche Erfahrungen, Erinnerungen an frühere Leben).

Außergewöhnliche Erfahrungen

Das dritte Kapitel des Yogasūtra beschreibt, wie durch die Anwendung der meditativen Sammlung *(saṃyama)* ungewöhnliche Phänomene sollen hervorgerufen werden können. Diese erscheinen aus Sicht des Alltagsbewusstseins als so erstaunlich, ja geradezu phantastisch, dass Bäumer die entsprechenden Lehrsätze in Abgrenzung von der konventionellen Realität unter der Überschrift »Die Welt der yogischen Wirklichkeit« gruppiert. Bei einem Großteil der entsprechenden Lehrsätze geht es darum, Wissen zu erlangen, indem die meditative Sammlung in besonderer Weise ausgerichtet wird. Nachfolgend werden einige der Erkenntnisse aufgezählt, die dadurch sollen erlangt werden können (Bäumer in Patañjali, 2010):

- Wissen von Vergangenem und Zukünftigem (III.16)
- Erkenntnis der Sprache aller Lebewesen (III.17)
- Wissen von den früheren Existenzen (III.18)
- Wissen von den Gedanken anderer (III.19)
- Vorauswissen vom eigenen Tod oder Unglück (III.22)
- Erkenntnis subtiler, verborgener oder weit entfernter Dinge (III.25)

Es werden außerdem konkrete Objekte der Außenwelt und Stellen im Körper für die Sammlung genannt, die spezifisches Wissen enthüllen sollen:

- Sonne: Wissen vom Kosmos (III.26)
- Mond: Wissen von der Ordnung der Gestirne (III.27)
- Polarstern: Wissen von der Bewegung der Sterne (III.28)
- Nabelzentrum: Wissen von der Ordnung des Körpers (III.29)
- Licht im Schädel: Schau der Vollkommenen (III.32)
- Herz: Erkenntnis des Bewusstseins (III.34)

Der intuitiven Erkenntnisgewinnung sind dabei laut Patañjali keinerlei Grenzen gesetzt, denn in einem weiteren Lehrsatz heißt es lapidar:

III.33 Oder durch den Blitzstrahl der Intuition erkennt man alles.

Des Weiteren werden diverse übernatürliche Fähigkeiten beschrieben, die ebenfalls durch eine bestimmte Anwendung der meditativen Sammlung sollen erlangt werden können:

- Unsichtbarkeit (III.21)
- Stärke eines Elefanten (III.24)
- Verschwinden von Hunger und Durst (III.30)
- Fähigkeit, in andere Körper einzugehen (III.38)
- Fähigkeit, durch Wasser, Schlamm oder Dornen zu gehen, ohne davon berührt zu werden, und den Körper zu verlassen (III.39)
- Fähigkeit, sich frei im Raum zu bewegen (III.42)
- Beherrschung der materiellen Welt (III.44)
- Fähigkeit, den Körper atomklein zu machen (III.45)

Angesichts dieser ausführlichen Auflistung von wunderbaren Einsichten und Kräften drängt sich der Verdacht auf, dass hier große Versprechungen gemacht werden, um den Yoga für jene attraktiv zu machen, die nach einer Machterweiterung durch magische Praktiken streben. Darum scheint es Patañjali jedoch nicht zu gehen, denn er weist explizit darauf hin, dass diese Phänomene als Hindernisse anzusehen sind:

III.37 Diese übernatürlichen Kräfte sind Hindernisse für die Versenkung, aber sie erscheinen im Zustand der Aktivität als »Vollkommenheiten«.

Es handelt sich also sozusagen um Begleiterscheinungen, die im Zuge der Praxis auftreten können, jedoch nicht das eigentliche Ziel darstellen. Ganz im Gegenteil müssen sie sogar aufgegeben werden, damit das letztendliche Ziel einer völligen Befreiung erreicht werden kann:

III.49 Einer, der die reine Schau der Verschiedenheit zwischen der bloßen psycho-physischen Natur und dem »inneren Menschen« [der Geistseele] besitzt, erlangt Allmacht und Allwissenheit.
III.50 Durch Verzicht selbst auf diese Vollkommenheit werden alle Keime der Unreinheit zerstört, und er erlangt die völlige Freiheit.

Wie bei der theistischen Meditation beschreitet Patañjali auch in Bezug auf die magische Tradition des Yoga den Weg einer Integration bei gleichzeitiger Distanzierung. Er erkennt also einerseits an, dass gemäß der Überlieferung derartige Phänomene auftreten können, warnt jedoch gleichzeitig vor einem Verlangen nach solchen Fähigkeiten und dem Anhaften daran.

In ähnlicher Weise sieht Vivekananda (2011) den Nutzen außergewöhnlicher Erfahrungen vor allem darin, den Yogi auf seinem Weg zu bestärken:
»So werden Sie z. B. nach einigen Monaten des Übens entdecken, dass Sie fremde Gedanken erraten können; sie werden Ihnen bildhaft erscheinen. Vielleicht werden Sie auch Zeuge

eines in großer Entfernung sich abspielenden Vorgangs sein, wenn Sie es sich wünschen und sich darauf konzentrieren. Diese Lichtblicke werden Ihnen zuteilwerden, anfangs nur hin und wieder, aber doch so, dass sie Ihnen Vertrauen, Kraft und Hoffnung verleihen ... Wir dürfen aber nie vergessen, dass dies nur Mittel sind. Zweck und Ziel all dieser Übungen ist die Befreiung der Seele.« (S. 25)

Solche Vorhersagen eines sehr erfahrenen Yogi deuten auf einen engen Zusammenhang zwischen intensiver meditativer Praxis und außersinnlicher Wahrnehmung hin. Die parapsychologische Forschung hat bereits in den 1970er Jahren diskutiert, inwiefern die Innenwendung der Aufmerksamkeit im Yoga das Auftreten von Psi-Phänomenen begünstigen könnte (Honorton, 1977). In Deutschland hat von Inhoffen (1983) eine Monographie zum Zusammenhang von Yoga und Psi-Phänomenen vorgelegt, die jedoch inzwischen vergriffen ist. In jüngster Zeit wurde diese Diskussion erneut aufgegriffen und nachdrücklich dafür plädiert, das in den Texten des Yoga überlieferte Wissen für die Theoriebildung zu nutzen und Personen mit Yoga-Erfahrung in die experimentelle parapsychologische Forschung einzubeziehen (Braud, 2008, 2010; Rao, 2011). Tatsächlich zeigen Meditierende in parapsychologischen Experimenten erheblich stärkere Psi-Effekte sowohl bei der Vorahnung von Ereignissen als auch bei der mentalen Beeinflussung physikalischer Systeme (Radin et al., 2011, 2012). Bei einer Untersuchung der im Yogasūtra beschriebenen Psi-Phänomene, zu denen bisher experimentelle Studien vorliegen, kommt Radin (2013 b) zu dem Schluss, dass die Befunde die Aussagen von Patañjali durchweg bestätigen würden, es sich also keineswegs um Märchen handele.

Die Relevanz meditativer Versenkung für das Auftreten von Psi-Phänomenen wird dadurch unterstrichen, dass Personen mit einer stark ausgeprägten Absorptionsfähigkeit (siehe Beschreibung im vorletzten Kapitel von Teil II) häufiger von paranormalen Erfahrungen berichten (Irwin, 1985). Es fehlt jedoch an systematischer Forschung zu den Zusammenhängen von meditativen Zuständen und dem Entstehen außersinnlicher Wahrnehmungen (Alvarado, 1998).

Phänomene einer extrem vertieften Aufmerksamkeit und Versenkung in der Meditation könnten dazu führen, dass die normalerweise klare Abgrenzung zwischen Außen- und Innenwelt verschwimmt. Bei der Meditation auf die eigene Geistseele und auf Objekte der Außenwelt wird jeweils eine Auflösung der gewohnten Strukturierung des Ich-Bewusstseins und der Weltwahrnehmung angestrebt (siehe Teil II), an deren Ende die Konzepte von Raum, Zeit, Ich-Identität und materieller Existenz, die das Alltagsbewusstsein prägen, zumindest in der subjektiven Wahrnehmung des Betreffenden nicht länger als Einschränkungen erscheinen und eine Vielzahl übernatürlicher Phänomene ermöglichen.

Neben der Versenkung zählt Patañjali selbst weitere Faktoren für das Auftreten solcher Phänomene auf:

IV.1 Die wunderbaren Fähigkeiten sind entweder angeboren oder sie entstehen durch (medizinische) Pflanzen, durch heilige Worte [Mantras], durch Askese oder durch Versenkung.

Die Möglichkeit der Vererbung einer medialen Veranlagung spricht für die neurobiologische Basis einer bestimmten psychischen Konstitution, wie dies offenbar auch bei der Absorptionsfähigkeit der Fall ist. Bei den erwähnten Pflanzen handelt es sich mit hoher Wahrscheinlichkeit um solche mit psychedelischen Wirkstoffen *(Halluzinogene),* deren Einnahme bekanntermaßen das Auftreten ungewöhnlich tiefer Einsichten und paranormaler Erfahrungen begünstigt.

Paranormale Erfahrungen werden auch in der Allgemeinbevölkerung häufig berichtet (Fach et al., 2013). Mit Verfahren wie der Magnetresonanztomographie ließe sich klären, ob die Neigung zu solchen Erfahrungen mit bestimmten Merkmalen der Hirnaktivität und Hirnstruktur zusammenhängt, indem Extremgruppen von Personen mit besonders vielen und sehr wenigen Erfahrungen dieser Art miteinander verglichen werden. Ein zweiter Ansatzpunkt der wissenschaftlichen Erforschung außergewöhnlicher Erfahrungen sind Studien mit psychedelischen Substanzen wie beispielsweise LSD oder Psilocybin. Vor kurzem erschien eine Studie mit funktioneller Magnetresonanztomographie, in der Probanden per Infusion Psilocybin erhielten. Es kam zu erheblichen Veränderungen der Wahrnehmung und einer Abnahme der Aktivität in zentralen Knotenpunkten des Gehirns (Carhart-Harris et al., 2012). Die Autoren sprechen davon, dass diese Hemmung für die unbeschränkte Geistestätigkeit (»unconstraint cognition«) unter Psilocybin verantwortlich sein könnte.

Die Erfahrung, den eigenen Körper zu verlassen, wurde oben bereits im Lehrsatz III.39 aufgezählt. Die Abkopplung des Bewusstseins vom Körper wird im Yogasūtra kurz darauf noch ein weiteres Mal erwähnt und in einen direkten Zusammenhang mit Erleuchtung gestellt:

III.43 Der nicht vorgestellte Bewusstseinszustand außerhalb (des Körpers) wird der »große Körperlose« genannt. Dadurch wird die Hülle über der inneren Erleuchtung entfernt.

Eine Lokalisation des Ich-Bewusstseins außerhalb des Körpers lässt sich auch durch elektrische Stimulation des Gehirns in einer Region hervorrufen, die mit der eigenen Position im dreidimensionalen Raum in Verbindung gebracht wird (*temporoparietale Verbindungsregion;* Überblick in Metzinger, 2008).

Metzinger nimmt an, dass solche Erfahrungen, die häufig auch im Rahmen von Nahtod-Erfahrungen auftreten, der Idee einer vom Körper unabhängigen Seele zugrunde liegen, die beim Tod den Körper verlässt (siehe auch nachfolgendes Interview zum Thema Reinkarnation).

Mit der Untersuchung (1) neuronaler Korrelate von Persönlichkeitsmerkmalen wie der Absorptionsfähigkeit, die das Auftreten außergewöhnlicher Erfahrungen begünstigen, mit (2) Studien zur Wirkung von psychedelischen Substanzen auf die Hirnaktivität sowie (3) mit der elektrischen Stimulation des Gehirns existieren also mehrere Ansätze, um die neuronalen Korrelate solcher Erfahrungen aufzuklären. Um kausale Zusammenhänge zwischen Yoga-Praxis, Veränderungen des Gehirns und außergewöhnlichen Erfahrungen herzustellen, sind jedoch Studien erforderlich, die ein entsprechendes kontemplatives Training über längere Zeiträume mit mehreren Messzeitpunkten begleiten. Im Kapitel zur kontemplativen Bewusstseinsforschung wird auf derartige Forschungsprojekte eingegangen.

Abschließend wenden wir uns nun noch dem Phänomen der Reinkarnation zu, das im traditionellen Yoga einen großen Stellenwert einnimmt. Denn die übergeordnete Zielsetzung des Yoga als Heilsweg ist die endgültige Erlösung durch Verhinderung einer Wiedergeburt. Im nachfolgenden Interview geht es darum, zu klären, ob es stichhaltige Belege für eine »Seelenwanderung« gibt und wie sich diese Fragestellung überhaupt empirisch untersuchen lässt.

Interview mit Eberhard Bauer: Forschung zur Reinkarnation

Eberhard Bauer ist Diplom-Psychologe und seit 1980 Mitherausgeber der »Zeitschrift für Parapsychologie und Grenzgebiete der Psychologie«. Am Institut für Grenzgebiete der Psychologie und Psychohygiene e. V. in Freiburg im Breisgau leitet er seit vielen Jahren die Abteilung »Beratung und Information« sowie einen Forschungs- und Dokumentationsbereich zur »Historischen Parapsychologie« mit angeschlossenem Forschungsarchiv und einer Institutsbibliothek, deren Bestände von der Deutschen Forschungsgemeinschaft als ein zur Universitätsbibliothek Freiburg gehörendes Sondersammelgebiet »Parapsychologie und Grenzgebiete der Psychologie« gefördert werden. Damit ist er nicht nur ein intimer Kenner der geschichtlichen Entwicklung der wissenschaftlichen Parapsychologie, sondern auch mit Einstellungen bezüglich parapsychologischer Phänomene in der heutigen Gesellschaft und mit Erfahrungen von Ratsuchenden bestens vertraut.

UO: Im Yogasūtra wird eine breite Palette von »übernatürlichen Kräften« beschrieben, die angeblich durch eine meditative Sammlung und Ausrichtung erlangt werden können. Über zwei dieser Phänomene möchte ich gerne mit Ihnen sprechen. Zum einen ist dies die Seelenwanderung bzw. Reinkarnation, zum anderen das Vorauswissen von Unglücken. Wie wird wissenschaftlich untersucht, ob Fälle von »Reinkarnation« tatsächlich auftreten? Und wie sehen die Ergebnisse der aktuellen parapsychologischen Forschung aus?
EB: Seit Anfang der 1960er Jahre ist die wissenschaftliche Untersuchung von »Erinnerungen an ›frühere‹ Leben« als Thema der empirischen parapsychologischen Forschung im Wesentlichen an die Person des 2007 verstorbenen amerikanischen

Psychiaters Ian Stevenson geknüpft: Er und seine bis heute existierende universitäre Forschungsgruppe – die Division of Personality Studies an der University of Virginia – sind Pioniere auf diesem Gebiet. Sie haben in jahrzehntelanger interkultureller Feldforschung ca. 2500 Berichte von Kindern und Jugendlichen gesammelt und dokumentiert, die ohne erkennbaren Grund, also »spontan«, angegeben haben, sie würden sich an nachprüfbare Details »früherer Leben« erinnern. Die archivierten Berichte stammen in erster Linie aus Ländern, in denen die Reinkarnationsvorstellung Bestandteil der kulturellen und religiösen Tradition ist, also z. B. aus Indien, Sri Lanka, Libanon, Türkei, Thailand oder Burma, dem heutigen Myanmar. Es gibt aber auch Fallsammlungen aus den USA oder Europa. Stevenson spricht von »Cases of Reincarnation Type« (CORT), das heißt von Fällen, die ihrem Typus oder ihrer Struktur nach eine Ähnlichkeit mit Reinkarnation aufweisen.

Stevensons Pionierwerk, in dem er auch seinen grundlegenden methodischen Zugang skizziert, erschien 1966 unter dem Titel *Twenty Cases of Suggestive of Reincarnation*. Eine für ein breiteres Publikum bestimmte Synopsis seiner Forschungsarbeit wurde 1987 unter dem Titel *Children Who Remember Previous Lives. A Question of Reincarnation* veröffentlicht. Beide Bücher liegen übrigens auch in deutscher Übersetzung vor – bezeichnenderweise in Verlagen mit eher »esoterischer« Orientierung: Einmal unter dem Titel *Reinkarnation: Der Mensch im Wandel von Tod und Wiedergeburt. 20 überzeugende und wissenschaftlich bewiesene Fälle* (seit 1976 in mehreren Auflagen), zum anderen als *Wiedergeburt: Kinder erinnern sich an frühere Erdenleben* (1992). Die Cover beider Bücher haben ein besonderes Erscheinungsbild, um Leserschichten anzusprechen, die von der Idee der Seelenwanderung wohl eher überzeugt sind und zusätzlich auf »wissenschaftliche« Beweise hoffen. Allerdings spricht Stevenson – strenggenommen – immer nur von Hypothesen, die für Reinkarnation sprechen oder diese »wahrscheinlich« machen – nie von »wissenschaftlich bewiesenen Fällen«, wie es der deutsche Buchtitel wohl aus Verkaufsgründen suggeriert.

Die von Stevenson behandelten typischen Forschungsfragen waren zum Beispiel: In welchem Alter sind diese Erinnerungen zum ersten Mal aufgetreten? Wie lange werden sie berichtet? Wie viel Zeit ist zwischen dem Tod der »früheren« Person und der ersten »Wiedererinnerung« verstrichen? Woran ist die »frühere« Person gestorben? Lebte sie in der Nähe oder weit entfernt? Hatte sie besondere Vorlieben oder Abneigungen? Sprach sie einen besonderen Dialekt? Zeigte sie Muttermale oder Geburtsfehler? u. a. m.

UO: Gibt es einen herausragenden Fall, der Sie persönlich besonders beeindruckt hat?
EB: Stevenson diskutiert einen »idealen« Fall für Reinkarnationserinnerungen, der auf drei Säulen beruht: (1) Es gibt objektiv nachprüfbare Aussagen der gegenwärtigen Person, die ihre Erinnerungen an das Leben der früheren Person betreffen; (2) es gibt Verhaltenszüge, Einstellungen, ausgeprägte Fertigkeiten der gegenwärtigen Person, die mit denjenigen der früheren übereinstimmen; (3) es gibt spontane Wiedererkennungen der gegenwärtigen Person im Hinblick auf Familienbeziehungen, Freunde, Vorlieben, Örtlichkeiten und dergleichen der früheren Person.

In seiner ersten großen Monographie von 1966 stellt Stevenson sieben Fallstudien aus Indien vor, die sich unterschiedlich gut diesem »idealen« Fall annähern. Beeindruckend fand und finde ich noch den Fall Ravi Shankar, den Stevenson detailliert darstellt: Dieser Junge wurde 1951 mit einem geradlinigen Muttermal am Hals geboren. Im Alter zwischen zwei und drei Jahren begann er von einem früheren Leben zu erzählen. Er sei ermordet worden, und zwar sei ihm die Kehle durchschnitten worden. Die Narbe an seinem Hals rühre von der Wunde her, die ihm sein Mörder beigebracht habe. Im Laufe der nächsten Jahre erzählte er seiner Familie, den Nachbarn und seinem Lehrer immer wieder Einzelheiten aus seinem Leben und von seinen Todesumständen. Er nannte die Namen seiner Mörder, machte Angaben über sein früheres Spielzeug, wo er »früher« in die Schule gegangen sei etc. Einige Jahre später gelangte die Kunde von Ravi Shankars Aussagen über sein »früheres Leben« zu Jageshwar Prasad vom Distrikt Chhipatti. Dieser hatte einen vierjährigen Sohn, genannt Munna, auf die Art und unter den Umständen verloren, die Ravi Shankar beschrieben hatte, und zwar sechs Monate *bevor* Ravi Shankar geboren worden war. Die des Mordes Verdächtigten waren jene zwei Männer gewesen, die Ravi Shankar beschrieben hatte. Einer von diesen hatte tatsächlich die Tat gestanden, später aber sein Geständnis widerrufen und war, da es keine Zeugen für das Verbrechen gab, wieder auf freien Fuß gesetzt worden. Ravi Shankar gab Jageshwar Prasad einen Bericht über die Ermordung Munnas, der sehr genau mit dem übereinstimmte, was dieser selbst über den Hergang des Verbrechens kombiniert hatte, und machte noch weitere Angaben über das Leben Munnas. Jageshwar Prasad versuchte daraufhin, das Strafverfahren gegen die mutmaßlichen Mörder seines Sohnes wieder zu eröffnen, was sich aber offenbar als nicht durchführbar erwies. Weitere Einzelheiten finden sich bei Stevenson.

UO: Existieren auch wissenschaftliche Studien zur sogenannten Reinkarnationstherapie? Wie zuverlässig sind die Informationen über frühere Leben, die im Zuge von »Rückführungen« berichtet werden?
EB: Die Rückführungen »in frühere Leben« unter Hypnose gehören bis heute zu den populärsten Vorstellungen in der Bevölkerung, wenn von »Wiedergeburt« die Rede ist. Anfang der 1950er Jahre erregte vor allem der Fall der Amerikanerin

Virginia Tighe internationales Aufsehen, die von dem Amateurhypnotiseur Morey Bernstein in Hypnose versetzt wurde und in diesem Zustand Details aus einem früheren Leben als »Bridey Murphy« wiedergab, angeblich 1798 in Irland geboren. In Hypnose sprach sie einen irischen Dialekt, beschrieb ihr Brautkleid und nannte Geburts- und Sterbedaten ihr unbekannter Personen u. a. m. An diesem Fall entzündete sich die übliche Kontroverse, inwieweit die Versuchsperson manche Details in ihrer Jugend aufgenommen, diese dann völlig vergessen und schließlich unter Hypnose zu einem »früheren Leben« verdichtet hatte.

In der heutigen klinischen und experimentellen Hypnoseforschung herrscht weitgehende Übereinstimmung, dass die durch hypnotische Rückführungen gewonnenen Informationen nicht zuverlässig – »wahrheitsgetreu« – sind, sondern die Bühne abgeben für imaginatives Rollenspiel und andere Konfabulationen, zum Teil noch geprägt durch implizite Erwartungen des Hypnotiseurs.

UO: Welche alternativen Erklärungen gibt es für Erinnerungen an bzw. Informationen über frühere Leben? Ein Forscherkollege (Keil, 2010) vertritt die These, dass möglicherweise »Gedankenbündel« einer verstorbenen Person weiterexistieren könnten, die dann mittels außersinnlicher Wahrnehmung aufgenommen würden – ein Motiv, das auch gelegentlich in Filmen auftaucht. Wie plausibel ist diese Erklärung aus Ihrer Sicht?

EB: Die alternativen Deutungen lassen sich am einfachsten unter dem Stichwort einer »psycho-kulturellen Phantasie-Hypothese« zusammenfassen, die sich aus verschiedenen Elementen zusammensetzt: Die Reinkarnationserinnerungen können in manchen Fällen paranormale Fähigkeiten (außersinnliche Wahrnehmungen) seitens des Berichterstatters widerspiegeln; auch »Quellenamnesie« kann hinzutreten, also Wissens- oder Gedächtnisinhalte, deren Herkunft man völlig vergessen hat;

ebenso können Erinnerungstäuschungen bzw. -verzerrungen auf dem Hintergrund kultureller Sozialisations- und Erwartungsmuster eine Rolle spielen.
Die Vorstellung eines »Gedankenbündels« halte ich für eine Metapher, die eher zum Ausdruck bringt, dass keine bekannte sensorische Grundlage für manche Fälle in Frage kommt. Die Frage ist: Was ist die Motivation, warum sich ein Kind ausgerechnet an eine »frühere Person«, zu der es sonst keine Beziehung hat, erinnert bzw. in Beziehung tritt? Gibt es vielleicht einen zielgerichteten Prozess, ein »Gedankenbündel«, der zwei leibfreie »Psychen« miteinander verknüpft? Zu diesem Zeitpunkt reine Spekulation natürlich.

UO: Aus neurowissenschaftlicher Sicht erscheint es vor allem problematisch, dass geistige Inhalte den physischen Tod und körperlichen Zerfall eines Menschen überdauern müssten, denn es wird angenommen, dass diese zwingend an ein funktionierendes Gehirn gebunden sind. Gibt es Ideen oder physikalische Modelle dazu, wo und wie geistige Eindrücke gespeichert werden könnten?
EB: Aus gängiger neurowissenschaftlicher Perspektive ist dies der springende Punkt und sicher auch ein Grund dafür, warum die CORT-Forschungen – sehr zur Enttäuschung Stevensons – bisher nicht wirklich eine breite und nachhaltige Resonanz in der breiteren Wissenschaftsgemeinde gefunden haben – wenn ich die überschaubare Gruppe der Profi-Forscher auf parapsychologischem Gebiet einmal ausklammere.
Allerdings gibt es – das soll auch nicht verschwiegen werden – einen wachsenden Widerstand auch innerhalb der Neurowissenschaften gegen die Meinung, jeder mentale Inhalt sei »zwingend an ein funktionierendes Gehirn« gebunden. Man muss sich hüten, hier einer »Neuro-Mythologie« zu verfallen, und der erkenntnistheoretische und ontologische Status der CORT-Phänomene ist im Prinzip der gleiche wie bei den Nahtod- oder

außerkörperlichen Erfahrungen. Neue Sichtweisen und Denkmodelle stellt der Sammelband *Irreducible Mind*, herausgegeben von Edward Kelly und Emily Williams Kelly, vor, den ich jedem gläubigen Anhänger eines reduktionistischen Materialismus nachdrücklich empfehlen kann.

UO: Im Yogasūtra heißt es, dass der Yogi ein Vorauswissen über Unglücke erlangen könne. Im Zusammenhang mit existenziellen Bedrohungen wird immer wieder von Vorahnungen gesprochen und auch davon, dass auf telepathischem Wege gespürt werde, wenn eine nahestehende Person einer lebensbedrohlichen Gefahr ausgesetzt sei. Wie ist der Stand der Forschung hierzu? Gibt es solche Phänomene, und wie werden sie gegebenenfalls erklärt?

EB: Solche Berichte sind auch in den Fallsammlungen der internationalen Parapsychologie, wie sie seit Gründung der britischen »Society for Psychical Resarch« Ende des 19. Jahrhunderts immer wieder durchgeführt werden, wohlbekannt. Es gibt typische Muster für eine solche »Krisentelepathie«.

Ein Beispiel: Eine Schwester bittet plötzlich ihren Vater, ihrem in einer entfernten Stadt studierenden Bruder ein Telegramm zu schicken, mit der Frage, wie es ihm gehe, weil sie plötzlich das Gefühl hat, dass diesem etwas zugestoßen sei; später stellt sich heraus, dass er mit knapper Not – zeitgleich – einem Unfall entgangen ist.

Solche Spontanberichte, die eigentlich alltäglich sind, gaben den Anstoß zur experimentellen Nachprüfung unter Laborbedingungen. Die auf der Hand liegende und oft diskutierte Schwierigkeit liegt darin, dass sich solche »existenziellen Bedrohungen« natürlich nicht beliebig und auf Kommando im Labor nachstellen lassen. Dennoch hat die experimentelle Parapsychologie in den letzten Jahrzehnten ein beeindruckendes Evidenzmaterial zusammengetragen, das solche »anomalen« Kommunikationswege wie Telepathie überaus wahrscheinlich macht.

In den Theorien der heutigen Parapychologie ist man von den klassischen Vorstellungen, die außersinnliche Wahrnehmung oder Psychokinese als eine »Übertragung« von Information oder eine energetische »Beeinflussung« verstehen, weitgehend abgekommen. Sie werden eher als Verschränkungskorrelationen im Sinne der *Synchronizität* von C. G. Jung und Wolfgang Pauli aufgefasst. Eine Konsequenz dieses Modells liegt darin, dass man solche Psi-Effekte nicht beliebig reproduzieren kann und dass sie sich auch nicht trainieren lassen im Sinne einer zuverlässigen Anwendung. Es wäre interessant, diesen Befund auch mit Yoga-Lehrern zu diskutieren.

[Um aktuelle Links ergänzen zu können, wurde die Antwort auf die nachfolgende Frage auf der Website zum Buch plaziert:
Wenn sich jemand näher mit Reinkarnation, Präkognition und Telepathie befassen möchte – welche Informationsquellen können Sie empfehlen?]

UO: Zum Abschluss möchte ich Sie noch um eine Einschätzung bitten, wie sich die Forschung in den nächsten Jahren entwickeln wird: Was sind die drängendsten Aufgaben, und wie könnten diese erfolgreich bewältigt werden?
EB: Die Entwicklung der Forschung auf den Grenzgebieten allgemein hängt natürlich entscheidend von drei Faktoren ab: einmal – so banal das klingen mag – schlicht und einfach von der Finanzierung »unorthodoxer« Forschungsprojekte; zum anderen von der Förderung des wissenschaftlichen Nachwuchses; zum dritten schließlich von einer starken persönlichen Motivation, solche Projekte – bekannten Widerständen zum Trotz – zu bearbeiten und dafür Risiken in Kauf zu nehmen. Alle drei Faktoren bedingen sich natürlich. Die wissenschaftliche Karriere Ian Stevensons ist dafür das beste Beispiel: Ohne die langfristige Förderung durch die von Ches-

ter Carlson, dem Erfinder der Xerox-Kopie, für ihn an der Universität Virginia eingerichtete Stiftungsprofessur hätte er nicht sein CORT-Forschungsprogramm auf die Beine stellen können, wozu entscheidend Stevensons untadeliger Ruf als Psychiater und bewährter parapsychologischer Forscher beigetragen hat.

Wenn man bei der CORT-Forschung bleibt, dann wäre sicher eine teilnehmende Beobachtung »vor Ort« wünschenswert, zum Beispiel ein eingehender Vergleich zwischen Familien ohne bzw. mit Reinkarnationsfällen. Auch Begleitstudien über längere Zeiträume könnten weitere Aufschlüsse liefern: Wie werden solche Erinnerungen zwischen Familien weitergegeben? Wie werden Todesfälle oder Geburtsmerkmale im Hinblick auf ihren möglichen »Reinkarnationswert« in verschiedenen Familien besprochen?

Eine weitere Forschungsrichtung stellen die von dem isländischen Psychologen Erlendur Haraldsson durchgeführten Untersuchungen zur Frage dar, ob sich Kinder »mit« Erinnerungen in ihrer Persönlichkeitsstruktur von einer Kontrollgruppe »ohne« Erinnerungen unterscheiden. Ihm zufolge waren die Kinder mit Rückerinnerungen altkluger, wiesen eine größere verbale Geschicklichkeit und bessere Gedächtnisleistungen auf; sie waren in der Schule besser und sozial kompetenter, und sie waren nicht stärker für Suggestionen empfänglich als die Kontrollgruppe.

Zusammenfassend würde ich sagen, dass die von Stevenson und anderen Untersuchern konstatierten Übereinstimmungen zwischen Berichten und Verhaltensweisen eines Kindes und einer ihm unbekannten »früheren« Person zweifelsohne *Anomalien* darstellen, die sich einer befriedigenden konventionellen Erklärung bisher entzogen haben. Eine weitere Aufklärung der außergewöhnlichen Verhaltensmuster, die gut untersuchte CORT-Fälle darstellen, geht nicht nur (Para-)Psychologen, Psychiater, Anthropologen oder Religionswissenschaftler an, sondern alle Menschen, die an den Fragen nach einem Leben vor und nach dem Tod interessiert sind.

UO: Ich danke Ihnen sehr herzlich für dieses Gespräch!

Risiken und Nebenwirkungen

Ein Themenbereich, der bisher in der wissenschaftlichen Forschung vernachlässigt wurde, sind potenzielle Risiken der Yoga-Praxis für die körperliche und psychische Gesundheit. In Bezug auf den Haṭha-Yoga hat ein Buch des amerikanischen Journalisten William Broad (2013) hier für einiges Aufsehen in den USA gesorgt und auch deutschsprachige Printmedien zu kritischen Artikeln veranlasst (unter anderem: die Neue Züricher Zeitung, den Berliner Tagesspiegel, die Süddeutsche Zeitung; siehe Dalmann & Soder, 2012).

Broad schildert drastische Fälle, in denen die Ausführung von Körperstellungen zu Schädigungen des Bewegungsapparats (z. B. Bandscheibenvorfälle) und Zentralnervensystems (z. B. durch Hirnblutungen) führte. Im vorliegenden Buch wird auf Stellungen mit hohem Gefahrenpotenzial verzichtet. Eine Übersicht über potenzielle »Krankmacher-Übungen« und gesunde Alternativen gibt das in Teil II bereits erwähnte Poster der Techniker Krankenkasse (2012), das auch Nicht-Mitglieder kostenlos anfordern können.

Bei den Atemübungen des Yoga ist vor allem die Hyperventilation bei der »Blasebalg-Atmung« mit einem Risiko behaftet, da sie die Erregung des Nervensystems steigern und bei Personen mit Epilepsie einen Anfall provozieren könnte.

Die Stufen des geistigen Trainings im Yoga, angefangen mit der sensorischen Deprivation über Konzentration und Meditation bis hin zu den Zuständen tiefster Versenkung können insbesondere bei psychisch labilen Menschen zu einer Destabilisierung führen. Ein Übersichtsartikel von Lustyk et al. (2009) listet ein Dutzend Studien auf, die sich mit neurologischen und psychischen Problemen beschäftigen, die durch Meditation ausgelöst wurden. Bei dem weitaus größten Teil dieser Studien handelt es sich um Fallberichte über eine oder mehrere Personen, die sich meist nach Teilnahme an mehrtägigen Kursen in ärztliche Behandlung begeben mussten.

Die Diagnosen umfassen unter anderem Depersonalisation, Derealisation, Dissoziationen und Orientierungslosigkeit, psychotische Symptome wie Halluzinationen und Denkstörungen sowie Größenphantasien, religiöse Wahnvorstellungen, manisches Verhalten, Schlaflosigkeit, Gefühle von Einsamkeit, Ängste/Panik und Depressionen. Bei der Hälfte der aufgelisteten Studien war Transzendentale Meditation praktiziert worden, bei den übrigen buddhistische Meditationen (Vipassana, Zen), Yoga-Meditation oder die Art der praktizierten Meditation wurde nicht näher beschrieben. Es wäre jedoch unzulässig, aus der Häufung bei der Transzendentalen Meditation etwa eine besondere Gefährlichkeit abzuleiten, hier spiegelt sich vielmehr die enorme Verbreitung dieser Methode wider.
Die Autoren leiten aus ihrer Übersicht die Notwendigkeit einer sorgfältigen Vorauswahl *(Screening)* von Teilnehmern ab und fordern, dass entsprechende diagnostische und therapeutische Kompetenzen bereitgestellt werden müssten, um problematische Teilnehmer erkennen und adäquat behandeln zu können. Tatsächlich verwenden einige Meditationszentren Fragebögen, in denen nach der psychischen Stabilität gefragt und diese als Voraussetzung für die Kursteilnahme gefordert wird. Durch falsche Angaben oder durch eine Unterschätzung der Wirkun-

gen intensiver Meditation kann es jedoch trotzdem zu psychischen Entgleisungen kommen, die eine psychotherapeutische oder psychiatrische Behandlung erfordern.

Ein entscheidender Faktor bei der Entwicklung einer psychischen Störung ist dabei die Bewertung der auftretenden Erfahrungen. Davon hängt es beispielsweise ab, ob eine Depersonalisation als »Verrückt-Werden« interpretiert wird und starke Ängste auslöst oder als Zeichen für den Fortschritt in der Versenkung angesehen wird (Castillo, 1990).

Um die Risiken und Nebenwirkungen von Meditation zu untersuchen und die Schwierigkeiten, die auf dem Weg kontemplativer Schulung auftreten können, hat Willoughby Britton (Brown University, USA) ein Forschungsprojekt ins Leben gerufen, für das sie bereits zahlreiche Meditierende und erfahrene Lehrer der Meditation befragt hat. In den Interviews geht es um die möglichst genaue Beschreibung der auftretenden Phänomene, die Erfassung der Begleitumstände und Erklärungsmuster sowie die Strategien, die sich als hilfreich erwiesen haben, um mit den aufgetretenen Schwierigkeiten erfolgreich umzugehen (Links zur Homepage des Projekts und weiteren Informationen finden Sie auf der Website zum Buch).

Erste Auswertungen zeigen (Kaplan et al., 2012), dass die Dauer der Symptome sich in einem weiten Bereich zwischen zwei Tagen und 20 Jahren bewegt (Durchschnitt 4,5 Jahre) und es bei 60 Prozent der Betroffenen zu funktionellen Beeinträchtigungen im Alltag kommt. Darüber hinaus zeigt sich, dass auch bei Personen ohne problematische Vorgeschichte Schwierigkeiten auftreten können. Die Intensität der Meditation (mehrere Stunden am Tag über mehrere Tage hinweg) spielt zwar eine große Rolle, ist jedoch als alleinige Erklärung nicht ausreichend.

Ein wiederkehrendes Element in den Schilderungen der betroffenen Meditierenden sind ungewöhnliche Wahrnehmungen von »Energie« im Körper, die im Kontext des Yoga häufig in Zusammenhang mit einem Aufsteigen der Kuṇḍalinī in Verbindung gebracht werden. Das nachfolgende Experten-Interview geht auf diese Phänomene ausführlich ein.

Interview mit Liane Hofmann: Kuṇḍalinī-Erfahrungen

Dr. phil. Liane Hofmann ist Diplom-Psychologin und promovierte zum Thema »Spiritualität und Religiosität in der psychotherapeutischen Praxis«. Mit ihrer Diplomarbeit aus dem Jahr 1995 legte sie eine kulturübergreifende Studie zum Thema »Spirituelle Krise und Kundalini-Erfahrung« vor. Seit damals hat sie diese Phänomene und den Umgang damit in der Diagnostik und psychotherapeutischen Behandlung erforscht und kann als eine der wenigen Expertinnen auf diesem Gebiet in Deutschland angesehen werden. Eine aktuelle Darstellung der Thematik von ihr ist vor kurzem erschienen (Hofmann, 2013).

UO: In den Überlieferungen des Yoga wird vom »Aufsteigen der Kuṇḍalinī« ausgehend vom Beckenboden bis zum Scheitelpunkt des Kopfes gesprochen. Von welchen konkreten Erfahrungen berichten diejenigen, die so etwas erlebt haben? Was sind die charakteristischen Elemente des »Kuṇḍalinī-Syndroms«?
LH: Bemerkenswert am Kuṇḍalinī-Syndrom ist, dass es ein »ganzheitliches« Syndrom ist. In der Regel sind alle Ebenen des Menschseins involviert: die physische, die bioenergetische, die emotionale, die mentale und die spirituelle Ebene. Eines der Hauptkennzeichen ist jedoch eine Vielzahl von soge-

nannten »somatosensorischen« oder »vegetativ-energetischen« Phänomenen. Dazu gehören strömende, kribbelnde, prickelnde, wirbelnde oder krabbelnde Empfindungen im Körperinnern oder auf der Haut. Auch kann es sich so anfühlen, als ob elektrische Ströme die Nervenbahnen entlangwanderten oder Wellen von Energie in den Körper ein- und durch ihn hindurchströmten. Recht typisch sind auch anhaltende Vibrationsempfindungen, die häufig in den Körperregionen auftreten, in denen gemäß der traditionellen Darstellung die sogenannten »Cakras« oder »Energiezentren« lokalisiert sind. Ein weiterer wesentlicher Indikator sind die sogenannten »Kriyas«. Dies sind ungewöhnliche Bewegungsabläufe, die autonom, also ohne willentliche Steuerung der Betroffenen, ablaufen. Sie können jedoch jederzeit willentlich beendet werden. Solche spontanen Bewegungen reichen von Zuckungen, Vibrationen oder heftigem Schütteln des ganzen Körpers über normalerweise nur schwer einzunehmende, ungewöhnliche Körperpositionen bis hin zu komplexen, ritualisiert erscheinenden Bewegungsabläufen. Der Körper scheint dabei wie durch eine autonome Kraft gelenkt zu sein, die unabhängig von der willentlichen Steuerung der Motorik wirkt. Der wohl zentrale Indikator eines Kuṇḍalinī-Erwachens ist jedoch der Eindruck, dass »etwas«, ein Strom von Energie, Licht oder Flüssigkeit, entlang des Wirbelsäulenkanals zum Schädel hin aufwärtssteigt.

Häufig kommt es zu verschiedensten psycho-vegetativen Störungen, die eng mit den Funktionen des autonomen Nervensystems verknüpft sind: Unruhe, Energiemangel oder -überschuss, Schlafstörungen, Herzrasen, Hitze- und Kältezustände, oder auch zum vorübergehenden Auftreten von Krankheiten und Schmerzen, die oftmals schwer zu diagnostizieren sind und die häufig auch von alleine wieder abklingen.

Auf der emotionalen Ebene kann es zu extremen Gefühlszuständen und starken Stimmungsschwankungen kommen. Die verschiedenen individuell-biographischen wie kollektiven Schichten des Unbewussten scheinen durch diesen Prozess aktiviert zu werden, wodurch zuvor unbewusste Inhalte, Gefühle und Erinnerungen zuweilen massiv ins Bewusstsein treten. Weitere Kennzeichen sind eine Reihe von ungewöhnlichen akustischen und visuellen Wahrnehmungen, die sowohl im Körperinneren als auch außen lokalisiert sein können. Schließlich wird auch von paranormalen Phänomenen berichtet, wobei am häufigsten von einer erhöhten Sensitivität, von Heilfähigkeiten oder dem vermehrten Auftreten von synchronistischen Ereignissen die Rede ist.

Nicht zuletzt sind die im engeren Sinne spirituellen Erfahrungen von besonderer Relevanz: Dazu gehören Erfahrungen der Ich-Auflösung und der Einheit und tiefen Verbundenheit mit der unmittelbaren Umgebung, der Natur oder dem ganzen Universum, das spontane Eintreten in tiefe meditative Zustände, Lichterfahrungen, Gefühle einer tiefen inneren Stille, eines profunden Friedens oder einer überwältigenden Liebe, ekstatische Gefühle und Ähnliches mehr. Vor allem die zuletzt genannten Erfahrungen werden häufig als sehr bedeutsam erlebt und können eine tiefgreifende Neuorientierung im Sinne einer stärker spirituell geprägten Lebensausrichtung mit entsprechenden Wertorientierungen einleiten. Yvonne Kason hat deshalb für derartige Erfahrungen den Begriff der »spirituell transformativen Erfahrungen« geprägt.

UO: Worauf beruht Ihr persönliches Interesse an diesem Gebiet der Forschung, haben Sie selbst Erfahrungen dieser Art gemacht?
LH: Das ist eine interessante Frage. Auslöser für das Verfassen meiner Diplomarbeit war, dass ich Anfang der 1990er Jahre selbst begann, mich für Spiritualität zu interessieren. Ich nahm an ersten Meditationskursen und an psycho-spirituell ausgerichteten Selbsterfahrungsseminaren teil. Dabei lernte ich nicht

nur verschiedene nicht-christliche spirituelle Weltanschauungen näher kennen, sondern machte vor allem eine Reihe von zutiefst beeindruckenden Erfahrungen, von denen ich im gesamten Verlauf meines Psychologiestudiums nichts vernommen hatte. Ich fragte mich, wie es sein kann, dass diese spirituelle Dimension der menschlichen Erfahrung – und ich betone hier den Begriff »Erfahrung« – in der akademischen Psychologie, der »Wissenschaft des menschlichen Erlebens und Verhaltens« so gar keine Beachtung findet. Das Interesse am Prozess der psycho-spirituellen Entwicklung und seiner potenziellen Krisenanfälligkeit begann also aus meiner eigenen Erfahrung heraus zu erwachsen. Um diesen Prozess und das damit verbundene Potenzial tiefer zu verstehen, wollte ich mich im Rahmen meiner Diplomarbeit näher damit beschäftigen. Als ich dann begann, mich in die Thematik einzuarbeiten, entdeckte ich, dass sich in den USA bereits eine psychologische Richtung entwickelt hatte, die sich genau mit diesen Themenstellungen befasste: die Transpersonale Psychologie. Und dass es bereits eine Strömung gab, die das Konzept der spirituellen Krise entwickelt hatte und sich mit dieser befasste.

Dass der zweite Schwerpunkt meiner Arbeit dann neben der Transpersonalen Psychologie und dem Konzept der spirituellen Krise auf dem Kuṇḍalinī-Thema lag, hat verschiedene Gründe: mein Interesse an der Philosophie und den spirituellen Traditionen Indiens sowie an Konzepten einer feinstofflich-subtilen Lebensenergie im Allgemeinen, die Tatsache, dass das Kuṇḍalinī-Syndrom oftmals als der häufigste Typus der spirituellen Krise bezeichnet wird, die bereits erwähnte Vielfalt der damit verbundenen Symptome und eine Reihe von geradezu synchronistischen Ereignissen, die mich immer wieder auf dieses Thema hinzulenken schienen. Nicht zuletzt finde ich am Kuṇḍalinī-Phänomen vor allem die markanten physiologischen und motorischen Manifestationen besonders eindrücklich, und ich vermutete, dass sich dieses Erscheinungsbild der spirituellen Krise von daher möglicherweise am ehesten mit Hilfe wissenschaftlicher Methoden erforschen lassen könnte. Zu einem späteren Zeitpunkt lernte ich dann die klassischen Kuṇḍalinī-Symptome auch aus eigener Erfahrung kennen, allerdings geschah dies erst nach Verfassen meiner Diplomarbeit.

UO: Gibt es ungefähre Schätzungen, wie häufig solche Erfahrungen auftreten, und unter welchen Bedingungen treten sie auf? Was sind typische Auslöser – können sie auch spontan auftreten?

LH: Nein, hinsichtlich der tatsächlichen Verbreitung von Kuṇḍalinī-Erfahrungen gibt es keinerlei zuverlässige Daten. In der einschlägigen Literatur wird jedoch immer wieder postuliert, dass spirituelle Krisen spätestens seit Ende der 1970er Jahre immer häufiger auftreten und sich dieser Trend auch weiterhin fortsetzen wird. Dies wird vor allem auf das hohe gesamtgesellschaftliche Interesse an Spiritualität und die zunehmende Verbreitung und Verfügbarkeit der verschiedensten spirituellen Praktiken, Methoden der Energiearbeit sowie der psycho-spirituellen Selbsterfahrung zurückgeführt. Kuṇḍalinī-Erfahrungen oder ganz allgemein psycho-vegetativ-energetische Störungsbilder werden von verschiedenen Autoren im Umfeld der Transpersonalen Psychologie als die häufigste Erscheinungsform einer spirituellen Krise angesehen.

Derartige Phänomene treten dementsprechend auch tatsächlich am häufigsten im Zusammenhang mit einer spirituellen Lebensorientierung und Praxis auf. Häufige Auslöser sind zum Beispiel die verschiedenen Formen der Meditation und verschiedene körpertherapeutische Methoden zur Beeinflussung einer »subtilen Lebensenergie« – von klassischen Haṭha-Yoga-Methoden bis hin zu modernen bioenergetischen Verfahren – oder auch verschiedene moderne und traditionelle Formen der Atemarbeit. Oftmals kann der genaue Auslöser auch gar nicht mehr bestimmt werden. Die Betroffenen haben in der Regel unter Zielsetzungen wie Gesundheitsförderung, Selbst-Verwirklichung oder Bewusstseinsentwicklung im Laufe der Zeit mit den verschiedensten psychotherapeutischen, körperorientierten und spirituellen Ansätzen und Methoden experimentiert. Relativ häufig werden diese Phänomene auch durch die Gegenwart eines spirituellen Lehrers ausgelöst, was in den indischen Traditionen auf »Shaktipat-Dikṣa« zurückgeführt wird. Dies meint die Übertragung von Energie durch einen verwirklichten Meister, dessen Kuṇḍalinī bereits aufgestiegen ist, auf den Schüler. Vor allem aus den 1980er und 1990er Jahren finden sich viele Fallberichte über derartige Phänomene unter den westlichen Anhängern des indischen Gurus Swami Muktananda.

Des Weiteren können auch verschiedene Auslöser »weltlicher« Natur wie belastende psychologische Grenzsituationen oder Drogeneinnahme die Symptome eines Kuṇḍalinī-Erwachens auslösen. Derartige Erfahrungen können aber auch »spontan« auftreten. In den Ursprungstraditionen führt man dies dann oftmals unter Bezugnahme auf das Reinkarnationsmodell auf die Fortführung eines spirituellen Prozesses zurück, der bereits in früheren Leben seinen Anfang genommen hat. Es findet sich also ein breites Spektrum an postulierten Auslösern. Diese greifen zum einen auf Kenntnisse und Annahmen aus den traditionellen Kontexten zurück, die nur partiell einer Überprüfung mittels wissenschaftlicher Methoden zugänglich sind, zum anderen beruhen sie auf klinischen Fallstudien und Interviews mit Betroffenen.

UO: In der Literatur wird davor gewarnt, dass Techniken zur Erweckung der Kuṇḍalinī nicht ohne Vorbereitung und kompetente Begleitung geübt werden sollten, weil sie Risiken bergen würden. Welche Gefahren bestehen für die psychische Gesundheit?

LH: Ganz allgemein kann man sich das so vorstellen, dass es im Zuge eines solchen Prozesses zu einer deutlichen, zuweilen drastischen Anhebung des gesamten »Energieniveaus« kommt. Der Kuṇḍalinī-Prozess steht, wie bereits beschrieben, in engem Zusammenhang mit dem autonomen Nervensystem. Demzufolge kann eine Vielzahl von psychischen und psycho-vegetativen Beschwerden auftreten. All die zuvor geschilderten Phänomene und Zustände können aufgrund ihrer Fremdheit und Intensität massive Ängste auslösen und das Gefühl, die Kontrolle zu verlieren und verrückt zu werden.

Dieser Prozess der physio-psycho-spirituellen Transformation kann äußert fordernd sein, und er erfordert eine gute Vorbereitung, Anleitung und eine geklärte und stabile Persönlichkeit. Bei bestimmten prädisponierten Persönlichkeitsstrukturen, mit einem unreifen, instabilen Ich, schwach entwickelten Ich-Grenzen oder traumatischen Erfahrungen in der Vorgeschichte, kann dies zu einer starken Destabilisierung bis hin zur psychotischen Dekompensation führen. Von daher ist tatsächlich auf eine gute Vorbereitung und Einbindung zu achten, wie es zum Beispiel ja auch im klassischen Yoga nach Patañjali gelehrt wird. Dort findet man eine ganzheitliche Ausrichtung und spezifische, schrittweise Vorgehensweisen, die einen ausgewogenen körperlichen und geistigen Zustand fördern sollen, der Reinigung des Gesamtsystems und schließlich der Vorbereitung auf den Prozess der Bewusstseinstransformation dienen. Körper und Psyche sollen durch diese Elemente schrittweise darauf vorbereitet werden, höhere Mengen und Intensitäten der subtilen Lebensenergie zu tolerieren und zu integrieren.

[Um aktuelle Links ergänzen zu können, wurden die Antworten auf die drei nachfolgenden Fragen auf der Website zum Buch plaziert:
An wen kann sich jemand wenden, wenn er Erfahrungen dieser Art macht, die er nicht einordnen kann, so dass er vielleicht befürchtet, krank zu sein oder verrückt zu werden?
Wie könnte eine typische Beratung oder therapeutische Be-

handlung einer problematischen Kuṇḍalinī-Erfahrung aussehen?
Wenn sich jemand als Betroffener oder als Therapeut näher mit dem Thema befassen möchte – welche Informationsquellen können Sie empfehlen?]

UO: Wir haben jetzt viel über negative Aspekte gesprochen. Eigentlich geht es hierbei jedoch um spirituelle Erleuchtung. Was geschieht bei einem geglückten Aufstieg der Kuṇḍalinī? Wie wird das erlebt, und welche positiven Wirkungen hat es auf das eigene Leben?

LH: Die »Kuṇḍalinī-Shakti« gilt in den yogischen Ursprungstraditionen als die Energie des Bewusstseins – und das Erwachen und Aufsteigen der Kuṇḍalinī als der Prozess, der der Transformation des Bewusstseins zugrunde liegt und der in Erleuchtung und Befreiung vom »Rad der Wiedergeburt« mündet. Traditionell wird dieses Endziel auch als die Vereinigung von »Jivatma«, der Individualseele, dem individuellen Selbst, und »Paramatma«, dem universalen Selbst, beschrieben. In anderen Worten ausgedrückt meint dies die Auflösung des Gefühls eines getrennten Selbst, der persönlichen Ich-Identität und das Aufgehen in der zugrundeliegenden Einheit alles Seienden. Das Cakra-Modell stellt in diesem Zusammenhang ein umfassendes Entwicklungsmodell dar, das das ganze Spektrum der dem Menschen potenziell möglichen Entwicklung, einschließlich der spirituell-transpersonalen, aufspannt. Die Cakras oder Bewusstseinszentren entsprechen archetypischen Erfahrungsräumen des Menschseins.

Das Kuṇḍalinī- und Cakra-Modell beruht auf einem energetischen Paradigma. Grundlegend ist die Annahme eines subtilen Energiesystems. Im Verlauf des Prozesses wird dieses gesamte Energiesystem von Kontraktionen und Blockaden gereinigt und die Toleranz für höhere Mengen und eine höhere Intensität dieser subtilen Energie schrittweise erhöht. Die energetische

Aktivierung und Öffnung der Cakras meint die Erschließung der damit verbundenen Bewusstseinsräume, psychologischen Themen und Fähigkeiten. Eine Person, die solchermaßen von feinstofflichen, körperlichen und psychischen Blockaden »gereinigt« ist und sich das Potenzial der einzelnen Erfahrungsräume erschlossen hat, ist somit idealiter ein hochgradig integrierter Mensch, dem auch höhere, transpersonale Bewusstseinszustände zugänglich sind – bis hin zur Realisierung der essenziellen Natur des Selbst. Jedoch sollte man sich das nicht so vorstellen, dass jemand seine Kuṇḍalinī einmal nach oben führt und damit das Ziel der spirituellen Selbstverwirklichung oder Erleuchtung erreicht hat. Es ist wohl vielmehr so, dass die Aktivierung oder der erstmalige Aufstieg der Kuṇḍalinī einen möglicherweise viele Jahre andauernden spirituellen Transformationsprozess in Gang setzt, der andauernde spirituelle Praxis und Arbeit auf allen Ebenen der Persönlichkeit erfordert. Eine solche Erfahrung vermittelt dem spirituellen Sucher, ähnlich wie sogenannte Gipfelerfahrungen oder mystische Einheitserfahrungen, eher einen Ausblick auf das Mögliche, auf das, was ihn erwartet. Diesen Zustand dann jedoch dauerhaft zu etablieren ist eine andere Sache. In den Ursprungstraditionen geht man davon aus, dass dieser Prozess mehrere Leben andauern kann.

UO: Gibt es eine wissenschaftliche Erklärung für diese Erfahrungen oder zumindest Hypothesen über (neuro)physiologische Mechanismen, die möglicherweise beteiligt sein könnten?
LH: Obwohl der Kuṇḍalinī-Prozess vor allem auch durch seine ausgeprägten psycho-physiologischen Manifestationen auffällt, ist die wissenschaftliche Forschung zur unmittelbaren Symptomatik des Kuṇḍalinī-Erwachens oder den Auswirkungen von Kuṇḍalinī-Yoga-Praktiken bislang noch verschwindend gering. Zumeist wurde der Versuch unternommen, verschiedene physiologische und neuronale Korrelate als Folge

bestimmter Kuṇḍalinī-Yoga-Praktiken oder einer vermeintlichen Kuṇḍalinī-Erfahrung zu bestimmen.
Es gibt neurophysiologische Modelle, die die Phänomene des Kuṇḍalinī-Erwachens auf die Stimulation von spezifischen Gehirnarealen zurückführen, die von den Betroffenen auf die Peripherie des Körpers projiziert werden. Ein Beispiel dafür ist das Physio-Kuṇḍalinī-Modell von Itzhak Bentov. Er war der Ansicht, dass der Physio-Kuṇḍalinī-Prozess der Reinigung des Nervensystems von angesammeltem Stress diene.
Der Nahtod- und LSD-Forscher Lawrence Wile hat versucht, die Kuṇḍalinī-Erfahrung auf eine spezifische neuroanatomische Struktur zurückzuführen – die Reissnersche Faser, die vom terminalen Ventrikel an der Basis der Wirbelsäule bis zur Zirbeldrüse im Gehirn verläuft. Der Verlauf dieser Nervenfaser entspricht wiederum genau dem Aufstieg der Kuṇḍalinī, wie er in den yogischen Schriften postuliert wird.
Andere Studien haben Veränderungen in den Gleichspannungspotenzialen des Gehirns identifiziert und diese für die Phänomene des Kuṇḍalinī-Erwachens verantwortlich gemacht.
Der Neurowissenschaftler Andrew Newberg diskutiert verschiedene Forschungsergebnisse bezüglich der neurophysiologischen Prozesse, die allgemein mit spirituellen Praktiken verbunden sind, und stellt die Vermutung an, dass diese auch auf die Kuṇḍalinī-Yoga-Praktiken bzw. Kuṇḍalinī-Phänomene übertragen werden könnten. So könnten seiner Ansicht nach die Aktivierung des Frontallappens, des Thalamus, des Parietallappens sowie des Hypothalamus mit seiner engen Verbindung zum Hormonsystem und zum autonomen Nervensystem mit den Phänomenen des Kuṇḍalinī-Erwachens assoziiert sein.
Diese Ansätze und Modelle blieben bislang jedoch weitgehend spekulativ und haben nicht dazu geführt, das Thema deutlich voranzubringen. Alles in allem ist die bisherige Forschung auf das starke Engagement von Einzelpersonen zurückzuführen, die dies im Alleingang vorangetrieben haben und nicht in einen

größeren Forschungsverbund eingebunden waren. Die mangelnde wissenschaftliche Erforschung des Themas ist wohl durch verschiedene Faktoren bedingt: die mutmaßlich geringe praktische und erkenntnistheoretische Relevanz dieses exotisch anmutenden Themas für den wissenschaftlichen Mainstream, die generelle Skepsis gegenüber Themen, die mit Spiritualität assoziiert sind und die von daher schnell als unwissenschaftlich gelten und dem Bereich des Glaubens zugeordnet werden, spezifische forschungsmethodologische Schwierigkeiten, Probleme der Finanzierung von diesbezüglichen Studien und Ähnliches mehr.

Auch die Frage, ob es tatsächlich eine eigenständige Dimension einer feinstofflichen Lebensenergie unabhängig von den materiellen Strukturen des physischen Körpers gibt oder ob all diese Phänomene allein auf eine veränderte Funktionsweise des Gehirns, auf spezifische neuronale Aktivitäten, zurückzuführen sind, bleibt nach wie vor offen. Der Realitätsstatus der postulierten subtilen Energien ist aus einer wissenschaftlichen Perspektive nach wie vor umstritten. Während viele Zeitgenossen derartige Betrachtungsweisen als längst überholte Relikte aus einer fernen, vorwissenschaftlichen Vergangenheit ansehen, sind andere der Ansicht, dass Konzepte einer alles durchdringenden Lebenskraft noch längst nicht vom Tisch sind, und wieder andere ersetzen das Konzept der Lebensenergie zunehmend durch quantentheoretisch begründete Prozesse der Informationsübertragung.

UO: Zum Abschluss möchte ich Sie noch um eine Einschätzung bitten, wie sich die Forschung in den nächsten Jahren entwickeln wird: Was sind die drängendsten Aufgaben, und wie könnten diese erfolgreich bewältigt werden?
LH: Ehrlich gesagt, die dringlichsten Aufgaben sehe ich im Bereich der therapeutischen Anwendung. Hier braucht es vor allem mehr Informationen bezüglich der Auswirkungen von

spirituellen Praktiken sowie Kenntnisse im Prozess der psychospirituellen Entwicklung und ihrer möglichen Störungen. Obwohl sich sehr viel getan hat, was die Integration der spirituellen Dimension innerhalb der akademischen Psychologie und Psychotherapie angeht, ist dies nach wie vor ein Spezialgebiet, das zwar gesamtgesellschaftlich auf großes Interesse stößt, aber noch keine entsprechende Resonanz in den relevanten akademischen Disziplinen und der psychosozialen und medizinischen Versorgung findet. Dies liegt meines Erachtens aber weniger an den psychotherapeutischen Praktikern als an den etablierten akademischen Strukturen und Psychotherapieausbildungen.

Unter den Praktikern ist das Interesse recht groß – auch in Bezug auf das Thema spirituelle Krisen und außergewöhnliche Erfahrungen. In meiner annähernd repräsentativen Befragung von psychologischen Psychotherapeuten gaben insgesamt 55 Prozent an, dass sie sich in mittlerem bis sehr hohem Maß mit psychologisch relevanten Fragestellungen im Zusammenhang mit Spiritualität und Religiosität befasst hatten, und immerhin 13 Prozent hatten sich bereits mit den Themen außergewöhnliche Erfahrungen und spirituelle Krisen vertiefend befasst. Und das ungeachtet der Tatsache, dass derartige Themenstellungen bislang im Rahmen der Lehrpläne nicht behandelt werden. Dieses Gebiet vollständig an die alternativen Anbieter und spirituelle Mentoren zu delegieren, erscheint mir fragwürdig, da es immer wieder vorkommt, dass Betroffene mit klinisch relevanten Problemen in diesem Bereich auch bei Psychotherapeuten oder Ärzten Rat und Hilfe suchen. In diesem Fall sollten vonseiten der jeweiligen Berufsgruppen zumindest Grundkenntnisse bezüglich der Einordnung derartiger Prozesse vorhanden sein.

Wir brauchen weiterhin vor allem Daten zu den tatsächlichen Auftretenshäufigkeiten von spirituellen Krisen im Allgemeinen und Kuṇḍalinī-artigen Prozessen im Speziellen. Hier gibt es eine große Grauzone. Mir scheint in diesem Zusammenhang zum einen die Klärung des Bedarfes wichtig und zum anderen eine größere Transparenz, was verfügbare Ressourcen und Expertise angeht. Dies könnte optimalerweise in einer effektiveren Vernetzung von Experten resultieren, die den Betroffenen die Unterstützung zukommen lässt, die sie benötigen und die ihnen wirklich dient.

Die wissenschaftliche Erforschung der physiologischen Grundlagen und der allgemeinen Auswirkungen des Kuṇḍalinī-Prozesses wäre ein weiteres Desiderat. Mittlerweile sind die methodischen und technischen Möglichkeiten, was die Erforschung von veränderten Bewusstseinszuständen und spirituellen Erfahrungen angeht, stark vorangeschritten. Auch das Interesse der akademischen Psychologie am Thema Spiritualität ist deutlich gewachsen. Schließlich scheint mir tatsächlich eine zunehmende Anzahl von Menschen von solchen zuweilen krisenhaften psycho-spirituellen Entwicklungsprozessen betroffen zu sein. All dies könnte und sollte auch zu einer vertieften Erforschung des Kuṇḍalinī-Phänomens als wesentlicher Bestandteil des spirituellen Entwicklungsprozesses führen. Die Aufgabe der Wissenschaft besteht hier ganz allgemein darin, die Erkenntnisse, die über Jahrhunderte auf Basis der subjektiven Erfahrung und introspektiven Perspektive von vielen Einzelnen gewonnen wurden, in wissenschaftliche Evidenz und zeitgemäße wissenschaftliche Konzepte zu überführen.

Allein mit der Verwendung des Begriffs »Kuṇḍalinī-Syndrom« sind wir bereits mitten in der Thematik angelangt. Dieser Begriff macht deutlich, dass das Geschehen in ein modernes wissenschaftliches Paradigma überführt wurde. Der Begriff »Syndrom« entstammt ja einem medizinisch-psychiatrischen Kontext. In den Ursprungstraditionen wird dieser Prozess einfach als Aufstieg der Kuṇḍalinī oder Kuṇḍalinī-Erwachen bezeichnet. Wenn wir die jeweiligen Begrifflichkeiten verwenden, müssen wir uns darüber im Klaren sein, dass damit ein jeweils ganz eigener Kosmos an weltanschaulichen und anthropologischen Vorannahmen und den dazugehörigen Deutungssystemen verbunden ist. Ob und wie diese jeweiligen Deutungssysteme ineinander überführt werden können, bleibt zu klären.

UO: Ich danke Ihnen sehr herzlich für dieses Gespräch!

Klinische Anwendungen

Durch die Verbindung von Körperstellungen und Atemübungen mit meditativer Selbsterforschung und Klärung von ethischen Haltungen, Handlungsmotiven, Emotionen und Gedankenmustern sind die Wirkungsbereiche des Yoga vielfältig und reichen von somatischen Effekten bis hin zur Auseinandersetzung mit existenziellen Fragen, die die eigene Identität und den Sinn des Daseins betreffen.

Die Praxis der Yoga-Stellungen verbessert unter anderem die Körperwahrnehmung und motorische Koordination, trainiert die Muskulatur und den Gleichgewichtssinn, erhöht die Flexibilität und fördert die Durchblutung. Durch das Wechselspiel von Anspannung und Entspannung der Muskulatur in den Bewegungen und Stellungen können chronische Verspannungen wahrgenommen und gelöst werden, so dass in der typischen Ruhephase im Liegen am Ende einer Stunde ein besonders tiefer Entspannungszustand erreicht werden kann.
Körperliche Beanspruchung und Beruhigung im Lauf einer Yoga-Stunde und Übungen mit verlangsamter und vertiefter Atmung führen zur Balancierung und Senkung des vegetativen Erregungsniveaus, das in einer Verringerung von Muskeltonus, Herzrate, Blutdruck und Aktivität der Schweißdrüsen sichtbar wird.
Die genannten Wirkungen erklären die guten Erfolge von Yoga

bei Beeinträchtigungen des Bewegungsapparats, wie den verbreiteten Rückenschmerzen, und bei Erkrankungen, die von einer vegetativen Dysregulation begleitet sind. Die intensive Arbeit mit dem Körper kann außerdem bei Störungen hilfreich sein, die mit einem negativen Körpergefühl einhergehen. Bei Krebserkrankungen oder chronischen Schmerzen kommt es oft zu einer Entfremdung vom eigenen Körper, der als Quelle von Leid erfahren und abgelehnt wird. Hier kann Yoga zu einer positiveren Körpererfahrung verhelfen und dazu, sich wieder wohler in der eigenen Haut zu fühlen.

Auch psychische Störungen wie Depressionen und Ängste äußern sich auf der körperlichen Ebene, beispielsweise durch eine zusammengesunkene Haltung oder vermehrte Anspannungen. Durch Yoga-Stellungen, die Stärke und Selbstvertrauen ausdrücken, kann diesen Gefühlen entgegengewirkt werden (Weintraub, 2004).

Sanfte Yoga-Übungen sind Teil des Programms »Stressbewältigung durch Achtsamkeit« (Kabat-Zinn, 2010) und der achtsamkeitsbasierten Kognitiven Therapie zur Rückfallprophylaxe bei Depressionen (Segal et al., 2008). Beide Programme können inzwischen als Interventionen mit nachgewiesener Wirksamkeit gelten (Fjorback et al., 2011). Allerdings sind die Yoga-Übungen hier eingebunden in ein umfassenderes Training, das auch Vorträge zur Stressbewältigung beinhaltet sowie formelle Sitzmeditation und Anleitungen zu achtsamem Verhalten im Alltag. Die Wirksamkeit wurde für das Gesamtpaket erwiesen, Aussagen zu spezifischen Wirkungen der einzelnen Komponenten lassen die einbezogenen Studien nicht zu.

Yoga als alleinige therapeutische Intervention wurde jüngst in einem Sonderheft der Zeitschrift *Evidence-Based Complementary and Alternative Medicine* untersucht, das von einem Team renommierter deutscher, amerikanischer und indischer Forscher herausgegeben wurde (Büssing et al., 2012a). Die Zusammenfassung des Ergebnisstands aufgrund von Meta-Analysen von Studien zu verschiedenen Erkrankungen zeigt, dass noch ein erheblicher Forschungsbedarf besteht, weil viele der vorliegenden Studien den heutigen methodischen Qualitätsstandards nicht genügen (Balasubramaniam et al., 2013; Büssing et al., 2012b).

Eine Schwierigkeit ergibt sich auch daraus, dass sehr viele unterschiedliche Yoga-Übungen existieren und Schulen, die diese Übungen unterschiedlich gewichtet einsetzen, was den Vergleich von Ergebnissen erschwert. Der Frage, wie Yoga-Kurse für die Forschung am besten gestaltet werden sollten, ist im genannten Sonderheft ein eigener Beitrag gewidmet (Sherman, 2012). Bei diesen Tendenzen nach einer Standardisierung ist jedoch zu beachten, dass individuelle Anpassungen für verschiedene Gruppen und – im Idealfall – sogar für jeden einzelnen Teilnehmer erforderlich sein können, um eine optimale Wirkung zu erzielen (siehe dazu auch das nachfolgende Interview).

Ein typischer Yoga-Kurs enthält mit den Körper-Stellungen, Atem- und Meditationsübungen mehrere Elemente, die für sich genommen schon Wirkungen entfalten. So können auch Atemübungen alleine therapeutisch eingesetzt werden, beispielsweise um den Blutdruck zu senken. Jüngst wurden auch Erfolge mit Atemübungen bei der Behandlung von Nikotinsucht berichtet (Shahab et al., 2013). Die präventive und gesundheitsfördernde Wirkung der Yoga-Praxis ist ein Ergebnis der Kombination all dieser Elemente, die vermutlich jeweils einen spezifischen Beitrag leisten (Ross et al., 2012).

Bibliographien zur Wirkung von Yoga bei einzelnen Erkrankungen liefert die *International Association of Yoga Therapists*.

Deren Homepage-Adresse und eine Anleitung, wie Sie selbst den aktuellen Ergebnisstand recherchieren können, finden Sie auf der Website zum Buch.

Interview mit Imogen Dalmann und Martin Soder: Yoga-Therapie

Martin Soder absolvierte sein Medizinstudium nach einem Magisterabschluss in Geschichte und Germanistik. Imogen Dalmann war mehrere Jahre als Klinikärztin tätig. Beide praktizieren seit nunmehr über 25 Jahren als Ärztin und Arzt im Bereich der Yoga-Therapie. 1990 gründeten sie das Berliner Yoga Zentrum und geben seit 1994 die Zeitschrift »VIVEKA – Hefte für Yoga« heraus. Vor kurzem ist von ihnen das Buch »Heilkunst Yoga« erschienen (Dalmann & Soder, 2013), in dem sie Grundlagen und Anwendung einer modernen Yoga-Therapie beschreiben.

UO: Die Idee, Yoga zur Behandlung von Krankheiten einzusetzen, findet sich schon in Klassikern, wie dem Buch »Licht auf Yoga« von Iyengar (1969/1990), der in einem Anhang auf 18 Seiten Āsanas auflistet, die bei bestimmten Krankheiten heilend wirken sollen. Ist so eine spezifische Zuordnung – diese Āsana für diese Krankheit – sinnvoll?
MS: Iyengar folgt mit dieser Auflistung einer langen Tradition der Wirkbeschreibung von Āsanas. Schon in der Entstehungszeit des Haṭha-Yoga wurde in vielen Texten so verfahren. Für die praktische Arbeit sind sie allerdings ohne Wert. Einmal fehlt ihnen jeder seriöse Nachweis. Der größte Mangel solcher Listen erscheint uns aber, dass sie auf einer sehr mechanistischen Vorstellung vom menschlichen Körper gründen. Ein Beispiel von vielen: Weil beim Schulterstand Druck auf die Schild-

drüse ausgeübt wird, soll seine Praxis deren Funktion harmonisieren. Das widerspricht aber völlig unserem heutigen Wissen: Die Schilddrüse wird allein über neurohormonelle Steuerungssysteme reguliert und bleibt durch mechanischen Druck völlig unberührt. Entsprechend wurde auch noch nie beobachtet, dass sich damit Schilddrüsenprobleme behandeln ließen.

Yoga-Praxis wirkt über einen anderen Weg. Sie ist ein Impuls in unser System, das darauf auf ganz unterschiedlichen Ebenen reagiert. In einem alten Text wird Yoga mit dem Wasser verglichen, das ein Feld bewässert. Was schließlich wächst, hat vor allem damit zu tun, auf welchen Boden und welche Saat es trifft. Entsprechend ist zum Beispiel die Wirkung einer Yoga-Praxis unterschiedlich, je nachdem, in welchem Zustand sich dieses System gerade befindet: Das gleiche Āsana kann deshalb für eine Person zur Stabilisierung eines kranken Rückens beitragen, die Rückenschmerzen einer anderen Person aber verstärken. Oder die gleiche Atemübung kann den einen Menschen beruhigen, bei einem anderen die Unruhe verstärken und bei einem dritten eine depressive Stimmung aktivieren. Das menschliche System ist sehr viel komplexer, als die Idee von »dieses Āsana – jene Wirkung« suggeriert. Solchen Vorstellungen fehlt es einfach am Respekt vor der Vielschichtigkeit unseres Körpers.

UO: Wie sieht dann Ihr Behandlungskonzept aus?
MS: Zuerst: Jede yogatherapeutische Intervention besteht aus mehr als einem Āsana. Das verlangt die Komplexität des menschlichen Systems. Aus dem Respekt vor dieser Komplexität leiten sich noch zwei weitere wichtige Grundsätze ab: Individualisierung und unvoreingenommene Orientierung am therapeutischen Prozess.

Individualisierung heißt: Yoga hat den kranken Menschen als ganzen im Blick, sein individuelles Leiden, seine besonderen Gegebenheiten und Möglichkeiten. Deshalb sieht eine therapeutische Yoga-Praxis bei jedem Klienten anders aus – selbst bei gleichen Symptomen. Sich am therapeutischen Prozess zu orientieren heißt, die Reaktionen einer Person auf bestimmte Āsanas, Prāṇāyāmas oder Meditationen genau zu beobachten, sie ernst zu nehmen und als wichtige Information über die innere Dynamik eines Menschen zu verstehen. Die Praxisvorschläge haben also immer auch einen diagnostischen Aspekt, weil wir aus der Reaktion eines Klienten auf eine bestimmte Übungsabfolge zuverlässige Aussagen zu deren Wirkung ablesen können. Die Prozesshaftigkeit von Yoga-Therapie zeigt sich schließlich auch darin, wie die Heilung vonstattengeht – nicht von heute auf morgen, sondern nach und nach. Allerdings in einem sehr überschaubaren Zeitraum und mit Verbesserungen, die von den Betroffenen zeitnah zu spüren sind.

UO: Bei welchen Erkrankungen zeigt nach Ihrer persönlichen Erfahrung Yoga eine gute Wirksamkeit?
ID: Am zuverlässigsten wirkt Yoga bei chronischen Erkrankungen des Bewegungssystems und chronischen Schmerzzuständen, bei allen Beschwerden, die sich aus einer inadäquaten Stressbewältigung ableiten, wie zum Beispiel Erschöpfungszustände, Konzentrationsstörungen, Schlafstörungen, Spannungskopfschmerzen. Gut wirkt Yoga auch bei depressiven Verstimmungen und Angststörungen. Bei aller Diskussion über die Wirkung von Yoga dürfen wir aber auch nicht vergessen, dass gerade bei schweren Störungen Yoga sinnvollerweise im Zusammenspiel mit anderen therapeutischen Interventionen zur Anwendung kommt, seien es Schmerzmittel, Antidepressiva oder sei es eine Psychotherapie.

UO: Gelegentlich tauchen Formen des Yoga auf, die eine Besserung bei bestimmten Beschwerden versprechen, zum Beispiel das »Hormon-Yoga« für Frauen in den Wechseljahren. In

VIVEKA haben Sie dazu kritisch Stellung bezogen, wobei es nicht die Wirkung ist, die Sie anzweifeln, sondern vielmehr die Erklärungen, mit denen diese begründet werden. Könnten Sie kurz erläutern, welche Behauptungen über Wirkmechanismen des Yoga hier gemacht werden, die dem medizinischen Fachwissen widersprechen?

ID: »Hormon-Yoga« behauptet, mit Hilfe von Yoga-Praxis den Östrogenspiegel erhöhen zu können und dadurch Frauen von ihren Wechseljahrsbeschwerden zu befreien. Niedrige Östrogenspiegel sind aber gar nicht verantwortlich für Wechseljahrsbeschwerden. »Hormon-Yoga« hängt hier einer längst überholten Vorstellung an, die – nebenbei gesagt – früher gerade von der Pharmalobby intensiv propagiert wurde. Der Östrogenspiegel von Frauen in den Wechseljahren schwankt spontan ganz extrem. Nach Abschluss der Wechseljahre haben fast alle Frauen trotz dauerhaft niedrig nachweisbarer Östrogenspiegel keine Beschwerden mehr. Und ein Drittel aller Frauen leidet trotz Hormonschwankungen nicht an den Wechseljahren. Deshalb sind Messungen des Hormonspiegels für die Wirkung von Yoga-Übungen ohne Wert.

Es spricht vieles dafür, dass der positive Einfluss von Yoga auf Wechseljahrsbeschwerden vielmehr über eine Verbesserung der Anpassungsleistung verschiedener Steuerungssysteme zustande kommt, die in den Wechseljahren zeitweise aus den Fugen geraten sind. Dabei spielt der Einfluss einer Yoga-Praxis auf das vegetative Nervensystem wahrscheinlich eine wesentliche Rolle.

UO: Wie sieht es damit aus, dass der Kopfstand die Durchblutung des Gehirns fördern soll – auf den ersten Blick erscheint das ja plausibel, wenn man sieht, wie so mancher Kopf rot anläuft?

MS: Ein roter Kopf und die Durchblutung des Gehirns haben nichts miteinander zu tun. Die Evolution hat dafür gesorgt, dass die Durchblutung des Gehirns auf wunderbare Weise ganz allein danach reguliert wird, wie viel Nahrung das Gehirn aktuell für seinen Stoffwechsel benötigt. Ein Kreuzworträtsel zu lösen regt die Durchblutung des Gehirns definitiv mehr an als ein Kopfstand. Jede Verkäuferin, die nach einem Arbeitstag ihre geschwollenen Füße spürt, weiß außerdem: Wenn Blut der Schwerkraft folgt, heißt das eher Stau und nicht bessere Durchblutung. Wir können deshalb froh sein, dass sich die Gehirndurchblutung unabhängig davon organisiert, ob sich unser Kopf oben oder unten befindet.

UO: Der Kopfstand gehört zu den Stellungen, deren Ausübung auch mit einem gewissen Risiko verbunden ist. Gibt es noch andere Āsanas, vor denen man sich besser hüten sollte, und warum?
ID: Am häufigsten erleben wir, dass neben dem Kopfstand ein intensives Üben des Pflugs, Halāsana, zu ernsthaften und bleibenden Schäden führen kann. Nicht nur für die Halswirbelsäule gilt, dass eine Betonung von intensiven Dehnungen leicht in einer Instabilität endet, die schließlich zu chronischen Schmerzzuständen führen kann. Ein großes Problem dabei ist, dass der Körper solche krankhaften Veränderungen über lange Zeit so gut kompensieren kann, dass sie selbst bei achtsamstem Hinspüren erst bemerkt werden, wenn es schon zu spät ist.

UO: In Ihrem neuen Buch widmen Sie den Atemübungen und der Meditation jeweils ein eigenes Kapitel. Welcher Stellenwert kommt aus Ihrer Sicht den Atemübungen und der Meditation im Rahmen der Yoga-Therapie zu? Wie viel tragen diese zur Wirkung der Āsana-Praxis bei und zur erfolgreichen Behandlung von psychosomatischen Erkrankungen?
MS: Atemübungen und Meditation sind für uns ein ganz wesentlicher Bestandteil einer wirksamen Yoga-Therapie. Für die Atemübungen gilt, dass sie den wohl direktesten Zugriff auf

die vegetativen Steuerungssysteme des Menschen erlauben. Schon bei normalem Atem ändert sich zum Beispiel die vegetativ gesteuerte Herzfrequenz im Rhythmus der Ein- und Ausatmung. Gerade zum Stressabbau, zur Entspannung, zur Regulierung eines gestörten hormonellen Regelkreislaufs, wie schon im Zusammenhang mit den Wechseljahren erwähnt, leisten Atemübungen deshalb Großes. Sie eignen sich auch wunderbar zur Herstellung eines Ortes der Ruhe in den unruhigen Gewässern von Krankheit. Ganz Ähnliches gilt für die Meditation, deren Wert gerade bei der Behandlung psychosomatischer Störungen heute ja unbestritten ist. Meditation kann auch einen wichtigen Beitrag leisten, den gerade bei chronischen Erkrankungen oft so wichtigen Perspektivenwechsel voranzubringen. Damit meinen wir eine Veränderung in der Art und Weise, wie jemand sich in seiner Krankheit erlebt: Nicht mehr ausgeliefert, sondern die Erfahrung machend »Ich bin mehr als meine Krankheit«. Unsere Therapievorschläge bestehen in der Regel aus allen drei Elementen: Āsanas, Atemübungen und Meditation.

UO: Zum Abschluss möchte ich Sie noch um eine Einschätzung bitten, wie sich die klinische Anwendung des Yoga in den nächsten Jahren entwickeln wird. In welchen Bereichen der Behandlung und Prävention von Erkrankungen ist das Potenzial besonders groß? Was ist vonseiten der Yoga-Berufsverbände und der Akteure im Gesundheitswesen nötig, um dieses Potenzial zu nutzen?

ID: Groß ist das Potenzial vor allem für einen besseren Umgang mit den gesundheitlichen Folgen von Stress und die Behandlung chronischer Schmerzerkrankungen – beides ist ja im Zunehmen begriffen. Auch für den Bereich der Herz-Kreislauf-Erkrankungen liegen mittlerweile schon so gute Wirknachweise von Yoga-Interventionen vor. Auch zur Verbesserung der Lebensqualität zum Beispiel bei Krebserkrankungen hat Yoga ein großes Potenzial. Angesichts der demographischen Entwicklung sehen wir Yoga auch im Zusammenhang damit, gesundes Altern zu unterstützen. Bewährt und ausbaufähig ist natürlich auch die Zusammenarbeit von Yoga mit der Psychotherapie und Psychiatrie.

Was die Berufsverbände angeht: Nötig wäre hier der Aufbau von Strukturen der Qualitätssicherung und kritischer Reflexion des eigenen therapeutischen Handelns. Dem stehen aber leider immer noch ein dort oft herrschendes magisches Yoga-Verständnis oder Guru-geprägte Unterrichtsstrukturen entgegen. Das verhindert eine offene Diskussion über grundlegende Konzepte einer modernen Yoga-Therapie. Viele gängige Vorstellungen, die heute noch zur Therapie von Yoga in den Berufsverbänden publiziert werden, lassen den Bezug zu einer umfangreichen und kritisch reflektierten Erfahrung mit Yoga-Therapie vermissen.

Der Professionalisierung von Yoga-Therapie vonseiten des Gesundheitswesens müsste eine solche Klärung innerhalb der Yoga-Verbände unbedingt vorausgehen – sonst werden die Kriterien für eine gute Yoga-Therapie auch dort beliebig sein. Wer sich deshalb zurzeit um eine seriöse Yoga-Therapie bemüht, muss selbst die Verantwortung übernehmen für eine solide Ausbildung, ein gutes Qualitätsmanagement, offenen und kritischen kollegialen Austausch und kontinuierliche Reflexion des eigenen therapeutischen Handelns.

UO: Ich danke Ihnen sehr herzlich für dieses Gespräch!

Kontemplative Bewusstseinsforschung

Das wissenschaftliche Interesse an Yoga – und meditativen Praktiken allgemein – speist sich aus mehreren Quellen. Die Untersuchung der ausgelösten veränderten Bewusstseinszustände und außergewöhnlichen Erfahrungen bietet die Möglichkeit, etwas über das Bewusstsein an sich und die Grenzgebiete menschlicher Erfahrung und Selbstregulation zu lernen. Diese Erkenntnisse sind einerseits wichtig, um therapeutische Anwendungen zu verstehen und effektiv einzusetzen. Andererseits besteht durch die weite Verbreitung spiritueller Praktiken in der Bevölkerung die Notwendigkeit, Risiken zu bestimmen und hilfreiche Strategien zur Vermeidung sowie Behandlung von Schwierigkeiten zu entwickeln.

Schließlich wird auch zunehmend deutlich, dass die althergebrachten Methoden der meditativen Innenschau nicht nur als Objekte der Forschung, sondern auch als Werkzeuge der Forschung aufzufassen sind. Die kontemplative Schulung des Geistes schafft Voraussetzungen, um bestimmte Phänomene im eigenen Bewusstsein studieren und in neurowissenschaftlichen Studien kontrolliert hervorrufen zu können (Barinaga, 2003). Richtungsweisend für den neu entstandenen Forschungszweig der kontemplativen Wissenschaften *(contemplative neuroscience, contemplative clinical science)* waren und sind insbesondere die Dialoge des Dalai Lama mit renommierten Wissenschaftlern im Rahmen des Mind and Life Institute (Begley, 2007; Davidson, 2012; Goleman, 2005; siehe dazu auch nachfolgendes Interview). Im Jahr 2012 fanden die ersten internationalen Symposien für kontemplative Studien in den USA statt (siehe http://contemplativeresearch.org/), und für Oktober 2013 ist die erste europäische Konferenz dieser Art in Berlin geplant (siehe Link auf der Website zum Buch).

An deutschen Forschungseinrichtungen existieren bereits mehrere Arbeitsgruppen, die sich mit der Schulung in Achtsamkeit, Meditation und Mitgefühl befassen (aktuelle Liste mit Links zu Projektseiten siehe Website zum Buch), unter anderem:

- Max-Planck-Institut für Kognitions- und Neurowissenschaften Leipzig, Abteilung Soziale Neurowissenschaft (Tania Singer)
- Stiftungsprofessur für angewandte Bewusstseinswissenschaften an der Universität Regensburg (Thilo Hinterberger)
- Arbeitsgruppe »Psychophysiologie des Bewusstseins: Spiritualität, Achtsamkeit, Lebensqualität und Gesundheit« an der Universität München (Niko Kohls)
- Professur für Lebensqualität, Spiritualität und Coping an der Universität Witten/Herdecke (Arndt Büssing)
- Institut für transkulturelle Gesundheitswissenschaften an der Europa-Universität Viadrina, Frankfurt/Oder (Harald Walach)
- Forschungsgruppe »Meditation, Achtsamkeit und Neurophysiologie« am Universitätsklinikum in Freiburg im Breisgau (Stefan Schmidt)
- Arbeitsgruppe »Veränderte Bewusstseinszustände – Meditationsforschung« am Bender Institute of Neuroimaging, Universität Gießen (Ulrich Ott)

Durch die zunehmende wissenschaftliche Auseinandersetzung mit kontemplativen Schulungsmethoden werden diese aus ihren Traditionen herausgelöst betrachtet und auf der Grundlage heutiger psychologischer und neurophysiologischer Theorien neu konzipiert. Entscheidend für das Gelingen dieses Vorhabens sind ein Dialog zwischen erfahrenen Meditierenden und Forschern auf Augenhöhe sowie der Einbezug systematischer Introspektion, um angemessene Modelle vom Prozess der Meditation – während einzelner Sitzungen und über längere Übungszeiträume hinweg – zu entwickeln.

Die Entwicklung in diesem Forschungsbereich ist in den USA schon sehr viel weiter fortgeschritten. Das nachfolgende Interview wirft einen Blick auf die zurückliegende Entwicklung, die zeitlich versetzt auch in Europa zu erwarten ist, und auf die zukünftigen Pläne des Mind and Life Institute.

Interview mit Diego Hangartner: Vision des Mind and Life Institute

Diego Hangartner studierte Pharmazie in Zürich (Abschluss »Doctor of Pharmacy«), baute zunächst ein Unternehmen für pflanzliche Medikamente auf und führte eine Apotheke. Von 1992 bis 2003 lebte er in Dharamsala (Indien), wo er Tibetisch lernte und sieben Jahre am Institute of Buddhist Dialectics studierte. In dieser Zeit begann ein intensiver Kontakt mit dem Dalai Lama, dessen Besuche in der Schweiz (2005) und in Hamburg (2007) er organisierte. Von 2008 bis 2012 war er leitender Geschäftsführer (COO; Chief Operating Officer) des Mind and Life Institute in den USA, bevor er 2012 wieder nach Europa kam, um die Tätigkeiten des Instituts in Europa zu koordinieren. Gegenwärtig ist er Geschäftsführer des Mind and Life Institute Europe und leitet den Aufbau von Forschungsinitiativen im Bereich der »Contemplative Sciences«, wie sie in den USA bereits seit mehreren Jahren sehr erfolgreich durchgeführt werden.

UO: Die Mind-and-Life-Dialoge des Dalai Lama mit Wissenschaftlern verschiedener Disziplinen begannen 1987 zunächst in einem sehr kleinen Rahmen. Inzwischen haben sich daraus große Konferenzen entwickelt, über die sogar in der Fachzeitschrift »Science« berichtet wurde. Könnten Sie kurz beschreiben, was den Reiz dieser Dialoge ausmacht und um welche Themen es dabei bisher ging?
DH: Wir hatten eine Vielzahl von verschiedenen Themen, so zum Beispiel »Schlaf, Traum und Sterben«, »Kosmologie und

Weltbilder«, »Destruktive Emotionen«, »Neuroplastizität«, und vieles mehr. Die öffentlichen Konferenzen handelten von mehr gesellschaftlichen Themen wie *Bildung, Altruismus und Mitgefühl in ökonomischen Systemen.* Wie Sie allein schon aus den Titeln der Konferenzen ersehen können, ist die Themenwahl zwar breit, aber im Zentrum stehen immer neue Erkenntnisse, welche durch einen interdisziplinären Dialog entstehen können. Es ist klar, dass viele der relevanten Fragen und Probleme nicht durch eine einzelne Disziplin beantwortbar sind. Zuerst stand nur das persönliche Interesse des Dalai Lama im Vordergrund, denn er hatte schon viele Jahre vor der ersten Mind-and-Life-Konferenz im Jahr 1987 mit Wissenschaftlern über die Natur der Realität diskutiert. Er bezeichnet die Physiker *von Weizsäcker* und *David Bohm* als seine ersten wissenschaftlichen »Gurus«. Ich glaube, der Reiz der Treffen ist vor allem, die verschiedenen Ansätze der Realitätserklärungen zu ergründen: Die Naturwissenschaften beobachten die äußere Realität, der Buddhismus die innere Realität des Bewusstseins. Jede der Disziplinen ist an eine limitierte Methodologie und Weltsicht gebunden, und nur ein offener Austausch kann diese Brücken schlagen. Darum fanden die ersten fünfzehn Jahre des Dialogs im geschützten, privaten Umfeld statt. Diese Treffen finden noch immer statt, aber in der Zwischenzeit trauen sich die Wissenschaftler ein bisschen mehr, und das Publikum ist offener sowie interessierter geworden – darum finden hin und wieder auch öffentliche Treffen statt.

UO: Wann haben Sie das erste Mal an einem solchen Treffen teilgenommen? Wie hat es damals auf Sie gewirkt?
DH: Meine erste Konferenz habe ich bereits in den 1990er Jahren in Dharamsala erlebt. Damals studierte ich am Institute of Buddhist Dialectics und war einer der wenigen Zuhörer, der sowohl Tibetisch, buddhistische Dialektik, Meditation als auch Wissenschaft studiert hatte. Es war für mich ein faszinierendes

Erlebnis, meine persönlichen Herausforderungen in einem geschützten Raum – die Konferenzen waren ja privat – mit dem Dalai Lama und den Wissenschaftlern als respektvollen Dialogpartnern zu erleben. Ich selber hatte mich mit vielen dieser Fragen, unterschiedlichen Konzeptionen und Übersetzungsschwierigkeiten auseinandergesetzt, und plötzlich waren das nicht mehr isolierte, individuelle Probleme, sondern Themen, die man direkt angehen konnte. Der Dalai Lama hatte das auch sehr geschickt und mit der für ihn typischen Neugier vorgelebt. Im Anschluss habe ich einige Male meinen tibetischen Mitstudenten etwas Wissenschaft vorgetragen und während der Debatten erklärt – das war vor der Zeit der Wissenschaftskurse für Tibeter, die inzwischen durchgeführt werden.

UO: Abgesehen von großen Konferenzen organisiert das Mind and Life Institute in den USA seit 2004 jährlich auch ein sogenanntes Summer Research Institute, bei dem junge Wissenschaftler, Mönche, Professoren und Lehrer verschiedener kontemplativer Traditionen Forschungsergebnisse diskutieren, aber auch gemeinsam meditieren und Projekte entwerfen. Welche Rolle haben diese Treffen für die Entwicklung der Forschung in diesem Bereich gespielt? Lässt sich das in Zahlen ausdrücken?

DH: Die Auswirkungen des Mind and Life Summer Research Institute [MLSRI] können nicht überbewertet werden, sie sind wahrscheinlich die wichtigste Plattform der Aktivitäten von Mind and Life. Wie Sie sagten, im Rahmen des MLSRI treffen sich unterschiedlichste junge und etablierte Wissenschaftler, Mönche und Lehrer verschiedener kontemplativer Traditionen im offenen Dialog, und für viele ist es das erste Mal, dass sie im Rahmen eines wissenschaftlichen Umfelds aktiv Meditation praktizieren bzw. sich nicht darüber schämen müssen und die wichtige Erste-Person-Perspektive erfahren. Umgekehrt ist es für die aus den kontemplativen Traditionen kommenden Personen eine einmalige Gelegenheit, sich den Fragen der Naturwissenschaft zu stellen sowie deren Fragen und Methoden kennenzulernen. Viele haben uns gesagt, dass das MLSRI für sie ein Schlüsselerlebnis war und dass es viele ihrer offenen Fragen geklärt hat.

Wir hatten bisher etwas über 1000 junge, vorwiegend nordamerikanische Teilnehmer, aber in den letzten Jahren gab es immer mehr Teilnehmer auch aus Europa, Asien und Südamerika.

Im Anschluss an die Teilnahme können die jungen Leute einen Antrag auf ein Forschungsstipendium stellen, den sogenannten Francisco Varela Award – so benannt im Gedenken an den verstorbenen Gründer von Mind and Life. Es ist zwar schwierig, die Wirkung des MLSRI in Zahlen auszudrücken, aber gemessen an den vergebenen Varela Awards und den folgenden Forschungsgeldern lässt sich klar erkennen, dass die Hebelwirkung sehr groß ist: Auf bisher ausgeschüttete Awards von 1,1 Millionen US-Dollar folgten über 20 Millionen direkte Folgestipendien und weitere Drittmittel.

Zudem hat sich die Zahl der wissenschaftlichen Publikationen in Zeitschriften mit »peer-review« [Begutachtung durch Fachkollegen] in den letzten neun Jahren in direktem Zusammenhang mit dem ersten MLSRI vervielfältigt: Allein die Veröffentlichungen, welche das Wort »Mindfulness« [Achtsamkeit] beinhalten, stieg seit 2004 von ca. 50 auf über 350 im Jahr 2011. Ähnliches kann man zum Wort »Meditation« sagen.

UO: Sind derartige Initiativen auch in Europa geplant? Gibt es dafür schon konkrete Pläne?

DH: Ja, wir haben für Europa bereits zwei Initiativen gestartet: ein alle zwei Jahre stattfindendes Europäisches Symposium für Kontemplative Forschung und Studien, beginnend im Oktober 2013, sowie ein Mind and Life Europe Summer Research Institute im Sommer 2014. Das Symposium soll die europaweite Plattform für Kontemplative Wissenschaft werden, wo Forscher, Praktizierende und alle sonstigen Interessierten die neuesten Erkenntnisse austauschen. Wir stecken mitten in den Vorbereitungen, und ich bin zuversichtlich, dass wir damit ein sehr großes Bedürfnis stillen werden und dass die Auswirkungen sehr nützlich sein werden.

UO: Ein Schwerpunkt der Forschung lag bisher im Bereich der Neurowissenschaft der Meditation bzw. Contemplative Neuroscience und den klinischen Anwendungen. An mehreren amerikanischen Universitäten sind inzwischen Zentren entstanden, in denen Studierende praktische Erfahrungen mit Meditation vermittelt bekommen und sie einsetzen, um das eigene Bewusstsein zu erforschen. Auch für Schulen aller Altersstufen und in vielen Firmen gibt es inzwischen Programme für kontemplatives Training, um die Gesundheit und das persönliche Wachstum zu fördern. Zeichnet sich eine derartige Entwicklung auch in europäischen Ländern ab? Könnten Sie dafür ein paar herausragende Beispiele nennen?

DH: Europa ist diesbezüglich ein paar Jahre im Rückstand. Das ist aber kein Problem, denn viele der Interessenten konnten in den amerikanischen Laboratorien forschen – und sind zum Teil noch dort. Aber in den nächsten Jahren wird sich in Europa einiges tun – und nicht nur weil Mind and Life in Europa Summer Schools und ein Symposium plant. In England gibt es einige Initiativen und Zentren der Aktivität, so zum Beispiel in Oxford, Cambridge und am King's College, die sich diesen Themen widmen. Auch in Schweden, am Karolinska Institut, und in Dänemark, an den Universitäten von Aarhus und Kopenhagen, tut sich einiges. In Deutschland und in Frankreich gibt es auch die ersten Ansätze von konkreten Projekten und Anwendungen, so ist zum Beispiel das Max-Planck-Institut in Leipzig führend in der Forschung zu Mitgefühl, in Paris das *Centre National de la Recherche Scientifique* und viele mehr auch in anderen Ländern. Es würde zu weit gehen, diese hier alle aufzulisten, aber ich denke, dass wir nach dem Europäischen Symposium im Oktober 2013 einen besseren Überblick haben werden.

UO: Wie groß ist das Interesse anderer Traditionen wie zum Beispiel des Christentums und des Yoga, sich an den Dialogen zu beteiligen? Haben Sie Kontakt zu entsprechenden Institutionen in Europa bzw. Deutschland aufgenommen, und wenn ja, wie war die Resonanz?

DH: Viele unserer aktiven Mitglieder und Kollegen gehören nicht-buddhistischen Traditionen an. Wir sind im Kontakt mit verschiedenen christlichen Repräsentanten sowie des Yoga und Sufismus, aber ich habe bisher noch keine Zeit gehabt, mich aktiv um institutionelle Verbindungen zu bemühen. Bisher war das Interesse mehr abhängig von den Individuen als von Organisationen oder Institutionen. So bin ich im Kontakt mit Jesuiten und Benediktinern, die auch gewisse Elemente der Zen-Praxis aufgenommen haben, Sufi-Praktizierenden und Yoga-Lehrern, und diese persönlichen Kontakte sind sehr positiv und ermunternd. Schließlich sind die Themen, die uns wirklich interessieren, nämlich Mitgefühl, klares Bewusstsein, Eudaimonia [Glückseligkeit oder seelisches Wohlbefinden] oder Konzentration, nicht nur den Buddhisten vorbehalten. Wichtig ist einzig die Frage: Wie schaffen wir diese mentalen Eigenschaften? Der Dalai Lama betont dies immer wieder, und entsprechend haben wir unsere Strategie und Umsetzung ausgelegt.

UO: Zum Abschluss möchte ich Sie noch um eine Einschätzung bitten, wie sich die kontemplative Bewusstseinsforschung in den nächsten Jahren entwickeln wird: Was sind die drängendsten Aufgaben, und wie könnten diese erfolgreich bewältigt werden?

DH: Ich denke, eine große Herausforderung wird es sein, die vielen Einsichten erstens allgemein zugänglich zu machen, ohne aber zweitens ein falsches Verständnis zu fördern. Es ist mittlerweile klar, dass kontemplative Übungen und Techniken sehr hilfreich sein können, aber nicht für alle, und schon gar nicht in allen Situationen. Es ist nicht von ungefähr so, dass die Traditionen von einem ganzen Leben in Praxis sprechen. Kontemplative Praxis ist nicht nur dienlich, wenn man eine Krise hat oder wenn es einem gerade danach steht. Ein Leben, das die kontemplativen Werte wie Ethik und Verständnis der Interdependenz, der gegenseitigen Abhängigkeit, ernst nimmt, ist eng mit einer ganzen Lebenshaltung verbunden – erst wenn man die Zusammenhänge versteht, führt es zu Einsicht und eventuell sogar einer Änderung der Haltung und des Verhaltens. Meditation ist keine Medizin, die nur bei einer Krankheit oder Dysfunktion eingenommen werden kann. Die Forschung kann diesbezüglich sicher einiges beitragen.

Eine weitere große Herausforderung wird die Frage nach einer Bildung sein, die diese Erkenntnisse miteinbezieht, sowie Programme zu schaffen, die, ohne auf einem religiösen Bekenntnis zu basieren, den Nutzen von Mitgefühl, Kooperation, Güte und klarem Bewusstsein fördern. Die letzten Jahre haben mich in meiner Überzeugung bestärkt, dass dies möglich ist – ansonsten wäre ich ja nicht in diesem Netzwerk und Umfeld tätig.

UO: Ich danke Ihnen sehr herzlich für dieses Gespräch!

Ausblick

Die Forschung zum Thema Yoga hat in den letzten zehn Jahren stark zugenommen (s. Abb. 24; Recherche in den Datenbanken *Science & Social Science Citation Index* mit dem Schlagwort »Yoga«, eingegrenzt auf Artikel und Übersichtsarbeiten). Im Kontext der Forschung wird der Schulungsweg des Yoga in

Komponenten zerlegt, die auf ihre Wirkungen hin untersucht werden. Meist stehen dabei die Gesundheit und physiologische Effekte im Mittelpunkt.

Dabei kann leicht aus dem Blickfeld geraten, dass die uralte Weisheitslehre des Yoga eine ausgeprägte ethische Dimension beinhaltet und auf eine Weiterentwicklung des Bewusstseins ausgerichtet ist, die über das gesunde Funktionieren im Alltagsbewusstsein weit hinausgeht.

Bewusstseinszustände tiefer Versenkung und außergewöhnliche existenzielle und paranormale Erfahrungen treten in der Regel im Zusammenhang mit einem intensiven Training auf, das im Rahmen typischer experimenteller Versuchsanordnungen nur mit großem Aufwand realisierbar ist. Als exemplarisches Beispiel sei auf das *Shamata Project* verwiesen, in dessen Rahmen sechzig Personen ein dreimonatiges Retreat absolvierten (Link zur Homepage des Projekts mit Informationen zum Studiendesign und Ergebnissen: siehe Website zum Buch).

Andererseits gibt es viele Menschen, die von sich aus intensiv Yoga praktizieren und entsprechende Erfahrungen machen. Die Forschung kann hier neue Wege beschreiten, um diese Erfahrungen zu sammeln und auszuwerten. Dazu können technische Möglichkeiten genutzt werden, die heutzutage das Internet zur Kontaktaufnahme und Datenerhebung (Erfahrungsberichte, Online-Fragebögen) bietet.

Außerdem ermöglichen es moderne portable Geräte und Sensoren, auch außerhalb von Laboren physiologische Daten zu erheben und den Übungsverlauf sowie subjektive Erfahrungen zu dokumentieren. Es existieren bereits zahlreiche Apps für Smartphones, die eine Unterstützung bei der Übungspraxis bieten sollen und dazu teilweise sogar auch physiologische

Wissenschaftliche Publikationen zum Thema »Yoga«

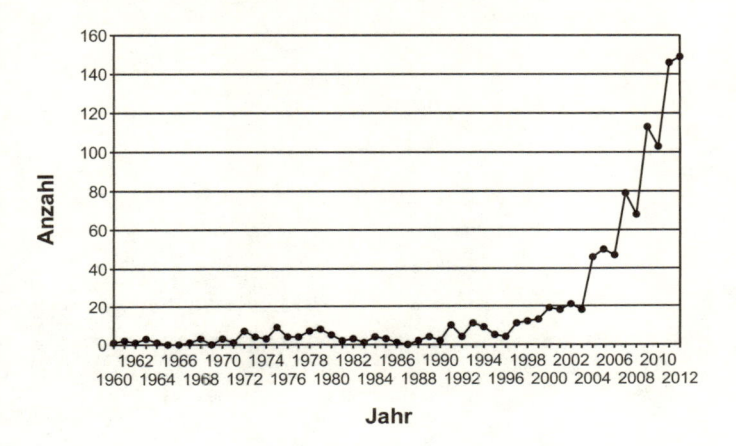

Abb. 24: Entwicklung der Forschung zum Thema »Yoga«

Signale zurückmelden (Biofeedback; z. B. von Herzrate, Atmung, Muskelspannung).

Im Rahmen zukünftiger wissenschaftlicher Projekte können diese modernen Technologien genutzt werden, um Trainingsprogramme zu entwickeln und zu evaluieren, bei denen die Teilnehmer die bei ihnen ausgelösten Veränderungsprozesse selbst detailliert erfassen und so zum persönlichen und allgemeinen Erkenntnisfortschritt beitragen. Durch eine Kombination mit wiederholten neurowissenschaftlichen Messungen in kleineren Trainingsgruppen wird sich zeigen lassen, welche Veränderungen parallel in der Hirnaktivität und -struktur auftreten. Auf lange Sicht kann auf diesem Weg die uralte Weisheitslehre des Yoga in die moderne Bewusstseinsforschung integriert und von allen Menschen genutzt werden, die nach wissenschaftlich fundierten Methoden suchen, um ihr Bewusstsein zu erweitern.

LITERATUR

Abe, Nobuhito: *How the brain shapes deception: an integrated review of the literature,* in: *The Neuroscientist.* Oktober 2011, Band 17, Heft 5, S. 560–574.

Alvarado, Carlos S.: *ESP and altered states of consciousness: an overview of conceptual and research trends,* in: *Journal of Parapsychology.* März 1998, Band 62, Heft 1, S. 27–63.

Balasubramaniam, Meera/Telles, Shirley/Doraiswamy, P. Murali: *Yoga on our minds: a systematic review of yoga for neuropsychiatric disorders,* in: *Frontiers in Psychiatry.* Januar 2013, Band 3, Artikel 117.

Baringa, Marcia: *Buddhism and neuroscience. Studying the well-trained mind,* in: *Science,* 3. Oktober 2003, Band 302, Heft 5642, S. 44–46.

Barnhofer, Thorsten/Chittka, Tobias/Nightingale, Helen/Visser, Claire/Crane, Catherine: *State effects of two forms of meditation on prefrontal EEG asymmetry in previously depressed individuals,* in: *Mindfulness.* März 2010, Band 1, Heft 1, S. 21–27.

Bauer, Eberhard: *Läßt sich Reinkarnation wissenschaftlich beweisen? Methodologie und Ergebnisse der empirischen Reinkarnationsforschung,* in: Perry Schmidt-Leukel (Hrsg.), *Die Idee der Reinkarnation in Ost und West* (S. 152–176). München 1996.

Begley, Sharon: *Neue Gedanken – neues Gehirn: Die Wissenschaft der Neuroplastizität beweist, wie unser Bewusstsein das Gehirn verändert.* 2. Aufl., München 2007.

Belz, Martina: *Außergewöhnliche Erfahrungen (Fortschritte der Psychotherapie,* Band 35). Göttingen 2008.

Braud, William G.: *Patañjali yoga and siddhis: their relevance to parapsychological theory and research,* in: K. Ramakrishna Rao, *Handbook of Indian Psychology* (S. 217–243). New Delhi 2008.

Braud, William: *Patañjali yoga sutras and parapsychological research: exploring matches and mismatches,* in: K. Ramakrishna Rao (Ed.), *Yoga and parapsychology: empirical Research and theoretical studies* (S. 241–260). Delhi 2010.

Broad, William J.: *The Science of Yoga: Was es verspricht – und was es kann.* Freiburg im Breisgau 2013.

Brown, Richard P./Gerbarg, Patricia L.: *Sudarshan Kriya yogic breathing in the treatment of stress, anxiety, and depression. Part I – neurophysiologic model,* in: *Journal of Alternative and Complementary Medicine.* Februar 2005 a, Band 11, Heft 1, S. 189–201.

Brown, Richard P./Gerbarg, Patricia L.: *Sudarshan Kriya yogic breathing in the treatment of stress, anxiety, and depression. Part II – clinical applications and guidelines,* in: *Journal of Alternative and Complementary Medicine.* August 2005 b, Band 11, Heft 4, S. 711–717.

Brown, Richard P./Gerbarg, Patricia L.: *Yoga breathing, meditation, and longevity,* in: *Annals of the New York Academy of Sciences.* August 2009, Band 1172, S. 54–62.

Bryant, Edwin F.: *The Yoga Sūtra of Patañjali. A New Edition, Translation, and Commentary.* New York 2009.

Bucher, Anton: *Psychologie der Spiritualität.* 1. Aufl., Berlin 2007.

Büssing, Arndt/Khalsa, Sat Bir S./Michalsen, Andreas/Sherman, Karen J./Telles, Shirley: *Yoga as therapeutic intervention (Editorial),* in: *Evidence-Based Complementary and Alternative Medicine* (Special Issue), Band 2012 a, Article ID 174291.

Büssing, Arndt/Michalsen, Andreas/Khalsa, Sat Bir S./Telles, Shirley/Sherman, Karen J.: *Effects of yoga on mental and physical health: a short summary of reviews,* in: *Evidence-*

Based Complementary and Alternative Medicine (Special Issue), Band 2012 b, Article ID 165410.

Cahn, Rael B./Delorme, Arnaud/Polich, John: *Occipital gamma activation during Vipassana meditation. Cognitive Processes.* Februar 2010, Band 11, Heft 1, S. 39–56.

Carhart-Harris, Robin L./Erritzoe, David/Williams, Tim/Stone, James M./Reed, Laurence J./Colasanti, Alessandro/Tyacke, Robin J./Leech, Robert/Malizi, Andrea L./Murphy, Kevin/Hobden, Peter/Evans, John/Feilding, Amanda/Wise, Richard G./Nutt, David J.: *Neural correlates of the psychedelic state as determined by fMRI studies with psilocybin,* in: *Proceedings of the National Academy of Sciences USA.* Februar 2012, Band 109, Heft 6, S. 2138–2143.

Carrington, Patricia: *Das große Buch der Meditation.* Bern 1997.

Castillo, Richard J.: *Depersonalization and meditation,* in: *Psychiatry.* Mai 1990, Band 53, S. 158–168.

Castillo, Richard J.: *The transpersonal psychology of Patañjali's Yoga-Sûtra (book I: Samâdhi): a translation and interpretation,* in: *The Journal of Mind and Behavior.* Sommer 1985, Band 6, Heft 3, S. 391–418.

Christ, Shawn E./Van Essen, David C./Watson, Jason M./Brubaker, Lindsay E./McDermott, Kathleen B.: *The contributions of prefrontal cortex and executive control to deception: evidence from Activation Likelihood Estimate meta-analyses,* in: *Cerebral Cortex.* Juli 2009, Band 19, Heft 7, S. 1557–1566.

Coulter, H. David: *Anatomie des Haṭha-Yoga. Ein Handbuch für Schüler, Lehrer und Praktizierende.* 2. Aufl., Wiggensbach 2010.

Dalmann, Imogen/Soder, Martin: *Heilkunst Yoga. Yogatherapie heute: Konzepte, Praxis, Perspektiven.* Berlin 2013.

Dalmann, Imogen/Soder, Martin: *Wenn Yoga schadet,* in: *Viveka,* 1/2012, Heft 50, S. 1–14. URL: http://www.viveka.

de/pdf/Viveka-50-Wenn-Yoga-schadet.pdf (abgerufen: 26. März 2013).

Davidson, Richard/Begley, Sharon: *Warum wir fühlen, wie wir fühlen: Wie die Gehirnstruktur unsere Emotionen bestimmt – und wie wir darauf Einfluss nehmen können.* München 2012.

De Michelis, Elizabeth: *A History of Modern Yoga.* London 2004.

Desikachar, T. K. V.: *Über Freiheit und Meditation. Das Yoga-Sûtra des Patañjali. Eine Einführung.* 4. Aufl., Petersberg 2009.

Dierendonck, Dirk van/Nijenhuis, Jan te: *Flotation restricted environmental stimulation therapy (REST) as a stress-management tool: A meta-analysis,* in: *Psychology and Health.* Juni 2005, Band 20, Heft 3, S. 405–412.

Dittrich, Adolf: *The standardized psychometric assessment of altered states of consciousness (ASCs) in humans,* in: *Pharmacopsychiatry.* Juli 1998, Supplement 2, S. 80–84.

Ebert, Dietrich: *Physiologische Aspekte des Yoga.* Stuttgart 1986.

Fach, Wolfgang/Atmanspacher, Harald/Landolt, Karin/Wyss, Thomas/Rössler, Wulf: *A comparative study of exceptional experiences of clients seeking advice and of subjects in an ordinary population,* in: *Frontiers in Psychology.* Februar 2013, Band 4, Artikel 65.

Farrow, John T./Hebert, J. Russel: *Breath suspension during the transcendental meditation technique,* in: *Psychosomatic Medicine.* Mai 1982, Band 44, Heft 2, S. 133–153.

Feldman, Rober: *Lügner: Die Wahrheit über das Lügen.* Wiesbaden 2012.

Fell, Jürgen: *Identifying neural correlates of consciousness: the state space approach,* in: *Consciousness and Cognition.* Dezember 2004, Band 13, Heft 4, S. 709–729.

Fell, Jürgen/Axmacher, Nikolai/Haupt, Sven: *From alpha to gamma: electrophysiological correlates of meditation-rela-*

ted states of consciousness, in: *Medical Hypotheses.* August 2010, Band 75, Heft 2, S. 218–224.

Feuerstein, Georg: *Die Tradition des Yoga. Geschichte, Literatur, Philosophie & Praxis.* 3. Aufl., Wiggensbach 2010.

Feuerstein, Georg: *The Yoga-Sūtra of Patañjali. A New Translation and Commentary.* Folkestone 1979.

Feuerstein, Georg: *Yoga für Dummies.* 2. Aufl., Weinheim 2011.

Fjorback, Lone Overby/Arendt, Mikkel/Ørnbøl, Eva/Fink, Per/Walach, Harald: *Mindfulness-Based Stress Reduction and Mindfulness-Based Cognitive Therapy – a systematic review of randomized controlled trials,* in: *Acta Psychiatrica Scandinavica.* August 2011, Band 124, Heft 2, S. 102–119.

Flanagan, Philip/Eccles, Ronald: *Spontaneous changes of unilateral nasal airflow in man. A re-examination of the ›nasal cycle‹,* in: *Acta oto-laryngologica (Stockholm).* Juli 1997, Band 117, Heft 4, S. 590–595.

Frederickson, Barbara L./Cohn, Michael A./Coffey, Kimberly A./Pek, Jolynn/Finkel, Sandra, M.: *Open hearts build lives: positive emotions, induced through loving-kindness meditation, build consequential personal resources,* in: *Journal of Personality and Social Psychology.* November 2008, Band 95, Heft 5, S. 1045–1062.

Friend, John: *Yoga for meditators* (VHS Video). Spring, TX 1997.

Friend, John: *Growing a lotus* (DVD Video). The Woodlands, TX 2007.

Garland, Eric L./Frederickson, Barbara L./Kring, Ann M./Johnson, David P./Meyer, Piper S./Penn, David L.: *Upward spirals of positive Emotions counter downward spirals of negativity: insights from the Broaden-and-Build Theory and affective neuroscience on the treatment of emotion dysfunctions and deficits in psychopathology,* in: *Clinical Psychology Review.* November 2010, Band 30, Heft 7, S. 849–864.

Germer, Christopher/Bendner, Christine: *Der achtsame Weg zur Selbstliebe: Wie man sich von destruktiven Gedanken und Gefühlen befreit.* Freiburg im Breisgau 2011.

Germer, Christopher/Neff, Kristin/Hölzel, Britta: Achtsames Selbstmitgefühl: *Wie man sich von destruktiven Gedanken und Gefühlen befreit* [Audiobook]. Freiburg im Breisgau 2012.

Goleman, Daniel: *Dialog mit dem Dalai Lama: Wie wir destruktive Emotionen überwinden können.* München 2005.

Grant, Joashu A./Duerden, Emma G./Courtemanche, Jérôme/Cherkasova, Mariya/Duncan, Gary H./Rainville, Pierre: *Cortical thickness, mental absorption and meditative practice: Possible implications for disorders of attention,* in: *Biological Psychology.* Februar 2013, Band 92, Heft 2, S. 275–281.

Greene, Joshua D./Paxton, Joseph M.: *Patterns of neural activity associated with honest and dishonest moral decisions,* in: *Proceedings of the National Academy of Sciences of the USA.* Juli 2009, Band 106, Heft 30, S. 12506–12511.

Hasenkamp, Wendy/Wilson-Mendenhall, Christine D./Duncan, Erica/Barsalou, Lawrence W.: *Mind wandering and attention during focused meditation: A fine-grained temporal analysis of fluctuating cognitive states,* in: *NeuroImage.* Januar 2012, Band 59, Heft 1, S. 750–760.

Hasenkamp, Wendy/Barsalou, Lawrence W.: *Effects of meditation experience on functional connectivity of distributed brain networks,* in: *Frontiers in Human Neuroscience.* März 2012, Band 6, Artikel 38, S. 1–14.

Hauer, J. W.: *Der Yoga. Ein indischer Weg zum Selbst.* 3. Aufl., Südergellersen 1983.

Hofmann, Liane: *The impact of Kundalini Yoga on concepts and diagnostic practices in psychology and psychotherapy,* in: Beatrix Hauser (Hrsg.), *Yoga traveling – bodily practice in transcultural perspective* (Series: Transcultural research – Heidelberg studies on Asia and Europe in a global context) (S. 88–116). Heidelberg 2013.

Honorton, Charles: *Psi and internal attention states,* in: Benjamin B. Wolman (Ed.), *Handbook of Parapsychology* (S. 435–472). New York 1977.

Huchzermeyer, Wilfried: *Das Yoga-Wörterbuch: Sanskrit-Begriffe – Übungsstile – Biographien.* 2. Aufl., Karlsruhe 2007.

Hutcherson, Cendri A./Seppala, Emma M./Gross, James J.: *Loving-kindness meditation increases social connectedness,* in: *Emotion.* Oktober 2008, Band 8, Heft 5, S. 720–724.

Irwin, Harvey J.: *Parapsychological phenomena and the absorption domain,* in: *Journal of the American Society for Psychical Research.* 1985, Band 79, S. 1–11.

Iyengar, Bellur Krishnamachar Sundararaja: *Licht auf Yoga.* 6. Aufl., Bern 1990.

Iyengar, Bellur Krishnamachar Sundararaja: *Licht auf Pranayama.* 2. Aufl., Bern 1992.

Kabat-Zinn, Jon: *Die MBSR-Yogaübungen. Stressbewältigung durch Achtsamkeit.* 1. Aufl., Freiburg 2010.

Kaplan, Chris/Winget, Evan/Fisher, Nathan/Britton, Willoughby: *Adverse effects and difficult stages of the contemplative path.* Poster präsentiert auf dem Mind and Life Summer Research Institute. Garrison, NY 2012.

Kapleau, Philip (Hrsg.): *Die drei Pfeiler des Zen: Lehre – Übung – Erleuchtung.* 7. Aufl., Bern 1987.

Keil, Jürgen: *Questions of the reinkarnation type,* in: *Journal of Scientific Exploration.* Spring 2010, Band 24, Heft 1, S. 79–99.

Kelly, Edward F./Kelly, Emily Williams/Crabtree, Adam/Gauld, Alan/Grosso, Michael/Greyson, Bruce: *Irreducible mind: Toward a psychology of the 21st century.* Lanham 2007.

Kjellgren, Anette/Bood, Sven Å./Axelsson, Kajsa/Norlander, Torsten/Saatcioglu, Fahri: *Wellness through a comprehen-*

sive Yogic breathing program – A controlled pilot trial, in: *BMC Complementary and Alternative Medicine.* Dezember 2007, Band 7, Artikel 43.

Kjellgren, Anette/Lyden, Francisca/Norlander, Torsten: *Sensory Isolation in Flotation Tanks: Altered States of Consciousness and Effects on Well-being,* in: *The Qualitative Report.* Dezember 2008, Band 13, Heft 4, S. 636–656.

Kjellgren, Anette/Buhrkall, Hanne/Norlander, Torsten: *Psychotherapeutic treatment in combination with relaxation in a flotation tank: effects on »Burn-Out Syndrome«,* in: *The Qualitative Report.* September 2010, Band 15, Heft 5, S. 1243–1269.

Kolk, Sylvia (Hrsg.): *Meditationstexte des Pali-Buddhismus.* Band III. 1. Aufl., Berlin 2008.

Kornfield, Jack: *Erleuchtung finden in einer lauten Welt.* 2013.

Lee, Tatia M.C./Leung, Mei-Kei/Hou, Wai-Kai/Tang, Joey C.Y./Yin, Jing/So, Kwok-Fai/Lee, Chack-Fan/Chan, Chetwyn C. H.: *Distinct neural activity associated with focused-attention meditation and loving-kindness meditation,* in: *PLOS ONE.* August 2012, Band 7, Heft 8, Artikel-Nr. e40054.

Leung, Mei-Kei/Chan, Chetwyn C. H./Yin, Jing/Lee, Chack-Fan/So, Kwok-Fai/Lee, Tatia M. C.: *Increased gray matter volume in the right angular and posterior parahippocampal gyri in loving-kindness meditators,* in: *Social Cognitive and Affective Neuroscience (SCAN).* Januar 2013, Band 8, Heft 1, S. 34–39.

Lustyk, M. Kathleen B./Chawla, Neharika/Nolan, Roger S./Marlatt, G. Alan: *Mindfulness meditation research: issues of participant screening, safety procedures, and researcher training,* in: *Advances in Mind-Body Medicine.* Frühling 2009, Band 24, Heft 1, S. 20–30.

Lutz, Antoine/Greischar, Lawrence L./Rawlings, Nancy B./Ricard, Matthieu/Davidson, Richard J.: *Long-term meditators self-induce high-amplitude gamma synchrony during mental practice,* in: *Proceedings of the National Academy of Sciences of the USA.* November 2004, Band 101, Heft 46, S. 16369–16373.

Maas, Philipp André: *A Concise Historiography of Classical Yoga Philosophy,* in: Eli Franco (ed.), *Historiography and Periodization of Indian Philosophy.* Vienna [im Druck].

Maas, Philipp André: *Die Grundlagen der Yoga-Psychologie vor dem Hintergrund des Samādhipāda im Pātañjalayogaśāstravivaraṇa.* (Unveröffentlichte Magisterarbeit an der Rheinischen Friedrich-Wilhelms-Universität). Bonn 1997.

Maas, Philipp André: *Samādhipāda. Das erste Kapitel des Pātañjalayogaśāstra zum ersten Mal kritisch editiert* (Reihe Indologica Halensis, Geisteskultur Indiens. Texte und Studien. Band 9, herausgegeben von Walter Slaje). Aachen 2006.

Maas, Philipp André: *The so-called yoga of suppression in the Pātañjala Yogaśāstra,* in: Eli Franco (ed.), *Yogic perception, meditation, and altered states of consciousness* (pp. 263–282). Vienna 2009.

Maldoner, Helmuth: *Yoga Sūtra. Der Yogaleitfaden des Patañjali.* 5. Aufl., Stuttgart 2011.

Marshall, Paul: *Mystical encounters with the natural world. Experiences and explanations.* Oxford 2005.

Maslow, Abraham H./Geiger, Henry/Maslow, Bertha G.: *The farther reaches of human nature.* New York 1971.

Metzinger, Thomas: *Auf der Suche nach dem Selbst. Ein Gespräch mit Prof. Dr. Thomas Metzinger,* in: *Viveka,* 2011, Band 47, S. 24–30. URL: http://www.viveka.de/pdf/Viveka_47_Metzinger.pdf (abgerufen: 25. März 2013).

Metzinger, Thomas: *Der Ego-Tunnel. Eine neue Philosophie des Selbst: Von der Hirnforschung zur Bewusstseinsethik.* Berlin 2009.

Metzinger, Thomas: *Empirical perspectives from the self-model theory of subjectivity: a brief summary with examples,* in: *Progress in Brain Research.* 2008, Band 168, S. 215–245.

Michalak, Johannes/Burg, Jan/Heidenreich, Thomas: *Don't forget your body: mindfulness, embodiment, and the treatment of depression,* in: *Mindfulness,* September 2012, Band 3, Heft 3, S. 190–199.

Michel, Peter (Hrsg.): *Upanishaden. Die Geheimlehre des Veda* (in der Übersetzung von Paul Deussen). 2. Aufl., Wiesbaden 2007.

Mitmansgruber, Horst/Beck, Thomas/Schüßler, Gerhard/Dahlbender, Reiner W.: *Veränderung von selbst-bezogenen Emotionen im therapeutischen Prozess: Die Rolle von Achtsamkeit und Akzeptanz,* in: *Zeitschrift für Psychosomatische Medizin.* 2012, Band 58, Heft 1, S. 67–83.

Molcho, Samy: *Alles über Körpersprache: sich selbst und andere besser verstehen.* München 2002.

Muktananda Pramahansa, Swami: *Spiel des Bewusstseins.* Freiburg im Breisgau 1975.

Mylius, Klaus: *Wörterbuch Sanskrit – Deutsch.* 4. Aufl., München 1992.

Neff, Kristin D./Germer, Christopher K.: *A pilot study and randomized controlled trial of the Mindful Self-Compassion Program,* in: *Journal of Clinical Psychology.* Januar 2013, Band 69, Heft 1, S. 28–44.

Neff, Kristin/Kretzschmar, Gisela: *Selbstmitgefühl: Wie wir uns mit unseren Schwächen versöhnen und uns selbst der beste Freund werden.* 1. Aufl., München 2012.

Oberhammer, Gerhard: *Strukturen yogischer Meditation. Untersuchungen zur Spiritualität des Yoga.* Wien 1977.

Osho: *Buddha sprach. Die Herausforderungen des Lebens annehmen.* 1. Aufl., München 2005.

Ott, Ulrich: *Meditation,* in: Franz Petermann/Dieter Vaitl (Hrsg.), *Entspannungsverfahren. Das Praxishandbuch* (S. 132–142). 4. Aufl., Weinheim 2009.

Ott, Ulrich: *Meditation für Skeptiker.* München 2010.

Ott, Ulrich: *Merkmale der 40 Hz-Aktivität im EEG während*

Ruhe, Kopfrechnen und Meditation (Schriften zur Meditation und Meditationsforschung, Band 3). Frankfurt am Main 2000.

Ott, Ulrich: *Neurobiologie der Bewusstseinserweiterung*, in: Ulrike Anderssen-Reuster/Petra Meibert/Sabine Meck (Hrsg.), *Psychotherapie und buddhistisches Geistestraining* (S. 44–56). Stuttgart 2013 a.

Ott, Ulrich: *Psychophysiologie veränderter Bewusstseinszustände – Studien mit funktioneller Magnetresonanztomographie*, in: Wolfgang Ambach (Hrsg.), *Experimentelle Psychophysiologie in Grenzgebieten* (S. 79–95). Würzburg 2012.

Ott, Ulrich: *Spiritualität und Hirnforschung*, in: Alois Serwaty/Joachim Nicolay (Hrsg.), *Nahtoderfahrungen und Bewusstseinsforschung. Tagungsbeiträge 2012* (S. 248–268). Goch 2013 b.

Ott, Ulrich: *States of absorption: in search of neurobiological foundations*, in: Graham A. Jamieson (ed.), *Hypnosis and consciousness states: the cognitive-neuroscience perspective* (pp. 257–270). New York, NY 2007.

Ott, Ulrich: *Time experience during mystical states*, in: Argyris Nicolaidis/Wolfgang Achtner (eds.), *The Evolution of Time: Studies of Time in Science, Anthropology, Theology* (pp. 104–116). Oak Park, IL 2013 c.

Palm, Reinhard (Hrsg): *Der Yogaleitfaden des Patañjali*. Stuttgart 2010.

Patañjali: *Das Yogasutra. Von der Erkenntnis zur Befreiung. Einführung, Übersetzung und Erläuterung von R. Sriram.* Bielefeld 2006.

Patañjali: *Die Wurzeln des Yoga. Die Yoga-Sūtren des Patañjali mit einem Kommentar von P. Y. Deshpande. Mit einer neuen Übertragung der Sūtren aus dem Sanskrit herausgegeben von Bettina Bäumer.* Neuausgabe, München 2010.

Piron, Harald: *Meditation und ihre Bedeutung für die seelische*

Gesundheit (Transpersonale Studien, Band 7). Oldenburg 2003.

Prabhavananda, Swami & Isherwood, Christopher: *Bhagavadgita. Gesang des Erhabenen.* 5. Aufl., Freiburg im Breisgau 1989.

Prabhavananda, Swami & Isherwood, Christopher (Hrsg.): *Gotterkenntnis. Die Yoga-Sutra des Patanjali.* Berlin 1998.

Radin, Dean: *Supernormal: Science, yoga, and the evidence for extraordinary psychic abilities.* New York 2013 a.

Radin, Dean: *Men Who Stare at Photons* (Part 2), in: *Electric Universe Conference: The Tipping Point.* Albuquerque, 3.–6. Januar 2013 b. Online: http://www.youtube.com/watch?v=wJwsSbiVE2 g [21:35–23:18] (abgerufen: 18. Mai 2013)

Radin, Dean/Michel, Leena/Galdamez, Karla/Wendland, Paul/Rickenbach, Robert/Delorme, Arnaud: *Consciousness and the double-slit interference pattern: Six experiments,* in: *Physics Essays.* Juni 2012, Band 25, Heft 2, S. 157–171.

Radin, Dean I./Vieten, Cassandra/Michel, Leena/Delorme, Arnaud: *Electrocortical activity prior to unpredictable stimuli in meditators and nonmeditators,* in: *Explore.* September/Oktober 2011, Band 7, Heft 5, S. 286–299.

Raghuraj, Puthige/Telles, Shirley: *Immediate effect of specific nostril manipulating yoga breathing practices on autonomic and respiratory variables,* in: *Applied Psychophysiology and Biofeedback.* Juni 2008, Band 33, Heft 2, S. 65–75.

Rao, K. Ramakrishna: *Cognitive anomalies, consciousness and yoga.* New Delhi 2011.

Rhinewine, Joseph P./Williams, Oliver J.: *Holotropic Breathwork: the potential role of a prolonged, voluntary hyperventilation procedure as an adjunct to psychotherapy,* in: *The Journal of Alternative and Complementary Medicine.* September 2007, Band 13, Heft 7, S. 771–776.

Ross, Alyson/Friedmann, Erika/Bevans, Margaret/Thomas, Sue: *Frequency of yoga practice predicts health: results of a national survey of yoga practitioners,* in: *Evidence-Based Complementary and Alternative Medicine* (Special Issue), Band 2012 b, Article ID 165 410.

Sassinek, Torsten: *Effekte lang anhaltender, willkürlicher Hyperventilation auf Blutgase, Hirnperfusion und Bewusstsein: Eine funktionelle Magnetresonanztomographie-Studie mit Arterial-Spin-Labeling-Technik* (Dissertation am Fachbereich Medizin der Justus-Liebig-Universität). Gießen 2010. URL: http://geb.uni-giessen.de/geb/volltexte/2011/8055/ (abgerufen: 6. April 2013).

Segal, Zindel V./Williams, J. Mark G./Teasdale, John D.: *Die Achtsamkeitsbasierte Kognitive Therapie der Depression: Ein neuer Ansatz zur Rückfallprävention.* Tübingen 2008.

Seggelke, Yudo J.: *Erwachen und Erleuchtung im Zen.* Berlin 2012.

Shahab, Lion/Sarkar, Bidyut K./West, Robert: *The acute effects of yogic breathing exercises on craving and withdrawal symptoms in abstaining smokers,* in: *Psychopharmacology.* Februar 2013, Band 225, Heft 4, S. 875–882.

Sherman, Karen J.: *Guidelines for developing yoga interventions for randomized trials,* in: *Evidence-Based Complementary and Alternative Medicine* (Special Issue), Band 2012, Article ID 143 271.

Singleton, Mark: *Yoga Body. The origins of modern posture practice.* Oxford 2010.

Sivananda Sarasvati, Swami: *Übungen zur Konzentration und Meditation.* 1. Aufl., München 1993.

Skuban, Ralph: *Patanjalis Yogasutra. Der Königsweg zu einem weisen Leben.* 1. Aufl., München 2011.

Smith, Edward E. / Nolen-Hoeksema, Susan / Fredrickson, Barbara L. / Loftus, Geoffrey R.: *Atkinsons und Hilgards Einführung in die Psychologie.* 14. Aufl., Heidelberg 2007.

Stuckey, David E./Lawson, Robert/Luna, Luis Eduardo: *EEG gamma coherence and other correlates of subjective reports during ayahuasca experiences,* in: *Journal of Psychoactive Drugs.* Juni 2005, Band 37, Heft 2, S. 163–178.

Suedfeld, Peter/Borrie, Roderick A.: *Health and therapeutic applications of chamber and floatation restricted environmental stimulation therapy (REST),* in: *Psychology and Heath.* 1999, Band 14, Heft 3, S. 545–566.

Svātmarāmā, Swami: *Hatha-Yoga Pradipikā. Die Leuchte des Hatha-Yoga.* Hamburg 2009.

Tahamiler, Rauf/Yener, Murat/Canakcioglu, Salih: *Detection of the nasal cycle in daily activity by remote evaluation of nasal sound,* in: *Archives of Otolaryngology – Head & Neck Surgery.* Februar 2009, Band 135, Heft 2, S. 137–142.

Tandon, S. N.: *A re-appraisal of Patanjali's Yoga-Sutras in the light of the Buddhas's Teaching.* Igatpuri 1995.

Techniker Krankenkasse (Hrsg.): *Besser trainieren. Gesunde Alternativen zu »Krankmacher-Übungen«.* Hamburg 2012.

Telles, Shirley/Naveen, Kalkuni Visweswaraiah: *Voluntary breath regulation in yoga: its relevance and physiological effects,* in: *Biofeedback.* Sommer 2008, Band 36, Heft 2, S. 70–73.

Thomi, Peter: *Das indische Yoga-Lehrbuch Geraṇḍhasaṃhitā.* Wichtrach 2006.

Tietke, Mathias: *Der Stammbaum des Yoga: 5000 Jahre Yoga – Tradition und Moderne.* Bielefeld 2007.

Tietke, Mathias: *Yoga in seiner Vielfalt: Interviews mit Lehrenden.* Bielefeld 2008.

Trökes, Anna: *Prāṇāyāma. Studienbegleitung in der Yogalehrausbildung* (zusammengestellt im Auftrag des BDY). 2. Aufl., Göttingen 1997.

Trökes, Anna: *Yogameditation. Ein Handbuch.* Berlin 2004.

Trökes, Anna/Knothe, Bettina: *Yoga-Gehirn: Wie und warum Yoga auf unser Bewusstsein wirkt.* München 2010.

Vaitl, Dieter: *Veränderte Bewusstseinszustände. Grundlagen – Techniken – Phänomenologie.* Stuttgart 2012.

Vaitl, Dieter/Birbaumer, Niels/Gruzelier, John/Jamieson,

Graham A./Kotchoubey, Boris/Kübler, Andrea/Lehmann, Dietrich/Miltner, Wolfgang H.R./Ott, Ulrich/Pütz, Peter/Sammer, Gebhard/Strauch, Inge/Strehl, Ute/Wackermann, Jiri/Weiss, Thomas: *Psychobiology of altered states of consciousness,* in: *Psychological Bulletin.* Januar 2005, Band 131, Heft 1, S. 98–127.

Vivekananda, Swami: *Raja-Yoga.* Hamburg 2011.

von Inhoffen, Hubertus: *Yoga. Wissen der Vergangenheit, Wissenschaft der Zukunft.* München 1983.

Weintraub, Amy: *Yoga for depression.* New York 2004.

Walch, Sylvester: *Vom Ego zum Selbst. Grundlinien eines spirituellen Menschenbildes.* München 2011.

Whicher, Ian: *The Integrity of the Yoga Darsana.* Albany, NY 1998.

Wieland, Helmtrud: *Das Spektrum des Yoga.* Gladenbach 1992.

Yee, Rodney: *Yoga for meditation* (VHS Video). Santa Monica, CA 1996.

Yogananda, Paramahansa: *Autobiographie eines Yogi.* 18. Aufl., Bern 1991.

Meditation für Skeptiker

Ein Neurowissenschaftler erklärt der Weg zum Selbst

205 Seiten
Hardcover mit Schutzumschlag
ISBN 978-3-426-29100-9

In allen Weisheitstraditionen dient Meditation als unübertroffenes Instrument der Selbsterforschung. Neueste Studien belegen eine nachhaltige Wirkung von Meditation auf wichtige Areale des Gehirns. Ulrich Ott vermittelt auf nachvollziehbare und fundierte Art den neuesten Stand der Forschung und führt in fünf Schritten anschaulich in die Meditationspraxis ein.

O.W. BARTH ✷

PATANJALI

Die Wurzeln des Yoga
Die klassischen Lehrsprüche des Patanjali

199 Seiten
Hardcover mit Schutzumschlag
ISBN 978-3-426-29122-1

Die Wurzeln des Yoga bieten eine grundlegende Einsicht in die Art, wie man richtig meditiert, welche Hindernisse dabei auftreten können und welche Tiefen der Versenkung man erreichen kann. Letztes Ziel ist ein dauerhafter Zustand vollkommenen inneren Freiseins.

Alle Yoga-Richtungen beziehen sich auf diese einzigartige Systematisierung der zentralen Ideen und Vorgehensweisen des Yoga. Die sogenannten Yoga-Sutras des Patanjali gehören zu jenen wenigen Werken der spirituellen Weltliteratur, in denen die Essenz universeller Weisheit formuliert wird.

O.W. BARTH ✪